张姣姣 ◉ 编著

儿科呼吸疾病
诊断与治疗

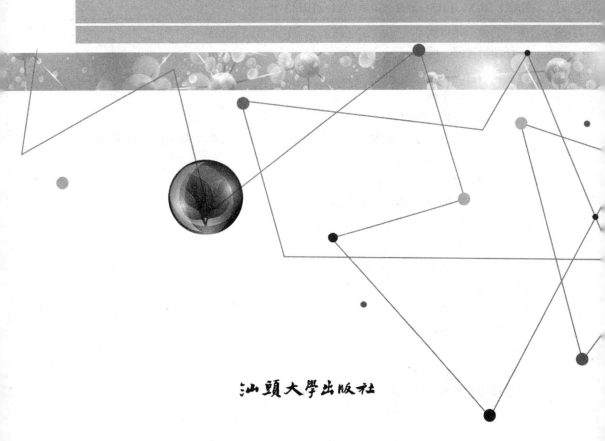

汕头大学出版社

图书在版编目（CIP）数据

儿科呼吸疾病诊断与治疗 / 张姣姣编著 . -- 汕头：
汕头大学出版社 , 2019.7
ISBN 978-7-5658-3035-8

Ⅰ . ①儿… Ⅱ . ①张… Ⅲ . ①小儿疾病—呼吸系统疾
病—诊疗 Ⅳ . ① R725.6

中国版本图书馆 CIP 数据核字 (2018) 第 302607 号

儿科呼吸疾病诊断与治疗
ERKE HUXI JIBING ZHENDUAN YU ZHILIAO

编　　著：张姣姣
责任编辑：邹　峰
责任技编：黄东生
封面设计：金李梅
出版发行：汕头大学出版社
　　　　　广东省汕头市大学路 243 号汕头大学校园内　邮政编码：515063
电　　话：0754-82904613
印　　刷：北京市天河印刷厂
开　　本：710mm × 1000 mm　1/16
印　　张：15
字　　数：260 千字
版　　次：2019 年 7 月第 1 版
印　　次：2019 年 7 月第 1 次印刷
定　　价：70.00 元
ISBN 978-7-5658-3035-8

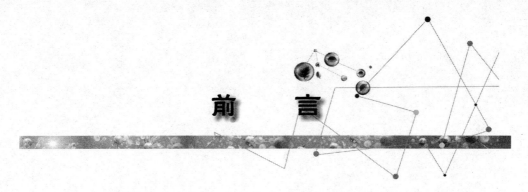

前　言

儿科学是临床医学专业的一门课程，是研究自胎儿至青少年这一时期小儿生长发育、提高小儿身心健康水平和疾病防治质量的临床医学学科。儿科学的任务是不断探索儿科学医学理论并在实践中总结经验，提高疾病防治水平，降低儿童发病率和死亡率，增强儿童体质，保障儿童健康，提高中华民族的身体素质。《儿科呼吸疾病诊断与治疗》特由有丰富临床经验的一线人员编写。

《儿科呼吸疾病诊断与治疗》一书主要是介绍近年来儿科呼吸系统疾病诊疗及预防保健方面的新知识、新理论、新技术、新方法、新信息。本书内容以儿科呼吸系统疾病诊疗为主。介绍常见病和多发病的病因、发病机制、临床表现、辅助检查、诊断、鉴别诊断及临床治疗相关知识。内容力求简单扼要、突出重点，有较高的实用性和可操作性，能符合不同地区、层次和条件的医务人员和医疗单位的需要。在发病机理方面注重内容的新颖性和理论性，在临床诊断及治疗等基本技能方面突出内容的实用性和操作性，强调诊治的规范化、人性化和个体化。在介绍新的治疗理念和技术临床应用的同时，强调相关疾病诊治指南的重要性。以通俗易懂的语言和简洁方式表达相关疾病的发展过程和基本理论体系，有效、快捷地引导读者理解主要、关键的核心内容。

本书由济宁市妇幼保健计划生育服务中心张姣姣编著，在编写本书过程中，由于时间的原因，难免出现纰漏，恳请读者不吝赐教。同时，本书在编写过程中，编者参阅了大量国内外书刊、网站有关儿科学呼吸系统疾病理论与实践的最新研究成果、文献资料，引用了部分前辈和专家学者的观点和著述，在此向相关作者表示由衷的感谢！由于时间仓促和版面所限，未能一一列出，在此一并致谢。

作者简介

张姣姣，女，1984年10月出生，中共党员，儿科主治医师。2007年毕业于潍坊医学院临床医学系，大学本科学历，学士学位。参加工作以来一直从事儿科工作，擅长新生儿及儿童常见病、多发病的诊疗，多次获得医院"先进工作者"和"优秀个人"荣誉，多次代表医院参加省市级主办的医疗技能比武，曾获得济宁市新生儿窒息复苏知识与技能竞赛"二等奖"、济宁市医疗急救技能大赛"优秀奖"、济宁市生育全程服务技能竞赛"三等奖"以及济宁市"生育全程服务技术能手"称号，独立完成"国家发明专利"1项，发表学术论文并参编论著多篇，参与济宁市科研课题研究。

目　录

第一章 绪 论

第一节 儿童生长发育

小儿是正在发育中的个体，无论在生理解剖或是智能发育上都是循序渐进，不断成长，而且每到一定阶段就有一定的特点，但又不能截然划分。为便于说明起见，通常将其从胎儿起至青春止划分为七个阶段。

一、胎儿期

从受孕到娩出前的这一阶段称为胎儿期。在正常情况下约为 280 天（约 9 个月）。特点：胚胎成长迅速，根据其发育情况大致可分三个过程。受孕初 3 个月为形体的形成，在这期间最易因各种原因而发生畸形；中间 3 个月为内脏发育期；后 3 个月为形体增长，此时胎儿体重增加更快，一切营养均需依靠母体获得，故孕妇应注意孕期保健。孕妇的生活应有规律，避免情绪激动，多摄富有营养的食品，为防止各种疾病，尤其是病毒性疾病的感染，防止接触各种有毒气体和化学物品，以预防各种先天性畸形、胎儿发育不全、早产或由于母体缺乏某种营养素而引起的胎儿营养缺乏症等。

二、新生儿期

胎儿娩出至生后 28 天内为新生儿期。特点：胎儿在母体内依赖母体生存，新生儿脱离母体开始逐渐发展到独立生活是一个重要的转折时期。

（一）大脑皮层发育不全

新生儿大脑皮层发育不全主要现象为：机体抵抗力弱，体温调节中枢、呼吸中枢等调节机能差，特别容易发生细菌性感染，如肺炎等，且常易发展为败血症。物质代谢不完善、消化能力差、酶的活力不足，因而容易得消化道疾病。

（二）生命力弱

生命力弱，导致死亡率高。新生儿因出生后生活环境发生显著变化，适应环境还需要有一定的时间，因此在护理中稍一疏忽，即威胁生命。所以在这一时期死亡率特别高，约占婴儿死亡率中的 60%～70%。其中又有大半在出生后 24 h 内死亡。死亡原因主要是：身体各器官未成熟、先天畸形、产伤、先天与后天感染等。在此期内，除应注意分娩过程中的各项注意事项外，还应加强新生儿护理，严密观察，及时发现各种反常现象，并认真处理，如脐炎、口腔炎、红臀、黄疸等都不可忽视。

三、乳儿期或婴儿期

从出生后28天至1周岁为乳儿期。特点：生长发育快、营养需求高、免疫能力差、疾病易扩散。

（一）生长发育最迅速和最旺盛的阶段

乳儿期是婴儿生长发育最迅速和最旺盛的阶段，体重比出生时增加2倍以上，身长增加出生时的一半。脑部发育也很迅速。由只会仰卧哭叫，到能起立行走，到会认亲人，会说简单语言；从吸吮乳汁，到会吃成人膳食。此时如摄入不足就容易引起营养不良、贫血、佝偻病等营养缺乏症。因此，在此时期更应细心保育，注意喂养，多让小儿在户外接触阳光和空气，进行体格锻炼。

（二）对营养需求高

婴儿胃肠道消化机能弱，易引起消化功能紊乱或营养障碍。因此在哺乳期，尤其是人工喂养儿和断奶前后，蛋白质、钙质、铁质很容易缺乏，更应注意辅助食品的添加。

（三）先天免疫力逐渐消失

婴儿后天免疫力尚未完善，因此容易感染各种急性传染病。而且疾病局限能力差，容易扩散至全身，出现中毒症状。因此必须按期做好各项预防接种，以防止急性传染病发生。

（四）大脑皮层迅速发育

大脑皮层迅速发育，皮层调节中枢逐渐占主要地位，但大脑的兴奋与抑制过程容易扩散，一旦患病，便容易出现昏迷或惊厥等症状。

四、幼儿期

1～3周岁为幼儿期，特点：智能发育快，接触外界环境机会增多，易得传染病。

（一）体格发育速度相对缓慢

幼儿体格发育速度相对缓慢，而动作和语言发育特别迅速；消化机能进一步发展，故应有足够的营养供应。早期教育应在这一阶段开始。

（二）大脑皮层活动增强

开始能与成人或小朋友进行交往，行动模仿性大，性格可塑性高，因此更应注意对他们进行适合年龄特点的早期教育。

（三）容易发生营养紊乱和急性传染病

由于开始学步，活动范围显著扩大，故接触传染的机会增多，容易发生菌痢、百日咳、猩红热和流行性脑膜炎等传染病及肠虫症、尿路感染和意外损伤。

五、学龄前期

从 4～6 周岁为学龄前儿童，特点：思维、模仿能力丰富，并开始形成记忆和一些习惯。

肠虫症与龋齿发病率渐增高。同时因与外界接触面进一步广泛，猩红热、流行性腮腺炎等类传染病亦较多发，故在传染病流行季节尤其要注意预防。

六、学龄期

7 周岁以后是学龄儿童期，在 7～12 周岁为小学儿童；12～17 周岁为中学儿童期，特点：大脑皮层功能更加发达，社会活动逐渐增加，体格及智力发育旺盛。中学儿童正处在青春发育期，性发育逐渐开始以至成熟，体格的生长逐渐接近成人，性格易变、情绪不稳定。

七、青春期

从十三四岁开始到十八九岁。

第二节　新生儿呼吸系统解剖生理特点

新生儿出生时随着胎儿－胎盘循环的中断，肺成为呼吸器官。由于新生儿呼吸器官的结构和功能均不成熟，而且呼吸系统需经历适应性变化，导致新生儿期呼吸系统疾病的发病率和死亡率均明显高于其他年龄。

一、肺的生长发育及出生后的适应性变化

肺的生长发育可分为出生前的胚胎期、假腺管期、小管期、囊形期和肺泡期。许多因素可以影响肺的发育和成熟，例如，激素、肺液对胎肺的扩张，以及胎儿正常的呼吸运动，对于肺的发育成熟十分必要，如果缺乏，将会导致肺发育不全。肺通气和气体交换只有在小管期的末期才能进行，因此只有肺发育到小管期末期（胎龄 24 周）

的早产儿才有可能存活。肺表面活性物质(PS)是决定早产儿能否存活的主要因素之一，胎龄22～24周时PS已存在于Ⅱ型肺泡上皮细胞，但分泌量不足，30周时PS出现在终末气囊，34～35周以后PS迅速进入肺泡表面。胎儿经阴道娩出时，胸廓受到压迫，新生儿出生后最初几次呼吸会引起肺内40～70mmHg（1 mmHg=0.133 kPa）负压，这有助于清除肺泡内液体，同时建立起肺内接近30 mL/kg的气体容积，即功能残气量。

二、新生儿呼吸系统解剖生理特点

在胸廓内，扩张肺的回缩倾向产生弹性回缩力，这种弹性回缩力和胸壁的弹性阻力使肺维持扩张状态。但是新生儿胸壁柔软、功能残气量接近于残气量、肺内氧储备较少，所以比成人甚至儿童更容易发生呼吸衰竭。新生儿肋骨处于水平位，与脊柱几乎成直角，胸廓前后径约等于横径，类似于圆柱形，而非成人的椭圆形，因此新生儿吸气时不能通过抬高肋骨增加潮气量。另外，新生儿的胸部呼吸肌不发达，膈呈横位，倾斜度小，收缩时易将下部肋骨拉向内，使胸廓内陷；同时新生儿胸壁柔软，用力吸气时产生较大负压，在肋间、胸骨上、下和肋下缘均可引起内陷。这些特点最终导致新生儿肺扩张受限，呼吸效率降低。新生儿耐疲劳的呼吸肌肌纤维明显少于成人，早产儿更甚，故新生儿尤其是早产儿呼吸肌易疲劳，容易发生呼吸衰竭。新生儿呼吸道狭窄，早产儿更窄，呼吸道阻力明显高于成人，足月儿为0.025～0.03 cm H_2O/（mL/s），是成人的16倍，早产儿为0.06～0.08 cm H_2O/（mL/s）。5岁儿童外周呼吸道阻力在整个呼吸运动阻力中占50%，而成人只占20%。这些呼吸力学上的不利因素使新生儿尤其是早产儿呼吸肌更容易疲劳，从而发生呼吸衰竭。

三、新生儿肺通气和肺换气特点

为了通过产道而不出现骨折，新生儿胸壁弹性好，胸壁顺应性较大，柔软的肋软骨也有助于胸壁生长，因此新生儿胸廓易扩张。但是潮气量的增加需要获得更大的胸腔负压，而新生儿胸壁的高顺应性对潮气量有一定限制。决定胸腔负压的其他因素如肺向内的弹性回缩力也可影响潮气量，尤其在患有呼吸窘迫综合征（RDS）、肺顺应性降低的早产儿中，这就需要呼吸肌更加用力扩张顺应性较低的肺。平静呼吸时气体进出肺部主要通过膈肌和肋间肌舒缩完成，而用力呼吸时，呼吸的辅助肌肉、胸锁乳突肌、颈部、背部肌肉和上呼吸道肌肉均参与呼吸过程，进而增加胸廓容量并产生胸膜腔负压，增加肺扩张，提高通气能力。由于新生儿肺顺应性低、空气通过肺内呼吸道分支所产生的阻力大，常通过增加呼吸频率降低工作负荷。在肺顺应性低的情况如RDS，通过浅促呼吸可尽可能减少做功，而呼吸道阻力明显增加的患儿呼吸则变得深大。

在标准环境中，肺从吸入的气体中获取 O_2，并从血中释放 CO_2，O_2 被转运入血液，而 CO_2 被排入大气，通气血流比（V/Q）＝1，CO_2 和 O_2 在肺内和组织中应以同样的速度进行交换，但实际上呼出的 CO_2 比吸入的 O_2 少，所以呼吸交换率（R）并不等于1，而是约等于0.8。如果没有弥散障碍，肺泡腔和血液中气体成分达到平衡，肺泡腔所有气体分压的总和等于外界大气压。标准肺泡气体分压为：PO_2＝100 mmHg，PCO_2＝40 mmHg，PN_2＝573 mmHg，水气分压 PH_2O＝47 mmHg，动脉血的各种气体分压也与之相同。因此，在标准情况下动脉血和肺泡腔各种气体分压差值为零。在正常情况下或肺有疾病时，不存在这种标准状况，通气与换气并不相等。通气不足可见于肺膨胀不全、肺水肿或支气管狭窄，肺内局部通气减少可能会引起另一部分通气增加。换气减少主要发生于慢性心脏疾病，和通气功能一样，肺内局部换气减少可能引起另一部分换气增加。新生儿常有静脉返流，如开放的卵圆孔和动脉导管、肺内动静脉短路或呼吸道发育不良的肺间质右向左分流，这既增加了混合静脉血流向动脉血，也显著增加了动脉－肺泡氧分压差。但因为静脉 CO_2 分压只稍高于动脉，所以对动脉－肺泡CO_2 分压差没有太大影响。从这个分析来看，低氧血症是由于右向左分流和低 V/Q 肺泡单位开放所致。气体分子通过肺泡－毛细血管膜（肺泡膜）进行交换是弥散的过程，与下列因素有关：

（一）肺泡膜厚度

正常肺泡膜厚度 $0.5\mu m$，新生儿易形成透明膜、肺间质水肿和纤维化，使肺泡膜通透性下降、弥散距离增加，影响气体交换。

（二）肺泡膜面积

肺叶切除、肺气肿、肺不张、肺发育不良、膈疝时肺泡膜面积会减少。

（三）气体溶解度

气体溶解度、分子质量、肺泡膜两侧气体分压差 CO_2 在体液中的溶解度较 O_2 大，所以虽然 CO_2 在肺两侧分压差小、分子质量大，其弥散能力仍较 O_2 高20倍，因而临床上弥散功能障碍主要导致低氧血症。

（四）血液与肺泡气体接触时间

根据动脉－肺泡氧分压差可估计换气状况。低氧血症时，动脉－肺泡氧分压差增加，表明低氧血症是由于 V/Q 比率失调、弥散障碍、肺内心内分流引起；动脉－肺泡氧分压差正常，则由于单纯通气不足造成。吸入空气时新生儿动脉 – 肺泡氧分压差正常值 < 25mmHg，吸入纯 O_2 时 < 100 mmHg。吸入纯 O_2 时动脉 – 肺泡氧分压差明显增大提示有动静脉分流。

四、新生儿肺顺应性特点

肺顺应性指单位压力下肺容量的改变，有动态和静态顺应性之分。静态肺顺应性的测定需要已知进入肺中的气体容积量，并要测量无呼吸运动时达到平衡的呼吸道压力，以代表肺和胸壁的弹性阻力，这种测定方法较烦琐。动态肺顺应性需要在呼气末和吸气末气流速度为 0 的情况下测定，肺顺应性等于这两个时点的容量差 / 肺内压力改变，这种测定是在婴儿呼吸时进行。健康婴儿的肺动态顺应性应等于静态顺应性。肺顺应性受肺容量大小影响，如 5cmH_2O 压力仅增加新生儿的气体容量 25 mL，肺顺应性为 5 mL/cmH_2O，却能增加成人肺容量 500 mL，肺顺应性为 100 mL/cmH_2O。因此，比较肺顺应性应先校正肺容量，最常用的校正方法是肺顺应性 / 静息时肺容积，所得值为肺特异顺应性。新生儿静息肺容积一般为 100 mL，成人静息肺容积一般为 2000mL，特异顺应性均为 0.05 mL/cmH_2O。

肺顺应性与肺容量相关，在固定潮气量时降低，在深呼吸打开通气不好的肺泡时增高，自发呼吸时定期叹息可以增加肺顺应性和氧合。呼吸时间常数是近端呼吸道压力和肺泡压力达到平衡需要的时间。许多呼吸系统疾病可以导致肺中小呼吸道阻力不均匀增加，因此，如果肺顺应性保持相对不变，呼吸时间常数会随阻力改变而改变。肺膨胀时肺阻力可保持正常，具有较短呼吸时间常数的肺单位可以迅速被扩张。当肺阻力增加时，呼吸时间常数变长，肺膨胀速度减慢。当呼吸频率增加时，吸气时间变短，只有呼吸时间常数短的肺单位才能扩张，通气肺组织变得更小，测得的肺顺应性会相应增加。当婴儿存在不均匀通气时，随着呼吸频率增加肺顺应性会相应降低，提示小呼吸道不均匀梗阻。新生儿 RDS 时肺顺应性大大降低（≤ 1.6 mL/cmH_2O），但呼吸道阻力正常 [0.025～0.03cmH_2O/（mL/s）]，呼吸时间常数可短至 0.05s，呼吸道和肺泡压力能很快达到平衡，5 个呼吸时间常数仅需 0.25s，即可使肺泡完全充气，排气时间几乎与此相同。故主张在 RDS 早期机械通气时使用较长吸气时间，即反 I/E 比值（如 1.5∶1 甚至 2∶1），这样可提高平均气道压，使肺泡有更多的氧合机会，不必用很高的吸气峰压和氧体积分数，不必担心呼气时间不足。

五、新生儿呼吸控制的特点

呼吸控制是一个非常复杂的过程，关系到呼吸中枢、中枢感受器和呼吸肌。呼吸中枢是位于脑干的一组神经元，接受和整合来自感受器的传入信息，轮流发出刺激信号给呼吸肌，从而调节呼吸运动。呼吸调节机制在新生儿期会经历一个显著的成熟过程。早产儿呼吸中枢不成熟，易有不规则呼吸、周期性呼吸及呼吸暂停。睡眠状态对呼吸调节有非常显著的影响。成年人觉醒状态下的呼吸运动在很大程度上属于随意控制，在新生儿期还不十分清楚，但婴儿的活动和情绪会明显影响呼吸模式。

呼吸中枢位于延髓的前包钦格复合体（pre—botzingercomplex，PBC），由150~200个神经元组成，是呼吸节律起源的关键部位。PBC 的神经元可被位于脑桥下部的长吸中枢激活，被脑桥上部的呼吸调节中枢抑制。大脑不同部位损伤时，中枢和外周化学感受器及各种机械感受器提供反馈信息给呼吸中枢，通常表现出异常呼吸模式。中枢化学感受器位于延髓腹外侧浅表部位，其生理刺激是脑脊液中 H^+ 浓度的变化，当脑脊液中 pH 下降时会引起通气功能增强。血中的 H^+ 和 HCO_3^- 不易透过血脑屏障，但 CO_2 能迅速通过血脑屏障，使脑脊液中 pH 下降，从而增强通气功能。由于脑脊液中碳酸酐酶含量少，CO_2 水合反应慢，所以脑脊液对 CO_2 的反应有一定延迟。但是当血中的 CO_2 分压发生相同程度的改变时，CO_2 能迅速通过血脑屏障，使脑脊液中 pH 下降。如果 CO_2 分压一直较高，脑脊液 pH 值通过 HCO_3^- 的代偿逐渐恢复正常。这种代偿性呼吸性酸中毒与相对正常的脑脊液 pH 值相关，所以血中 CO_2 分压较高的新生儿通气功能并未发生明显改变。动脉血 PaO_2 降低、$PaCO_2$ 或 H^+ 浓度升高是位于颈动脉体和主动脉体外周化学感受器的生理刺激。但是血中氧浓度过高会抑制化学感受器对 CO_2 的反应。

上述三种因素对化学感受器的刺激作用有互相增强的现象，两种因素同时作用时比单一因素的作用强。这种协同作用有重要意义，当机体发生循环或呼吸衰竭时，常常 $PaCO_2$ 升高和 PaO_2 降低同时存在，它们的协同作用可加强对化学感受器的刺激，从而促进代偿性呼吸增强反应。

六、允许性高碳酸血症对新生儿呼吸生理的影响

允许性高碳酸血症指在用机械通气治疗患儿的过程中，容许 $PaCO_2$ 一定程度升高，以避免过分追求正常 $PaCO_2$ 水平而采取高峰压、大潮气量，甚至过度通气引起的肺损伤。允许性高碳酸血症目前公认的优点是可以减少肺的牵拉，但对心脏和大脑的影响

也十分重要。无论是代谢性酸中毒还是呼吸性酸中毒，均打破了人体内酸碱环境的平衡。当血 pH 值下降至 7.15 时，全身血流动力学开始发生微小变化，心排出量和血压小幅度升高。许多研究已经证实，当 pH 值下降至 7.2 时，无论是成人还是儿童均可以耐受。Carlo 等进行的多中心研究显示，出生体重 751～1000 g 的超低出生体重儿，$PaCO_2 > 50\,mmHg$ 超过 48 h 可减少支气管肺发育不良的发生。但高碳酸血症也有一些不利影响，$PaCO_2$ 升高会增加肺血管阻力，减少 Hb 摄氧功能，增加脑血流。目前认为 $PaCO_2$ 以控制在 45～60 mmHg 为宜，血气分析 pH 值应 > 7.25。尤其是存在以下情况时应作为允许性高碳酸血症的禁忌证：①心功能不全和低血容量；②严重 V/Q 比例失调；③严重代谢性酸中毒；④颅内病变；⑤肾功能衰竭；⑥早产儿有视网膜病变高危因素。

第三节　小儿呼吸系统的解剖及生理特点

小儿各年龄阶段其呼吸系统具有不同的解剖生理特点，而这些特点与呼吸道疾病的发生、预后及防治有着密切的关系。因此，了解这些特点有助于对疾病的诊断、治疗和预防。目前临床上以环状软骨下缘为界，将呼吸系统分为上、下呼吸道两个部分。上呼吸道指鼻旁窦、鼻腔、咽及耳咽管、喉等部位；下呼吸道指气管、支气管、毛细支气管及肺泡。

一、解剖特点

（一）上呼吸道

1. 鼻和鼻窦

婴幼儿时期，由于头面部颅骨发育不成熟，鼻和鼻腔相对短小，后鼻道狭窄，缺少鼻毛，鼻黏膜柔嫩，富于血管组织，故易受感染。感染时鼻黏膜充血肿胀使鼻腔更加狭窄，甚至堵塞，引起呼吸困难及吮吸困难。婴儿时期鼻黏膜下层缺乏海绵组织，至性成熟时期才发育完善，故婴儿极少发生鼻衄，6～7 岁后鼻出血才多见。此外，小儿鼻泪管较短，开口部的瓣膜发育不全，在上呼吸道感染时易侵犯眼结膜，引起结膜炎症。婴幼儿鼻窦发育未成熟，上颌窦及筛窦出生时虽已形成，但极小，2 岁后才开始发育，至 12 岁才发育充分。额窦在 1 岁以前尚未发育，2 岁时开始出现。蝶窦出生即存在，5～6 岁时才增宽。婴儿可患鼻窦炎，但以筛窦及上颌窦最易感染。

2. 咽和咽鼓管

小儿咽部相对狭小及垂直，鼻咽部富于集结的淋巴组织，其中包括鼻咽扁桃体和腭扁桃体。鼻咽扁桃体在 4 个月即发育，如增殖过大，称为增殖体肥大；腭扁桃体在 1 岁末逐渐退化。因此，扁桃体炎多发生在年长儿，而婴幼儿则较少见到。扁桃体具有一定防御及免疫功能，对其单纯肥大者不宜手术切除，但当细菌藏于腺窝深处，形成慢性感染病灶，长期不能控制，则可手术摘除。小儿咽后壁间隙组织疏松，有颗粒型的淋巴滤泡，1 岁以内最明显，以后逐渐萎缩，故婴儿期发生咽后壁脓肿最多。婴幼儿咽鼓管较宽，短而直，呈水平位，故上呼吸道感染后容易并发中耳炎。

3. 喉

小儿喉部相对较长，喉腔狭窄，呈漏斗形，软骨柔软，声带及黏膜柔嫩，富于血管及淋巴组织，容易发生炎性肿胀，由于喉腔及声门都狭小，患喉炎时易发生梗阻而致吸气性呼吸困难。

（二）下呼吸道

1. 气管和支气管

小儿气管和支气管管腔相对狭小，软骨柔软，缺乏弹力组织。支气管以下分为叶间支气管、节段支气管及毛细支气管。婴幼儿毛细支气管无软骨，平滑肌发育不完善，黏膜柔嫩、血管丰富、黏液腺发育不良，分泌黏液不足而较干燥，黏膜纤毛运动差，清除吸入的微生物等作用不足，因此，不仅易感染，而且易引起呼吸道狭窄与阻塞。儿童气管位置比成人高，右侧支气管较直，由气管直接延伸，左侧支气管自气管侧方分出，因此支气管异物多见于右侧，引起右侧肺段不张或肺气肿。

2. 肺脏

小儿肺组织发育尚未完善，弹力组织发育较差，肺泡数量少，气体交换面积不足，但间质发育良好，血管组织丰富，毛细血管与淋巴组织间隙较成人为宽，造成含气量少而含血多，故易于感染。炎症时也易蔓延，感染时易引起间质性炎症、肺不张及坠积性肺炎。由于肺弹力纤维组织发育差，肺膨胀不够充分，易发生肺不张和肺气肿。

3. 肺门

肺门包括支气管、血管和几组淋巴结（支气管淋巴结、支气管分叉部淋巴结和气管旁淋巴结），肺门淋巴结与肺部其他部位淋巴结相互联系，当肺部出现各种炎症时，肺门淋巴结易引起炎症反应。

（三）胸廓与纵隔

小儿胸廓较短小，其前后径与横径基本相等，呈圆桶状。肋骨处于水平位，与脊柱几乎成直角。膈肌位置较高，使心脏呈横位，胸腔狭小，但肺脏相对较大，几乎充满胸廓；胸部呼吸肌不发达，主要靠膈肌呼吸，易受腹胀等因素影响。肺的扩张受到限制不能充分地进行气体交换，使小儿的呼吸在生理和病理方面经常处于不利的地位。小儿纵隔相较成人大，占胸腔的空间较大，故肺的活动受到一定限制。纵隔周围组织柔软而疏松，富于弹性，当胸腔大量积液、气胸、肺不张时，易引起纵隔器官（气管、心脏及大血管）的移位。

二、生理特点

（一）呼吸频率和节律

根据小儿胸廓解剖特点，肺容量相对较小，使呼吸受到一定限制，而小儿代谢旺盛，需氧量接近成人，为满足机体代谢和生长需要，只有增加呼吸频率来代偿。因此年龄愈小，呼吸频率愈快，在应付额外负担时的储备能力比成人差。婴幼儿因呼吸中枢发育不完善，呼吸运动调节功能较差，迷走神经兴奋占优势，易出现呼吸节律不齐、间歇呼吸及呼吸暂停等，新生儿尤其明显。不同年龄小儿的每分钟呼吸、脉搏次数见表1-3-1。

见表1-3-1　不同年龄小儿呼吸、脉搏次数的平均值（次/min）

年龄	呼吸	脉搏	呼吸∶脉搏
0～1月	45～50	120～140	1∶3
1岁以内	30～40	110～130	1∶3～4
1～3岁	25～30	100～120	1∶3～4
4～7岁	20～25	80～100	1∶4
8～14岁	18～20	70～90	1∶4

（二）呼吸形式

婴幼儿胸廓活动范围受限，呼吸辅助肌发育不全，故呼吸时肺向横膈方向移动，呈腹（膈）式呼吸。随年龄增长，肋骨由水平位逐渐成斜位，呼吸肌也逐渐发达，胸廓前后径和横径增大，膈肌和腹腔器官下降，至7岁以后大多数改变为胸腹式呼吸，少数9岁以上的女孩可表现为胸式呼吸。

（三）呼吸功能的特点

1. 肺活量

肺活量指一次深吸气后作尽力呼气时最大呼气量，包括潮气量、补吸气量及补呼气量总和。它表示肺最大扩张和最大收缩的呼吸幅度，小儿正常值为 50～70mL/kg。在安静时儿童仅用肺活量的 12.5% 来呼吸，而婴儿则需用 30% 左右，说明婴儿呼吸潜力较差。凡可使呼吸运动受限制的疾病以及肺组织受损疾病均可使肺活量明显减少。

2. 潮气量

潮气量即安静呼吸时每次吸入或呼出的气量。小儿约 6mL/kg，仅为成人的 1/2 量，年龄愈小，潮气量愈小，其值随年龄的增长而增加，见表 1-3-2

见表 1-3-2　不同年龄小儿的潮气量数值

年龄	潮气量约值（mL）
新生儿	15～20
1 岁	30～50
2 岁	86
4 岁	120
6 岁	150
8 岁	170
10～12 岁	230～260
14～16 岁	300～400
成人	400～500

3. 每分通气量

每分通气量 = 潮气量 × 呼吸频率

通气量的多少与呼吸频率和呼吸深浅幅度有关，足够的通气量是维持正常血液气体组成的重要保障。正常婴幼儿由于呼吸频率快，每分通气量为 3500～4000mL/m^2，与成人相似，CO_2 排出量亦与成人相似。

4. 气体的弥散

气体的弥散指氧和二氧化碳通过肺泡毛细血管膜的过程。气体弥散的多少，取决于该气体弥散系数和分压差，与弥散面积距离也有关系。小儿肺脏小，肺泡毛细血管总面积和总容量均比成人小，故气体总弥散量也小，但以单位肺容量计算则与成人近似。因 CO_2 在体液的溶解度远远超过 O_2，其弥散能力远比 O_2 大，因此，临床上所指的气体弥散障碍是对 O_2 而言。

5. 气道阻力

气道阻力的大小取决于管径大小和气体流速等。管道气流与管腔半径的 4 次方成反比。小儿气道阻力大于成人，气道管径随发育而增大，阻力随年龄而递减。婴幼儿患肺炎时，气道管腔黏膜肿胀，分泌物增加，支气管痉挛等，易使管腔极为狭窄，气道阻力增大，因此小儿肺炎易发生呼吸衰竭。

（四）血液气体分析

婴幼儿时期肺功能的检查较难进行，临床上较少应用。目前通过血液气体分析观察呼吸功能更为准确实用，为诊断治疗提供客观依据。

1. 动脉血氧饱和度（SaO_2）

动脉血氧饱和度是指每 100mL 血液中血红蛋白的氧合程度，故以百分数表示，其反映肺脏情况和血液运输氧的能力。正常值 0.91～0.977%，缺氧时血氧饱和度降低，当动脉血氧饱和度降至 0.85% 以下时，临床即出现青紫。

2. 动脉血氧分压（PaO_2）

动脉血氧分压是指动脉血中溶解的氧所产生的压力或张力，它是反映肺脏换气功能的重要指标。正常值为 10.64～13.3kPa（80～100mmHg），血氧分压下降说明有缺氧。

3. 动脉血二氧化碳分压（$PaCO_2$）

动脉血二氧化碳分压是指动脉血中溶解状态的二氧化碳分子所产生的压力或张力。2 岁以内小儿 $PaCO_2$ 为 3.99～4.67kPa（30～35mmHg），成人为 4.67～6.00kPa（35～45mmHg），二氧化碳分压是衡量肺泡通气量的重要指标。二氧化碳分压增高，表示通气量不足，有呼吸道阻塞或呼吸中枢受抑制，当升高达到 6.67kPa（50mmHg）以上时，即为高碳酸血症。二氧化碳分压降低，表示通气过度，说明有呼吸性碱中毒或代谢性酸中毒的代偿。

4. 动脉血 pH 值

动脉血 pH 值是指动脉血中氢离子浓度的负对数，表示血液的酸碱度。正常值为7.35～7.45，pH 值高于正常值提示碱中毒，低于正常值提示酸中毒。若肺通气功能障碍引起二氧化碳潴留和缺氧所致的严重酸中毒，pH 值下降至 7.2 以下，可干扰细胞代谢和心脏功能。

三、免疫特点

小儿机体免疫机能尚未健全，免疫球蛋白 A（IgA）不能通过胎盘，新生儿血清中无 IgA，生后 3 个月开始逐渐合成，1 岁以后逐渐增加，12 岁时才达到成人水平。分泌型 IgA 是呼吸道黏膜抵抗感染的重要因素，但新生儿及婴幼儿呼吸道黏膜分泌型 IgA 水平较低，尤其是那些不能从母乳得到分泌型 IgA 的人工喂养儿更低，加之其他免疫球蛋白如免疫球蛋白 G（IgG），免疫球蛋白 M（IgM）在生后 5～6 个月时亦不足，此外，乳铁蛋白、溶菌酶、干扰素、补体等数量不足，肺泡巨噬细胞功能不足，故婴幼儿期易患呼吸道感染。

第四节　小儿呼吸系统的检查方法

一、检查方法

（一）呼吸系统体格检查时的重要体征

1. 呼吸频率

呼吸增快为婴儿呼吸困难的第一征象，年龄越小越明显。在小儿呼吸系统疾病过程中出现慢或不规则的呼吸是危险的征象，需特别引起重视。

世界卫生组织（WHO）儿童急性呼吸道感染防治规划特别强调呼吸增快是肺炎的主要表现。呼吸急促指：幼婴＜2 月龄，呼吸≥60 次 /min；2～12 月龄，呼吸≥50 次 /min；1～5 岁，呼吸≥40 次 /min。

2. 呼吸音

儿童特别是小婴儿胸壁薄，容易听到呼吸音。要特别注意其强度，以此估计进气量的多少，在严重气道梗阻时，几乎听不到呼吸音，称为闭锁肺（silentlung），是病情危重的征象。

3. 发绀

发绀是血氧下降的重要表现，由于毛细血管床还原血红蛋白增加所致。毛细血管内还原血红蛋白量达 40～60g/L 可出现发绀。末梢性发绀指血流较慢，动、静脉氧差较大部位（如肢端）的发绀；中心性发绀指血流较快，动、静脉氧差较小部位（如舌、黏膜）的发绀。由于发绀与还原血红蛋白量有关，所以严重贫血时虽血氧饱和度明显下降但不一定出现发绀。

4. 吸气时胸廓凹陷

婴幼儿上呼吸道梗阻或肺实变时，由于胸廓软弱，用力吸气时胸腔内负压增加，可引起胸骨上、下及肋间凹陷，即所谓"三凹征"，其结果吸气时胸廓不但不能扩张，反而下陷，成为矛盾呼吸，在增加呼吸肌能量消耗的同时，并未能增加通气量。

5. 吸气喘鸣

吸气喘鸣常伴吸气延长（I：E=3：1或4：1）是上呼吸道梗阻表现。

6. 呼气呻吟

呼气呻吟是小婴儿下呼吸道梗阻和肺扩张不良的表现，常见于早产儿呼吸窘迫综合征。其作用是在声门半关闭情况下，声门远端呼气时压力增加，有利于已萎陷的肺泡扩张。

7. 杵状指

杵状指（趾）骨末端背侧软组织增生，使甲床抬高所致。常见于支气管扩张、亦可见于迁延性肺炎，慢性哮喘等慢性肺疾患；肺外因素有青紫型先天性心脏病等。在除外肺外原因后，杵状指可反映肺病变的进展情况。

（二）血气分析

了解氧饱和度和血液酸碱平衡状态，为诊断治疗提供依据。

（三）换气功能

换气功能是反映气体在肺泡和血液间的交换，临床实用的指标有肺内分流量、肺泡动脉氧分压差、生理无效腔。这些检查方法不需患儿合作，在婴幼儿亦可应用。

（四）肺容量测定

肺容量测定包括潮气量、肺活量、功能残气量、残气容积、肺总量，5岁以上小儿渐能配合，才可做上述较全面的肺功能检查。

最大呼气流速－容积曲线：检查方法与深吸气后做用力肺活量相同，但曲线描记出以流速为纵坐标，肺容量为横坐标的图形。可显示某一点的用力呼气流速。通常以FEF50%和FEF25%表示50%和25%肺活量时的流速，它们较FEV1.0更敏感地反映了小气道的病变。在阻塞性肺疾患早期，FEF50%和FEF25%即下降。

（五）肺脏影像学

胸部X线片是最常用的检查方法。近20年，肺脏影像学发展迅速。CT、磁共振成像、核医学革新了肺脏影像学，数字化胸部X线照射术已迅速取代了传统方法，可迅速获得、传送并阅读胸部放射片。

1. 磁共振成像术（MRI）

MRI特别适合于肺门及纵隔肿块或转移淋巴结的检查，在显示肿块与肺门、纵隔血管关系方面优于 CT。利用三维成像技术可发现亚段肺叶中血管内的血栓。气管及血管的同时三维成像能非常清楚地显示小儿异常血管环对气道的压迫。

2. HRCT（高分辨率 CT）

HRCT 对许多肺脏疾病有无法估量的价值，尤其是对慢性肺间质病变的描述。HRCT 是应用一种薄层技术（层厚 1～2mm），详细评价肺实质病变，它能描述小至 200～300μm 的肺脏解剖细节，识别直径 1～2mm 的气道和直径 0.1～0.2mm 的血管。

（六）纤维支气管镜

适用于咯血或痰中带血、慢性咳嗽、喘鸣、肺不张、肺炎、肺门增大及阴影的诊断与鉴别诊断。可钳取异物、清除分泌物，做肺活检及灌洗等。仿真（虚拟）支气管镜检查又称计算机断层支气管造影术，可以产生非常好的气管支气管树内影像（可达 4～5 级支气管水平），三维重建可清楚地显示气管及支气管的内外结构。

（七）胸腔镜的应用

胸腔镜是利用带有光源的金属细管，经胸壁切口进入胸腔，用以观察胸膜及肺部病变，并治疗某些胸膜腔疾病。

第五节　小儿呼吸系统疾病的辅助诊断与治疗

一、儿童支气管镜检查

儿童支气管镜检查治疗术具有直观、安全、无创、痛苦小等特点。目前使用的支气管镜直径在 2.8～4.9mm，适用于各年龄段的儿童，其镜身柔软，可以前后弯曲，能进入患儿气管及部分支气管，使得检查具有了可视范围扩大、检查阳性率提高、适应证扩大、患儿痛苦减小、并发症减少等诸多优点。

检查过程也比较快捷，通常患儿在实施检查前一晚禁食禁水 6h，完成相关检查（胸片、CT、血常规等）后，第二日在镇静状态下，由 3～4 名医护人员共同完成，操作时间短。凭借先进的仪器设备、丰富娴熟的操作技术、完善严格的术前准备和术中术后检测观察制度使儿童支气管镜检查治疗术的安全性得到最大保证。

儿童支气管镜检查治疗术是儿童呼吸系统疾病诊断治疗的一项重要的检查手段，主要用于支气管肺炎、肺不张、支气管异物、支气管哮喘、支气管内膜结核、支原体肺炎等常见呼吸系统疾病的诊断治疗。同时对于先天性支气管肺畸形、先天肺囊肿、纤毛不动症、支气管扩张、先天支气管肺气管发育不良、肺纤维化、肺泡蛋白沉着症、外伤后气管支气管损伤、支气管肿瘤等少见疑难疾病诊治有重要作用。不仅可以完成对支气管肺病变的观察诊断，而且可以吸取深部呼吸道分泌物标本、灌洗液上皮细胞及肺组织活检等进行应用电镜超微结构、细胞学及病原学检测，同时应用钳取、灌洗、注药、微波等进行介入治疗；提高临床对呼吸疾病的认识及诊断水平。

开展支气管检查治疗技术以来，呼吸科对小儿呼吸道疾病的认识和研究更加深入。从过去仅靠临床表现和影像学检查来判断病情，到借助支气管镜直视、观察整个呼吸道的结构、各部位的发育畸形、黏膜充血、水肿以及电镜下纤毛结构的异常等，检查范围扩展到了每个肺叶以及各个细支气管的分支，小儿呼吸道疾病的诊断水平显著提高。纤支镜技术也使得呼吸道疾病的治疗效果更加令人满意，比如在诊断和摘除气道异物时，其创伤小、耐受性好、无须全麻下操作的优点使之更易被患者接受，摘取成功率也大大提高；在小儿感染性阻塞性肺炎及肺不张的治疗方面，也解决了以前仅靠打针吃药造成病程延长、肺复张效果不良、肺炎迁延不愈的治疗困境。现在通过支气管镜能直接对病变部位进行治疗，局部灌洗1～2次就能使肺复张疗程大大缩短，治疗有效率达95%以上，减少住院天数和花费。

二、儿童肺功能检查

儿童肺功能检查是呼吸系统疾病的必要检查之一，儿童肺功能对哮喘的诊断、鉴别诊断、病情严重程度的评价、疗效判断及预后起着重要作用。目前儿童肺功能检查有：婴幼儿肺功能仪测定潮气呼吸肺功能，学龄及少年儿童测定呼气流速－容积曲线。主要指标有用力呼气峰流速（PEF）、第1s用力呼气量（FEV1）、达峰时间比（TPTEF/TE）、达峰容积比（VPEF/VE）、流速－容量环的形态等，可反应哮喘患儿的气道阻塞情况。

（一）正常值

1. 支气管激发试验无气道反应性增高的反应。气道通畅，气体非常容易进出。

2. 支气管舒张试验，计算吸药后FEV1改善率小于12%为舒张试验阴性。

（二）临床意义

异常结果

1. 支气管激发试验：有气道反应性增高，诊断有可能是不典型哮喘。

2. 支气管舒张试验：试验前12h内停用短效β2激动剂，48h内停用长效β2激动剂，对茶碱缓释片应停用24h，阿托品类药物应停用8h，首先测定受试者基础

FEV1，然后雾化吸入 β2 激动剂，吸入后 15～20min 重复测定 FEV1，计算吸药后 FEV1 改善率 ≥ 12% 以上为舒张试验阳性可协助诊断哮喘。提示目前存在气道痉挛、哮喘轻微发作。需要检查人群：肺功能存在问题及呼吸道问题的儿童。咳嗽长达 1 个月，抗生素治疗无效；或是 1 年当中反复喘息 4 次以上，哮喘急性发作治疗一段时间后，已经没有任何咳喘症状的儿童。

（三）注意事项

不适宜人群：有心肺功能不全、高血压、冠心病、甲状腺功能亢进、妊娠等疾病患者。检查前禁忌：受试前一月无呼吸道感染史；哮喘患者处于症状缓解。检查时要求：儿童可能会对检查害怕，在检查前与检查时要给予安抚和引导。

（四）检查过程

儿童呼吸系统疾病如成人一样，在肺功能上同样有所反映。肺功能检查应用指征与成人相同，但儿童肺功能有其特点，在做肺功能测试时应予注意。

1. 用力依赖性肺功能测试

注意以下几点：

（1）用力依赖性肺功能测试（MEFV）受到儿童年龄的限制。测试需要受试者的主动配合，年龄过小的儿童由于配合欠佳，如不能快速、用力呼吸，且重复性差等，使这些肺功能测试应用受到限制。

（2）对儿童肺功能的测试，可能需作多次测试，只要其呼气流速曲线为直线（流速变化＜ 0.251/s）即可。

（3）儿童由于处于生长发育期，其肺功能与成人在某些方面有所不同。儿童随年龄、身高、体重的增加，其肺功能指标（如 FVC、FEV1、PEF 等）也在增加，对儿童肺功能的评价，不能参考成人的肺功能值，并依据成人的预计方程式来推算，而只能参考儿童组的肺功能正常值。

2. 不配合儿童

对某些儿童不能配合做肺功能测试，或某些需要连续监测其肺功能改变率的情况，可以最高呼气流速仪（峰速仪）做呼气峰流速测定。

3. 婴幼儿（＜3 岁）儿童

由于婴幼儿不能主动配合，不能应用目前常规的用力依赖性肺功能测试。非用力依赖性肺功能如潮气量、分钟通气量、功能残气量、重复呼吸法肺弥散量、呼吸力学如气道阻力、胸肺顺应性等可应用于这些儿童。

（1）潮气呼吸流速容量环（TBFV）测定：此项技术不需受试者主观用力配合，连接咬口器后只需做潮气呼吸，肺功能仪可连续记录流速容量环。

（2）脉冲振荡频谱分析法测定气道阻力：通过外加信号源的脉冲振荡技术，患儿只需接咬口器做潮气呼吸数个周期，即可对其气道黏性阻力、弹性阻力和惯性阻力，以及胸肺支气管顺应性等多个参数做出评估。

4．血气分析

血气分析是肺功能的重要组成部分，也是婴幼儿最重要的肺功能检查项目。对患儿的气体交换能力做出判断。

5．气道反应性测定：对年长儿童多参考成人气道反应性测定的方法进行。郑劲平等报道年长儿童（11～14岁）的气道反应性测定（吸入组织胺支气管激发试验），测定方法与判断标准和成人相同，所得结果与成人也相似。

6．气道舒张试验

对于婴幼儿，其气道内 β 受体发育可能不成熟，因而对 β 受体兴奋剂的反应性可能较差。而 M 受体发育相对较成熟，对 M 受体拮抗剂的反应可能较好，故婴幼儿气道舒张试验采用 M 受体拮抗剂（如溴化异丙托品）可能更好些。

（五）相关疾病

小儿特发性肺纤维化、新生儿 Wilson—Mikity 综合征、小儿哮喘、哮喘、哮喘性肺嗜酸粒细胞浸润症、食物过敏性哮喘、小儿支气管哮喘。

（六）相关症状

张口抬肩、小儿咳嗽、喉痒咳嗽、持续性咳嗽、痉挛性咳嗽、小儿剧烈咳嗽、一咳嗽胸口就疼、发热伴咳嗽、咯痰、胸痛、发作性咳嗽。

三、新生儿氧疗

氧疗是治疗各种原因引起低氧血症和缺氧的重要对症措施，其目的是以适当的方式给患儿输送氧气，提高肺泡分压（PaO_2），改善肺泡气体交换，从而提高动脉血氧分压，纠正缺氧，同时为了防止缺氧对机体组织和器官的不良影响和损害，应注意避免发生氧的不良反应或氧中毒。正确诊断缺氧和掌握氧疗的指证，是正确应用氧疗的前提。

（一）缺氧的临床诊断

缺氧是急症，威胁患儿生命，在全面检查明确原因之前即需紧急处理，在此情况下，缺氧的诊断优先于病因的诊断。可根据缺氧的症状、体征和血气分析进行判断。

1. 缺氧的症状和体征

（1）呼吸增快：足月新生儿安静时呼吸持续超过 60～70 次 /min，严重者 80～100 次 /min，是患儿氧供不足时最早的增加通气和氧摄入的代偿方式。

（2）吸气三凹征：在增加呼吸频率仍不能代偿的氧供需矛盾时，膈肌和辅助呼吸肌加强做功，增加吸气力度和深度以增加潮气量，吸气时出现胸骨上、下及肋间隙凹陷。其功率与能量的消耗较增加呼吸频率大，病情也较后者重。

（3）鼻翼扇动、鼻孔扩张：新生儿呼吸气流主要经过鼻道，呼吸费力时出现鼻孔扩张和鼻翼扇动。

（4）呼气呻吟：是呼气相后期声门关闭气流冲击声带的声音，是肺泡萎陷性疾病时的一种代偿方式，其作用类似持续气道正压（CPAP），有利于增加功能残气量，防止肺泡进一步萎陷。

（5）呼吸困难：可表现为呼吸增快，伴明显的三凹征和呼气性呻吟；危重病例呼吸反而减慢持续低于 30/min，称呼吸减慢，表现新生儿对化学刺激无反应能力，是严重呼吸衰竭的一个症状，提示病情凶险。可出现呼吸节律不整甚至呼吸暂停。

（6）青紫：包括生理性青紫、中心性青紫、周围性青紫。

①生理性青紫：正常新生儿在出生 5min 后可呈现青紫，是由于动脉导管和卵圆孔尚未关闭，仍表现右向左分流，肺还未完全扩张。

②中心性青紫：系心肺疾病使动脉 SaO_2 和 PaO_2 降低所致，根据病因分肺源性青紫（如新生儿窒息、肺透明膜变、肺炎）和心源性青紫（伴右向左分流的先天性心脏病）。

③周围性青紫：系由血液通过周围毛细血管时，血流速度缓慢，组织耗氧增加，而致局部含氧血红蛋白增加（如红细胞增多症、心衰、新生儿硬肿症）。

（7）神志改变：精神萎靡、反应差、肌张力低下、缺氧严重出现昏迷。

（8）循环改变：肢端凉、皮肤毛细血管再充盈时间延长、心率小于 100 次 /min。

2. 血气分析

血气分析对鉴别病因、分析产生缺氧的机制和指导治疗均有重要的指导意义。它是确诊有无低氧血症和缺氧的直接证据。血气分析是创伤性监护 PaO_2 的方法，必须强调必须取动脉血标本测血气，才能正确分析新生儿的氧合状况，监测 PaO_2 也是唯一能避免高氧血症和减少早产儿视网膜病危险的方法。取动脉血可以通过侵入性动脉导管（脐动脉、周围动脉）和外周动脉穿刺方法。在呼吸系统疾病急性期血气需在 4～6 h 测定 1 次，在急性期过后，用氧体积分数已降至较低水平时可延长间隔时间。正常新

生儿 PaO_2 为 10.7～13.3 kPa。小于 10.7 kPa 为低氧血症,小于 6.7 kPa(50mmHg)为缺氧,又称 I 型呼吸衰竭,提示换气功能障碍。如伴二氧化碳分压($PaCO_2$)升高大于 6.7 kPa 称 II 型呼吸衰竭,提示通气功能障碍,如果 $PaO_2 < 6.7$ kPa 将不能满足机体细胞新陈代谢的需要,出现呼吸衰竭的症状体征,各组织器官也将受到缺氧的损害。如仅 PaO_2 降低而 pH 值维持在正常范围(7.35～7.45),提示缺氧较轻或时间不长,机体尚处于代偿阶段,如 PaO_2 降低伴 pH 下降和碱缺失较重,表明失代偿性代谢性酸中毒和缺氧较重或时间较长。

(二)氧疗的指证

1. 临床指征

明显的呼吸窘迫,表明已有缺氧,必须给氧。但对轻、中度缺氧是否需要给氧,需进行血氧测定。通常吸入空气时 PaO_2 低于 6.7～8.0 kPa(50～60 mmHg)应给予吸氧。依据有无青紫给氧对新生儿并不安全,一般情况下出现发绀时的 SaO_2 为 0.85,新生儿由于氧离曲线位置偏左,当 PaO_2 低于 8.0 kPa 时其氧离曲线呈陡峭状,PaO_2 的轻微下降,可引起血氧含量的明显减少。

2. 血气指征

目前认为 $PaO_2 < 7.3$ kPa(55 mmHg),在新生儿相当于 $SaO_2 0.90$,濒临失代偿的边缘,为氧疗的绝对指征,不能等到 PaO_2 下降到 < 6.7kPa 才给氧。

(三)给氧方法

持续气道正压给氧(CPAP):经面罩吸氧不能解决低氧时可采取持续气道正压给氧,CPAP 可增加功能残气量,使萎陷肺泡或渗出物堵塞的肺泡扩张,并能通过减少渗出改善肺水肿,使气体交换及氧合改善。可解决部分因分泌物堵塞肺泡及肺不张所致的低氧及通气障碍患儿,CPAP 对没有严重 CO_2 滞留的低氧血症患儿有较好的效果。可用于新生儿肺透明膜病、肺炎、肺水肿、肺不张及肺出血等,还可用于早产儿特发性呼吸暂停。CPAP 可经鼻塞、鼻罩或气管插管进行,可用简易的水封瓶与加温湿化器连接鼻塞达到一定正压给氧,亦可与呼吸机相连正压给氧。

(四)氧疗存在问题及注意点

氧疗期间及氧疗后如对其相关知识缺乏了解不仅不能改善氧合,反可使病情恶化,有人称氧气为"危险的药物",故必须了解其治疗过程中可能存在的问题及注意点。

1. 通气量减少的低氧血症

必须首先改善通气功能,单以吸氧尤其吸入高体积分数氧时反可抑制呼吸,使肺通气减少，如新生儿肺透明膜病时，必须首先以 CPAP 或机械通气来达到扩张肺泡、改善通气及氧合。

2. 氧疗时密切监测

氧疗效果观察包括临床观察及血氧监测。主要观察发绀、呼吸状态、节律、心率变化及精神状态等情况，同时结合血氧及血氧饱和度持续监测及定期血气检查等后及时调整，尤其极低出生体重儿氧疗时必须进行持续血氧饱和度监测。

3. 应用 CPAP 时存在的问题

氧流量一般需 $5\sim7\,L/min$，氧流量太低影响 CO_2 排出，CPAP 给氧时正压自 $0.39\sim0.59\,kPa$ 开始，根据监测进行调整，当压力增加至超过 $0.79\sim0.98\,kPa$ 时会导致静脉回流，心排出量减少及造成 CO_2 潴留，还有产生气胸危险。下降过快肺会重新萎陷，一般在 FiO_2 达 0.4 时，开始降 CPAP 压力，用 CPAP 给氧时常导致腹胀，应常规放置胃管并需要置胃管于开放状态。

（五）新生儿氧疗并发症及预防

氧属于气体物质，也有不良反应，新生儿氧疗可发生许多并发症，尤其是长时间吸高体积分数氧易发生氧损伤，早产儿更易发生氧损伤，应引起高度重视。目前研究较多的氧疗并发症有肺损伤、早产儿视网膜病、神经系统氧损伤，本文主要介绍新生儿氧疗常见的并发症及预防措施。

1. 组织细胞的损伤作用

在高氧作用下，尤其是缺氧后吸高体积分数氧，组织细胞产生大量氧自由基，如超氧阴离子（O_2^-）、过氧化氢（H_2O_2）、羟自由基（HO^-）等。正常情况下机体可不断清除氧自由基，但新生儿清除氧自由基的能力比较差。氧自由基与细胞膜的多聚不饱和脂肪酸发生反应，形成脂质过氧化物，破坏细胞膜结构，抑制细胞多种酶系统，破坏蛋白质和核酸结构，导致细胞死亡。氧损伤导致细胞死亡方式，既有凋亡途径，也有非凋亡式，其机制非常复杂。

2. 肺损伤作用

各种呼吸系统疾病是导致新生儿低氧血症的常见原因，常需要长时间吸氧，肺是氧损伤的重要靶器官，长时间吸入高体积分数氧可发生肺损伤。根据病情不同可分为急性肺损伤和慢性肺损伤。

（1）急性肺损伤：主要因为短时间内吸入高体积分数氧所致。急性肺损伤时发生大量炎症细胞浸润，释放细胞因子，导致肺损伤。主要病理表现为肺水肿、肺出血和炎症细胞浸润，电镜下改变主要毛细血管基底膜变薄、内皮细胞空泡变性和线粒体肿胀。病情轻者表现不明显，常被原发病所掩盖，严重者表现为急性呼吸窘迫综合征（ARDS）。

（2）慢性肺损伤：新生儿慢性肺损伤主要表现为慢性肺部疾病（CLD），新生儿出生不久需要机械通气和高体积分数氧治疗后，在生后 28 天仍依赖吸氧，并有肺功能异常。CLD 的主要表现为患儿依赖吸氧，在原发病基本改善后患儿仍需要机械通气和吸氧，反复发生肺部感染，不易控制，气道分泌物很多，呼吸困难明显，有三凹征，易发生 CO_2 潴留和低氧血症，肺功能指标明显下降。部分病例并发肺动脉高压和心力衰竭。轻症病例可在 3 个月内脱离呼吸机，以后病情逐渐恢复正常。重症病例常需要机械通气或吸氧数月，甚至数年，病死率高，存活者生长发育受到影响。

3. 早产儿视网膜病

早产儿视网膜病（ROP）原称晶体后纤维增生症（RLF）。20 世纪 80 年代后，随着医疗护理技术的进步及新生儿重症监护室（NICU）的建立，早产儿的存活率大大提高，ROP 的发生率也呈上升趋势。出生体重＜1000g 的超低出生体重儿中 ROP 发病率高达 80% 以上。美国每年约有 37000 例新生儿出生体重不足 1500g，其中约 8000 例（21.6%）发生各种类型 ROP，其中 2100 例（26.3%）发生伴视力障碍的眼疾，500 例（6.3%）最终成为法定盲。我国每年约有一百多万早产儿出生，目前尚未进行多中心的临床流行病统计分析，但估计 ROP 病例的绝对数量并不少。

4. 神经系统的损伤作用

由于脑组织代谢旺盛、耗氧量大，在高氧下易产生氧自由基，脑组织含有丰富的不饱和脂肪酸，易被氧化，神经细胞含有大量的溶酶体，溶酶体被氧自由基破坏后，导致细胞死亡，因此中枢神经系统易发生高氧损伤。由于血脑屏障和脑血流的自动调节作用，及脑组织利用氧的速度快，常压氧不易导致神经细胞损伤，但常压氧可导致脑血管损伤，在高压氧下氧在血中的溶解速度显著加快，弥散到脑组织的氧大大增加，故在高压氧下神经细胞最易受损伤。高压氧可引起选择性神经元死亡，常累及视前区、黑质和白质等。新生儿氧疗神经系统不良反应的临床表现主要为颅内压增高、惊厥和昏迷，严重者留有后遗症。

（六）氧并发症的预防

1. 严格掌握氧疗指征

虽然氧疗是抢救危重新生儿的必要措施，但也要严格掌握氧疗指征，要仔细观察病情变化和血氧饱和度监测情况，只要血氧饱和度在正常范围内，就应避免不必要的吸氧。

2. 严格掌握吸氧体积分数和时间

氧疗不良反应与吸入体积分数和持续时间密切相关，要以尽可能低的吸入氧体积分数维持正常血氧饱和度，新生儿血氧饱和度维持在 0.90～0.95 即可，不必超过 0.95，要在血氧饱和度监测仪上设置上限（≥0.95 报警）。要通过仔细的临床观察和必要检查，准确评估病情，及时果断撤离氧疗，避免长时间吸氧。

3. 积极治疗原发病

采取综合治疗方法，积极治疗原发病和一些并发症，尽快使病情恢复，缩短氧疗时间。

4. 其他干预措施

药物预防氧中毒研究较多的有氧自由基清除剂、抗氧化剂和血红素加氧酶等，但临床疗效不理想。

四、持续气道正压通气（CPAP）

具有自主呼吸的患儿在整个呼吸周期（吸气相与呼气相）均提供一定的正压，以保持气道处于一定的扩张状态，这种气道扩张压称为持续气道正压（CPAP）。CPAP 的作用是增加跨肺压力、扩张肺泡、增加肺功能残气量、改善肺顺应性和通气／血流比值（V/Q）、减少肺泡表面活性物质的消耗。

（一）CPAP 的作用机制

1. 增加跨肺压

增加跨肺压使气道持续保持正压，间接增加跨肺压。

2. 增加功能残气量

增加功能残气量通过扩张萎陷的肺泡，增加功能残气量，改善氧合。

3. 减少肺泡表面活性物质的消耗

肺泡萎陷时肺泡表面积减少导致肺泡表面活性物质消耗增加。CPAP 通气持续气道正压防止肺泡萎陷，减少肺泡表面活性物质的消耗。

4. 气道阻力减小

气道阻力减小可减轻上气道和小气道塌陷，使整个阻力减小。

5. 减少呼吸做功

减少呼吸做功使肺泡扩张，肺内气体容积增加，减少肺内分流，改善通气／血流比值，进行有效的气体交换。

6. 增加呼吸驱动力

增加呼吸驱动力能稳定胸廓支架，防止胸廓塌陷。

7. 胸部震动

胸部震动达到与高频通气相似的治疗效果。

（二）CPAP 的连接形式

1. 鼻塞式 CPAP（NCPAP）

最常用，鼻导管有直式和弯式。优点是容易安装，避免了气管内置管的并发症，方便护理和治疗。

2. 鼻咽导管 CPAP

分单侧鼻咽 CPAP 装置和双侧 CPAP 装置，长度是悬雍垂的后方可见到导管的顶端。优点是减少了患儿鼻咽部的解剖无效腔，易固定，使用安全。双侧比单侧要好。

3. 气管内插管 CPAP

气管内插管是临床上提供的 CPAP 最有效的方式，通过气管插管可以把压力直接送到气道，保证气道内压力和氧浓度，插管易固定，不会漏气。采用低流量给氧即可。侵入性治疗可导致气管狭窄或遗留疤痕，也易出现堵管、脱管、移位，并限制了患儿的呻吟能力。

（三）使用方法

1. 连接 CPAP

安装、连接、接通气源、加温湿化。

2. 预调参数

（1）压力：一般初调 CPAP 压力 $0.39 \sim 0.59\,kPa$（$4 \sim 6mmH_2O$），最高不超过 $0.98 \sim 1.18\,kPa$（$10 \sim 12\,mmH_2O$）。

（2）流量：一般大于通气量的 3 倍。一般供气流量为 $5 \sim 7L/min$。

（3）FiO_2：$21 \sim 100\%$ 可调。

3. 撤离 CPAP

当 CPAP 为 $0.196 \sim 0.294\,kPa$（$2 \sim 3\,mmH_2O$）时，病情稳定及血气结果正常保持 1h 以上，可撤离 CPAP 而改换头罩吸氧。

（四）CPAP 的适应证和禁忌证

1. 适应证

主要适用于有自主呼吸，吸入氧浓度（FiO_2）在 0.4～0.6 时，动脉血氧分压（PaO_2）＜6.67～8.0 kPa（50～60 mmHg），$PaCO_2$＜6.67～7.33 kPa（50～70 mmHg）。患儿呼吸增快、三凹征、呻吟、发绀或苍白。肺 X 线表现弥漫性细颗粒阴影，多发性肺不张。CPAP 治疗分为两类即呼吸治疗和呼吸支持治疗，主要应用于呼吸窘迫综合征、新生儿窒息、胎粪吸入综合征、急性呼吸衰竭、早产儿呼吸暂停、过度撤机等。

2. 禁忌证

气胸、肺气肿、腹胀，局部外科手术或外伤。颅内压力＞20 mmHg。

（五）CPAP 的并发症及其防治

1. 气压伤

气压伤包括气胸、纵隔气胸、间质性肺水肿。当患儿接受 CPAP 治疗时压力过高，可导致肺的静态顺应性下降。由于 CPAP 压力过高，肺泡过度膨胀，可导致肺泡破裂，使气体进入血管周围间隙、纵隔、胸腔、心包腔或皮下等部位，发生气压伤。

2. 腹胀

由于大量气体吞入而引起腹胀，严重者可阻碍膈肌运动而影响呼吸。

3. 对心血管的影响

CPAP 过高，胸腔内压力也随之增加，可使血流淤积在肺的毛细血管床中；肺过度膨胀可使血回流到右心室减少，肺血管阻力增加，引起心排出量减少。

4. 对肾功能的影响

胸腔内压力增加输出量减少，循环血液重新分配，肾血流减少。

5. 鼻黏膜损伤。

第二章　新生儿呼吸系统常见疾病

第一节　新生儿窒息和复苏

新生儿窒息（asphyxia of newborn）是指由于产前、产时或产后的各种病因，使胎儿缺氧而发生宫内窘迫或娩出过程中发生呼吸、循环障碍，导致生后 1min 内无自主呼吸或未能建立规律呼吸，以低氧血症、高碳酸血症和酸中毒为主要病理生理改变的疾病。严重窒息是导致新生儿伤残和死亡的重要原因之一。祖国医学称新生儿窒息为初生不啼、婴儿假死症、闷气生、梦生、草迷等。

一、病因

窒息的本质是缺氧，凡能造成胎儿或新生儿血氧浓度降低的因素均可引起窒息，一种病因可通过不同途径影响机体，也可多种病因同时作用。新生儿窒息多为产前或产时因素所致，产后因素较少。常见病因如下：

（一）孕母因素

1. 孕母缺氧性疾病

孕母缺氧性疾病，如呼吸衰竭、发绀型先天性心脏病、严重贫血及 CO 中毒等。

2. 胎盘循环障碍的疾病

胎盘循环障碍的疾病，如充血性心力衰竭、妊娠高血压综合征、慢性肾炎、失血、休克、糖尿病和感染性疾病等。

3. 其他

孕母吸毒、吸烟或被动吸烟、或孕母年龄 ≥ 35 岁、< 16 岁及多胎妊娠等其胎儿窒息发生率高。

（二）胎盘异常

胎盘异常，如前置胎盘、胎盘早剥和胎盘功能不全等。

（三）脐带异常

脐带异常，如脐带受压、过短、过长致绕颈或绕体、脱垂、扭转或打结等。

（四）分娩因素

分娩因素，如难产，高位产钳、臀位、胎头吸引不顺利；产程中麻醉药、镇痛药及催产药使用不当等。

（五）胎儿因素

1. 早产：早产儿、小于胎龄儿、巨大儿等。

2. 畸形：各种畸形如后鼻孔闭锁、喉蹼、肺膨胀不全、先天性心脏病及宫内感染所致神经系统受损等。

3. 呼吸道阻塞：胎粪吸入致使呼吸道阻塞等。

二、发病机制

（一）窒息后细胞损伤

缺氧可导致细胞代谢及功能障碍和结构异常，甚至死亡，是细胞损伤从可逆到不可逆的演变过程，不同细胞对缺氧的易感性各异，以脑细胞最敏感，然后是心肌、肝和肾上腺细胞，而纤维、上皮及骨骼肌细胞对缺氧的耐受性较高。

1. 可逆性细胞损伤

细胞所需能量主要由线粒体生成的 ATP 供给，缺氧首先是细胞有氧代谢即线粒体内氧化磷酸化发生障碍，使 ATP 产生减少甚至停止，由于能源缺乏，加之缺氧，导致细胞代谢、功能和形态异常：

（1）葡萄糖无氧酵解增强：无氧酵解使葡萄糖和糖原消耗增加，易出现低血糖；同时也使乳酸增多，引起代谢性酸中毒。

（2）细胞水肿：由于能源缺乏，钠泵主动转运障碍，使钠、水潴留。

（3）钙向细胞内流：由于钙泵主动转运的障碍，使钙向细胞内流动增多。

（4）核蛋白脱落：由于核蛋白从粗面内质网脱落，使蛋白和酶等物质的合成减少，本阶段如能恢复血流灌注和供氧，上述变化可完全恢复，一般不留后遗症。

2. 不可逆性细胞损伤

长时间或严重缺氧，将导致不可逆性细胞损伤。

（1）严重的线粒体形态和功能异常：不能进行氧化磷酸化，ATP 产生障碍，线粒体产能过程中断。

（2）细胞膜严重损伤：丧失其屏障和转运功能。

（3）溶酶体破裂：由于溶酶体膜损伤，溶酶体酶扩散到细胞质中，消化细胞内各种成分自溶，此阶段即使恢复血流灌注和供氧，上述变化亦不可完全恢复，存活者多遗留不同程度的后遗症。

3. 血流再灌注损伤

复苏后，由于血流再灌注可导致细胞内钙超载和氧自由基增加，从而引起细胞的进一步损伤。

（二）窒息发展过程

1. 原发性呼吸暂停（primary apnea）

当胎儿或新生儿发生低氧血症，高碳酸血症和酸中毒时，由于儿茶酚胺分泌增加，呼吸和心率增快，机体血流重新分布即选择性血管收缩，使次要的组织和器官如肺、肠、肾、肌肉和皮肤等血流量减少。而主要的生命器官，如脑、心肌、肾上腺的血流量增多，血压增高、心排出量增加，如低氧血症和酸中毒持续存在则出现呼吸停止，称为原发性呼吸暂停。

2. 继发性呼吸暂停（secondary apnea）

若病因未解除，低氧血症持续存在于肺、肠、肾、肌肉和皮肤等血流量严重减少，脑、心肌和肾上腺的血流量也减少，可导致机体各器官功能和形态损伤，如脑和心肌损伤、休克、应激性溃疡等，在原发性呼吸暂停后出现几次喘息样呼吸，继而出现呼吸停止，即所谓的继发性呼吸暂停。

两种呼吸暂停的表现均为无呼吸和心率低于 100 次 /min，故临床上难以鉴别，为了不延误抢救时机，对生后无呼吸者都应按继发性呼吸暂停认定并进行处理。

（三）窒息后血液生化和代谢改变

在窒息应激状态时，儿茶酚胺及胰高血糖素释放增加，使早期血糖正常或增高；当缺氧持续，动用糖增加，糖原贮存空虚，出现低血糖症，血游离脂肪酸增加，促进钙离子与蛋白结合而致低钙血症，此外酸中毒抑制胆红素与白蛋白结合，降低肝内酶的活力而致高间接胆红素血症；由于左心房心钠素分泌增加，造成低钠血症等。

三、临床表现

发生宫内窒息时，首先出现胎动增加、胎心率增加，心率＞ 160 次 /min；然后心率减慢，心率＜ 100 次 /min，由于心律不规则，胎粪排出，羊水污染。

（一）Apgar 评分法

目前临床上多采用 Apgar 评分法来确定新生儿窒息程度，内容包括心率（pulse）、呼吸（respiration）、对刺激的反应（grimace）、肌张力（activity）和皮肤颜色（appearance）等五项，每项0～2分，总共10分；这样，Apgar也与上述5个英文单词的字头对应。评估标准：评分越高，表示窒息程度越轻；0～3分为重度窒息（苍白窒息），4～7分为轻度窒息（青紫窒息），评分8～10分者为无窒息。Apgar评分须在生后1min内就评定，不正常者5min必须再评分，如仍低于6分，神经系统损伤较大，预后较差。

原发性呼吸暂停时肌张力存在，血压仍高，循环尚好，但发绀加重，伴有心率减慢。在此阶段若病因解除，经过清理呼吸道和物理刺激即可恢复自主呼吸。

若低氧血症持续存在，可导致机体各器官功能和形态损伤，如脑和心肌损伤、休克、应激性溃疡等。在原发性呼吸暂停后出现几次喘息样呼吸，继而出现呼吸停止，即所谓的继发性呼吸暂停。此时肌张力消失、苍白、心率和血压持续下降、出现心衰及休克等。此阶段对清理呼吸道和物理刺激无反应，需正压通气方可恢复自主呼吸。否则将死亡，存活者可留有后遗症。当缺氧持续时，出现低血糖症、高间接胆红素血症和低钠血症等。

（二）发展过程

窒息是从原发性呼吸暂停到继发性呼吸暂停的发展过程，但两种呼吸暂停的表现均为无呼吸和心率低于100次/min。

1. 胎儿缺氧

早期有胎动增加（正常≥30次/12 h），胎心率≥160次/min；晚期则胎动减少（＜20次/12h），甚至消失，胎心率＜100次/min；羊水混有胎粪或皮肤、脐窝及甲床有胎粪痕迹。

2. 生后窒息

经过抢救，多数婴儿呼吸很快好转，哭声响亮、皮肤转红、四肢活动。少数严重者常呈休克状态、皮肤苍白、体温低下、四肢发冷、呼吸表浅而不规则、哭声微弱、呻吟、吸气性三凹征。深吸气时前胸隆起，膈肌下移。听诊偶闻及粗大湿啰音或捻发音；叩诊可有浊音、心音有力、心率增快；可闻及轻度收缩期杂音，四肢松弛、可有震颤样动作。

（三）各器官受损表现

窒息儿经复苏，多数能及时恢复呼吸，哭声洪亮，肤色转红。窒息、缺氧缺血造成多器官性损伤，部分患儿可根据窒息的程度发生全身各系统不同的衰竭表现，但发生的频率和程度则常有差异。

1．心血管系统

轻症时有传导系统和心肌受损；严重者出现心源性休克、持续胎儿循环、心肌炎和心力衰竭。

2．呼吸系统

易发生羊水或胎粪吸入综合征，肺出血和持续肺动脉高压，低体重儿常见肺透明膜病、呼吸暂停等。

3．肾脏损害

肾脏损害较多见，可出现血尿、蛋白尿，急性肾功能衰竭时有尿少、血尿素氮及肌酐增高，肾静脉栓塞时可见肉眼血尿。

4．中枢神经系统

中枢神经系统主要是缺氧缺血性脑病和颅内出血。

5．代谢方面

常见低血糖，电解质紊乱如低钠血症和低钙血症等。

6．消化系统

胃肠道有应激性溃疡和坏死性小肠结肠炎等，出现便血等表现。缺氧还导致肝葡萄糖醛酸转移酶活力降低，酸中毒更可抑制胆红素与白蛋白结合而出现严重黄疸。

四、检查

（一）实验室检查

1．血气分析

血气分析为最主要的实验室检查。患儿呼吸治疗时必须测定动脉血氧分压（PaO_2）、二氧化碳分压（$PaCO_2$）和 pH 值。发病早期，$PaO_2 < 6.5kPa$（50mmHg）、$PaCO_2 > 8kPa$（60mmHg），pH < 7.20，BE < −5.0mmol/L，应考虑低氧血症、高碳酸血症、代谢性酸中毒，经吸氧或辅助通气治疗无改善，可转为气道插管和呼吸机治疗，避免发生严重呼吸衰竭。一般在开始机械通气后 1～3h，以及随后 2～3d 的每 12～24h，需要检查动脉血气值，以判断病情转归和调节呼吸机参数，以保持合适的通气量和氧供。

2．血清电解质测定

常有血清钾、钠、氯、钙、磷、镁和血糖降低。检测动脉血气、血糖、电解质、血尿素氮和肌酐等生化指标。根据病情需要还可选择性测血糖、血钠、钾、钙等。早期血糖正常或增高，当缺氧持续时，出现血糖下降，血游离脂肪酸增加，低钙血症，间接胆红素增高，血钠降低。

3. PG 和 SP-A

可以作为判断肺成熟的辅助指标，两者在接近出生前偏低，提示肺不成熟。在肺不成熟的胎儿，如果 L/S、PG、SP-A 均很低，发生 RDS 的危险性非常高。测定气道吸出液、或出生后早期胃液的以上指标，也可以辅助判断 RDS 治疗效果及转归。也有研究应用显微镜微泡计数法，检测气道清洗液或胃液中微小气泡与大气泡比例，间接判断内源性肺表面活性物质含量与活性，可有助于床旁快速判断 RDS 疾病程度和治疗效果。

（二）其他辅助检查

1. X 线检查

胸部 X 线可表现为边缘不清，大小不等的斑状阴影，有时可见部分或全部肺不张，灶性肺气肿，类似肺炎改变及胸腔可见积液等。

2. 心电图检查

P-R 间期延长，QRS 波增宽，波幅降低，T 波升高，ST 段下降。

3. 头颅 B 超或 CT

头颅 B 超或 CT 能发现颅内出血的部位和范围。

4. 羊膜镜检

羊膜镜检对宫内缺氧胎儿，可通过羊膜镜了解胎粪污染羊水的程度，或在胎头露出宫口时取胎儿头皮血进行血气分析，以估计宫内缺氧程度。

五、诊断及鉴别诊断

（一）诊断

1. 临床诊断

根据临床特征诊断，主要有以下几个方面：

（1）新生儿面部与全身皮肤青紫。

（2）呼吸浅表或不规律。

（3）心跳规则，强而有力，心率 80～120 次 /min。

（4）对外界刺激有反应，肌肉张力好。

（5）喉反射存在。

（6）具备以上表现为轻度窒息，Apgar 评分 4～7 分。

（7）皮肤苍白，口唇暗紫。

（8）无呼吸或仅有喘息样微弱呼吸。

（9）心跳不规则，心率＜80次/min，且弱。

（10）对外界刺激无反应，肌肉张力松弛。

（11）喉反射消失。

（12）具备7～11条为重度窒息，Apgar评分0～3分。

2. 窒息程度判定

Apgar评分（Apgar scoring）是临床评价出生窒息程度的经典而简易的方法，生后1min评分可区别窒息度，5min以后评分有助于预后判断。

（1）时间：分别于生后1min和5min进行常规评分，1min评分与动脉血pH相关，但不完全一致，如母亲分娩时用麻醉药或止痛药使新生儿生后呼吸抑制，Apgar评分虽低，但无宫内缺氧，血气改变相对较轻，若5min评分低于8分，应每分钟评分1次，直到连续2次评分大于或等于8分为止；或继续进行Apgar评分直至生后20min。

（2）Apgar评分判断：1min Apgar评分8～10为正常，4～7分为轻度窒息，0～3分为重度窒息。

（3）评估的意义：1min评分反映窒息严重程度，5min及10min评分除反映窒息的严重程度外，还可反映复苏抢救的效果。

（4）注意事项：应客观、快速及准确进行评估；胎龄小的早产儿成熟度低，虽无窒息，但评分较低。

（二）鉴别诊断

1. 新生儿肺透明膜病。

2. 新生儿湿肺。多见于足月剖宫产儿，有宫内窘迫史，常于生后6h内出现呼吸急促和发绀，但患儿一般情况好，约在2d内症状消失，两肺可闻及中大湿啰音，呼吸音低，肺部X线显示肺纹理增粗，有小片状颗粒或结节状阴影，叶间胸膜或胸腔有积液，也常有肺气肿，然而肺部病变恢复较好，常在3～4d内消失。

3. 新生儿吸入综合征。

4. 新生儿食管闭锁。新生儿食管闭锁目前多用Gross五型分类：

Ⅰ型：食管闭锁之上下段为两个盲端。

Ⅱ型：食管上段末端与气管相连，下端为目端。

Ⅲ型：食管上段为盲端，下段起始部与气管相通。

Ⅳ型：食管上下两段皆与气管相通。

Ⅴ型：无食管闭锁，但有瘘管与气管相通，由此可见，食管闭锁除Ⅰ型外，其余各型食管与气管均有交通瘘。

当初生婴儿口腔分泌物增多，喂水喂奶后出现呛咳、发绀和窒息时，用硬软适中的导管，经鼻或口腔插入食管，若导管自动返回时，应怀疑本病，但明确诊断必须用碘油作食管造影。

5. 新生儿鼻后孔闭锁

出生后即有严重的吸气困难、发绀、张口或啼哭时则发绀减轻或消失，闭口和吸奶时又有呼吸困难。由于患者喂奶困难以致造成体重不增或严重营养不良，根据上述表现，怀疑本病时可用压舌板把舌根压下，患儿呼吸困难即解除，或在维持患儿张口的情况下，用细导管自前鼻孔插入观察能否进入咽部或用听诊器分别对准新生儿的左右鼻孔，听有否空气冲出，亦可用棉花丝放在鼻前孔，观察是否摆动，以判断鼻孔是否通气，也可用少量龙胆紫或美兰自前鼻孔注入，观察可否流至咽部，必要时用碘油滴入鼻腔后作 X 线检查。

6. 新生儿颌下裂，腭裂畸形

婴儿出生时见下颌小，有时伴有裂腭，舌向咽后下垂以致吸气困难，尤其仰卧位呼吸困难显著，呼吸时头向后仰、肋骨凹陷、吸气伴有喘鸣和阵发性青紫，以后则出现胸部畸形和消瘦，有时患儿还伴有其他畸形，如先天性心脏病、马蹄足、并指（趾）、白内障或智力迟缓。

7. 新生儿膈疝

出生后即有呼吸困难及持续和阵发性发绀，同时伴有顽固性呕吐，体检时胸部左侧呼吸运动减弱，叩诊左侧呈鼓音或浊音，听诊呼吸音低远或消失，有时听到肠鸣音，心浊音界及心尖冲动移向右侧，呈舟状腹，X 线胸腹透视或照片即能诊断。

8. 先天性喉蹼

出生后哭声微弱、声音嘶哑或失声，吸气时伴有喉鸣及胸部软组织内陷，有时吸气与呼气均有困难，确诊依靠喉镜检查，可直接见喉蹼。

9. 先天性心脏病。

10. B 族溶血性链球菌（GBS）肺炎

可见于早产、近足月和足月新生儿，母亲妊娠后期有感染及羊膜早破史，临床发病特点同早产儿 RDS，可以有细菌培养阳性，胸部 X 线检查表现为肺叶或节段炎症特征及肺泡萎陷征，临床有感染征象，病程 1～2 周，治疗以出生后最初 3d 采用联合广谱抗生素，如氨苄西林加庆大霉素，随后应用 7～10d 氨苄西林或青霉素，剂量要求参考最小抑菌浓度，避免因剂量偏低导致失去作用。

11. 遗传性 SP-B 缺乏症

遗传性 SP-B 缺乏症又称为"先天性肺表面活性物质蛋白缺乏症"，于 1993 年在美国发现，目前全世界有 100 多例经分子生物学技术诊断明确的患儿。发病原因为调控 SP-B 合成的 DNA 序列碱基突变，临床上表现为足月出生的小儿出现进行性呼吸困难，经任何治疗干预无效，可以有家族发病倾向。肺病理表现类似早产儿 RDS，肺活检发现 SP-B 蛋白和 SP-B mRNA 缺乏，并可以伴前 SP-C 合成与表达的异常，其肺组织病理类似肺泡蛋白沉积症，外源性肺表面活性物质治疗仅能暂时缓解症状，患儿多依赖肺移植，否则多在 1 岁内死亡。

六、并发症

窒息时缺氧，并非只限心肺，而是全身性的多脏器受损，严重者往往伴有并发症。

（一）脑

缺氧缺血性脑病（hypoxia ischemicencephalopathy，HIE）是新生儿窒息后的主要并发症。由于窒息缺氧时血脑屏障受累，血浆蛋白和水分经血管外渗引起脑水肿，肿胀的细胞压迫脑血管，使血流量减少，造成组织缺血加重缺氧，最终导致脑组织神经元坏死。在缺氧时还常伴有高碳酸血症，导致 pH 下降，脑血管调节功能紊乱，动脉血压降低，引起供血不足，造成脑白质梗死。离心脏最远的脑室周围大脑前、中、后动脉供血终末端的白质如旁矢状区可发生血管梗死、白质软化，故 HIE 是缺氧、缺血互为因果的病变，临床诊断依据和分度标准为：

1. 具有明确的围生期缺氧史，特别是围生期重度窒息（Apgar 评分 1min＜3 分，5min＜6 分，或经抢救 10min 后始有自主呼吸；或需用气管内插管正压呼吸 2min 以上者）。

2. 生后 12 h 内出现以下异常神经症状：意识障碍，如过度兴奋（肢体颤抖，睁眼时间长，凝视等）、嗜睡、昏睡甚至昏迷；肢体肌张力改变，如张力减弱、松软；原始反射异常，如拥抱反射过分活跃、减弱或消失、吸吮反射减弱或消失。

3. 病情较重时可有惊厥，应注意新生儿惊厥特点，如面部、肢体不规则、不固定的节律性抽动、眼球凝视、震颤伴有呼吸暂停、面色青紫。

4. 重症病例出现中枢性呼吸衰竭、瞳孔改变、间歇性伸肌张力增强等脑干损伤表现。

（二）心

由于缺氧时影响传导系统和心肌，轻症时房室传导延长，T 波变平或倒置，重症时心律不齐或缓慢，常能听到收缩期杂音。酸中毒时心肌收缩力减弱而输出量减少，血压下降，进一步影响了冠状动脉和脑动脉的灌注，最后出现心力衰竭，上海医科大学儿科医院报告窒息后心衰发生率达 22.5%，超声心动图见到心房水平右向左分流者是窒息后心衰的重要依据，多普勒测定心排出量则可观察心功能损害程度及其恢复情况。

（三）肺

肺主要表现为呼吸紊乱，在羊水吸入的基础上容易继发肺炎，经过积极复苏者尚需注意气胸，有肺水肿和肺血管痉挛可伴发通气弥散障碍。肺动脉压力增高可促使动脉导管重新开放恢复胎儿循环，加重缺氧可致肺组织受损，出现肺出血。

（四）肝

窒息缺氧可降低胆红素与白蛋白的联结力，使黄疸加深，时间延长，也可因肝脏受损和 Ⅱ、V、Ⅶ、Ⅸ 及 X 等凝血因子的减少而易发 DIC。

（五）其他

重度窒息儿肾功能低下易引起低钠血症，胃肠道受血液重新分布的影响易产生坏死性小肠结肠炎，由于无氧代谢糖原消耗剧增，容易出现低血糖，钙调节功能减弱，易发生低血钙。

七、治疗

复苏（resuscitation）必须分秒必争，由产科、儿科医生合作进行。

（一）复苏方案

采用国际公认的 ABCDE 复苏方案：A（airway，清理呼吸道）、B（breathing，建立呼吸）、C（circulation，恢复循环）、D（drugs，药物治疗）、E（evaluation and environment，评估和保温），其中评估和保温（E）贯穿于整个复苏过程中。

执行 ABCD 每一步骤的前后，应对评价指标即呼吸，心率（计数 6s 心率然后乘10）和皮肤颜色进行评估，根据评估结果做出决定，执行下一步复苏措施，即应遵循：评估→决定→操作→再评估→再决定→再操作，如此循环往复，直到完成复苏。

严格按照 A→B→C→D 步骤进行复苏，其顺序不能颠倒，大多数经过 A 和 B 步骤即可复苏，少数则需要 A、B 及 C 步骤，仅极少数需要 A、B、C 及 D 步骤才可复苏，复苏过程中应用纯氧，也有用空气进行正压通气复苏成功的报道，复苏过程中应注意下述几点：

1. 清理呼吸道和触觉刺激后 30s 仍无自主呼吸，应视为继发性呼吸暂停，即刻改用正压通气。

2. 复苏过程中禁用呼吸兴奋剂。

3. 复苏过程中禁用高张葡萄糖，因为应激时血糖已升高，给予高张葡萄糖可增加颅内出血发生的机会，同时糖的无氧酵解增加，加重代谢性酸中毒。

4. 通气改善前不用碳酸氢钠，避免 CO_2 产生增多，加重呼吸性酸中毒。

（二）复苏步骤

将出生新生儿置于预热的自控式开放式抢救台上，设置腹壁温度为 36.5℃，用温热毛巾揩干头部及全身，以减少散热；摆好体位，肩部以布卷垫高 2～3cm，使颈部轻微仰伸，然后进行复苏。

1. 清理呼吸道（A）

清理呼吸道，如羊水清或稍浑浊，应立即吸净口和鼻腔的黏液，因鼻腔较敏感，受刺激后易触发呼吸，故应先吸口腔，后吸鼻腔，如羊水混有较多胎粪，于肩娩出前即开始吸净口腔和鼻腔，在肩娩出后，接生者双手紧抱其胸部，复苏者应立即气管插管，吸净气道内的胎粪，然后再建立呼吸。

2. 建立呼吸（B）

建立呼吸包括触觉刺激和正压通气。

（1）触觉刺激：清理呼吸道后拍打或弹足底 1～2 次，或沿长轴快速摩擦腰背皮肤 1～2 次，（切忌不要超过 2 次或粗暴拍打），如出现正常呼吸，心率＞100 次 /min，肤色红润可继续观察。

（2）正压通气：触觉刺激后无规律呼吸建立或心率＜100 次 /min，应用面罩正压通气，通气频率 40～60 次 /min，吸呼比 1∶2，压力 20～40cmH₂O，即可见胸廓扩张和听诊呼吸音正常为宜，面罩正压通气 30s 后，如无规律呼吸或心率＜100 次 /min，需进行气管插管，进行复苏气囊正压通气，其频率、吸呼比及压力同面罩正压通气。

3. 恢复循环（C）

恢复循环即胸外心脏按压，如气管插管正压通气 30s 后，心率＜60 次 /min 或心率在 60～80 次 /min 不再增加，应在继续正压通气的条件下，同时进行胸外心脏按压，其机制为：胸骨受双指法压，直接使心室射血、停止按压、静脉血流入心脏，即心泵机制。胸骨受压，胸膜腔内压增加、肺循环血经左心流向体循环、停止按压、胸膜腔内压减低，腔静脉血经右心流向肺循环，即胸泵机制，胸外心脏按压主要为胸泵机制，此方法是用双拇指或中食指按压胸骨体下 1/3 处，频率为 120 次 /min（每按压 3 次，正压通气 1 次），按压深度为 1.5～2cm，按压或抬起过程中，双拇指或中四指指端不能离开胸骨按压部位，也不宜用力过大以免损伤。

4. 药物治疗（D）

目的是改善心脏功能，增加组织灌流和恢复酸碱平衡。

（1）肾上腺素

①作用：可直接兴奋心肌起搏组织和传导系统的 β 受体，使心率加快、心排出量增加，同时兴奋血管 α 受体，使血管收缩、血压增高。

②指征：在保证通气的条件下，有代谢性酸中毒存在的证据（临床表现或血气分析证实）。

③方法：如无血气分析结果，可给予 5% 碳酸氢钠 3～5mL/kg，加等量 5% 葡萄糖液后缓慢（＞5min）输入；若有血气分析结果，可根据公式：5% 碳酸氢钠量（mL）=BE 值 × 体重（kg）× 0.5，先给半量。

④疗效：若心率≥ 100 次 /min，提示效果良好。

（2）多巴胺

①作用：主要是兴奋心脏 β 受体，小剂量 [1～2μg/（kg·min）] 可扩张脑、肾、肠系膜和冠状血管，对心脏无明显作用；中等剂量 [2～10μg/（kg·min）] 直接兴奋心脏 β 受体，使心率加快、心排出量增加；大剂量 [＞10μg/（kg·min）] 兴奋血管 α 受体，使血管收缩，血压增高。

②指征：应用肾上腺素、扩容剂和碳酸氢钠后，仍有循环不良者。

③方法：开始剂量为 2～5μg/（kg·min），以后根据病情可增加剂量，最大剂量为 15～20μg/（kg·min）连续静脉点滴（其半衰期极短）。

④疗效：有效者血压增加，心率稳定（有时可出现心动过速）。

（3）纳洛酮（naloxone）

①作用：纳洛酮是半合成吗啡拮抗药，阻断吗啡样物质与其受体结合，从而拮抗所有吗啡类镇痛药的呼吸抑制、缩瞳、胆总管痉挛及致幻作用，并降低镇痛效应，半

衰期为 1~1.5h，无习惯性和成瘾性，无明显不良反应。

②指征：生后有呼吸抑制表现，其母亲产前 4h 内用过吗啡类麻醉镇痛药者。

③方法：应给予纳洛酮，每次 0.1mg/kg，静脉或肌内注射或气管内注入，均应快速输入。

④疗效：有效者自主呼吸恢复，如呼吸抑制重复出现，可反复给药。

5. 复苏后的监护与转运（E）

复苏后需监测肤色、体温、呼吸、心率、血压、尿量、血气、血糖和电解质等，如并发症严重，需转运到 NICU 治疗，转运中需注意保温，监护生命指标和予以必要的治疗。

八、预后

慢性宫内缺氧、先天性畸形、重度窒息复苏不及时或方法不当者，20min Apgar 评分低，出生 2 周时神经系统异常症候仍持续者预后均不良。

1. 低 Apgar 评分

持续的低 Apgar 评分，生后 5min Apgar 评分为 0~3 分，10min 评分少于 5 分，是预后不良的敏感指标，重度窒息者，其病死率及神经系统后遗症随 Apgar 评分的时间延长而增加。

2. 惊厥

出生后 24h 内出现惊厥或持续惊厥者。

3. 肌张力低下

生后较早出现肌张力低下，且长期肌张力低下或由肌张力低下转为伸肌张力增强者。

4. 神经症状

后早期出现昏迷，有脑干损伤表现如中枢性呼吸衰竭，瞳孔改变，伸肌张力增强等，且 1 周后异常神经症状未消失者。

5. 脑电图异常

持续异常，尤其呈周期性，多灶性或弥漫性改变者。

6. 颅脑超声检查异常

特别是脑萎缩或脑实质囊性变者，或未成熟儿脑实质囊性变和脑室扩大者。

7. 头颅 CT 检查

有颅内出血者。

九、预防及护理

（一）预防

1. 围产保健

加强围产保健，及时处理高危妊娠。

2. 胎儿监护

加强胎儿监护，避免和及时纠正宫内缺氧，对宫内缺氧胎儿，可通过羊膜镜了解胎粪污染羊水的程度，或在胎头露出宫口时取胎儿头皮血进行血气分析，以估计宫内缺氧程度，PG 和 SP-A 在接近出生前偏低，或 L/S、PG、SP-A 均很低，发生 RDS 的危险性非常高，须积极采取措施。

3. 避免难产

密切监测临产孕妇，避免难产。

4. 熟练掌握复苏技术：培训接产人员熟练掌握复苏技术。

5. 配备复苏设备

医院产房内需配备复苏设备，高危妊娠分娩时必须有掌握复苏技术的人员在场，临床复苏时应予注意，气道未清理干净前（尤其是胎粪污染儿），切忌刺激新生儿使其大哭，以免将气道内吸入物进一步吸入肺内。

（二）护理

1. 轻度窒息

以保暖、清理呼吸道、吸氧为主。

2. 重度窒息

除在 1 的处理同时，给予纠正酸中毒、肾上腺素强心治疗、异丙肾上腺素、氨茶碱等解除血管及肺支管痉挛。同时给予抗生素，补充血容量，例如：右旋糖酐、人血白蛋白等支援对症综合治疗。

第二节　新生儿呼吸窘迫综合征

新生儿呼吸窘迫综合征（respiratory distress syndrome of newborn，RDSN），也称为肺透明膜病（hyaline membrane disease，HMD），指出生后不久即出现进行性呼吸困难、青紫、呼气性呻吟、吸气性三凹征和呼吸衰竭。主要见于早产儿，尤其是胎龄小于 32～33 周。其基本特点为发育不成熟肺、肺表面活性物质缺乏而导致的进行性肺泡不张、肺液转运障碍、肺毛细血管 – 肺泡间高通透性渗出性病变。其病理特征为肺泡壁至终末细支气管壁上附有嗜伊红透明膜。以机械通气和呼吸机治疗为主的呼吸治疗和危重监护技术，已经能够使 90% 以上的 RDSN 患儿存活。

一、病因

（一）早产（35%）

胎儿在胎龄 22~24 周时肺 Ⅱ 型细胞已能产生 PS，但量不多，且极少转移至肺泡表面，随着胎龄的增长，PS 的合成逐渐增加，因此婴儿愈早产肺中 PS 的量越少，RDS 的发生率也愈高。胎龄 24~30 周时各种激素对促进肺成熟的作用最大，此时是产前预防的最佳阶段。32~34 周以后激素对肺成熟的影响不很重要。胎龄 35 周以后是 PS 迅速进入肺泡表面的阶段，早产儿出生后肺仍继续发育，生后 72~96 h 内产生的 PS 一般能够维持正常呼吸，因此只要在 PS 缺乏阶段加以补充，使早产儿渡过难关，存活率可以提高。

（二）糖尿病孕妇（25%）

糖尿病孕妇的血糖高，胎儿的血糖也随之升高，此时胎儿胰岛素的分泌必须增加，才能适应糖代谢的需要，使葡萄糖转变成糖原，这种情况下使胎儿长得肥胖巨大，但肺不一定发育成熟，而且胰岛素有拮抗肾上腺皮质激素的作用，影响肺的发育。

（三）宫内窘迫（20%）

宫内窘迫多发生在胎盘功能不全的胎儿，由于长期缺氧影响胎儿肺的发育，PS 分泌偏低；出生时窒息多由于难产引起，是新生儿发生 RDS 的原因之一。

肺外观大小正常，由于高度瘀血，呈深红色，切面呈深红色，肺组织片苏木伊红染色显微镜下见广泛的再吸收肺不张，肺泡间壁相互贴近，肺中仅有少量扩张的肺泡，其壁附有一层嗜伊红均匀而无结构的物质，即透明膜，有时可见透明膜部分游离于肺泡中，肺泡管和细支气管扩张，壁上也附有透明膜，肺组织则有水肿，有时可见到水肿液浓缩成透明膜的过程，并可见到大单核和多核细胞渗出，存活 32h 以上者常并发肺炎，而透明膜已被吸收或呈疏松颗粒状碎片。

二、发病机制

PS 能降低肺泡壁与肺泡内气体交界处的表面张力，使肺泡张开，其半衰期短而需要不断补充。PS 缺乏时，肺泡表面张力增高、肺泡萎陷，使功能余气量下降，肺顺应性曲线下移，顺应性下降，无效腔通气，呼吸做功显著增加，能量耗竭，导致全身脏器功能衰竭，按照公式：P（肺泡回缩率）=2T（表面张力）/r（肺泡半径）来计算。

呼气时半径最小的肺泡就最先萎陷，于是发生进行性肺不张、不成熟肺的肺泡数量和通气面积太少，肺泡间隔宽、气体弥散和交换严重不足、呼气末肺泡萎陷，通气困难，出现低氧血症。使肺泡上皮细胞合成表面活性物质能力下降，导致临床上呼吸困难和发绀等症状进行性加重，持续低氧导致肺血管痉挛，出现肺动脉高压、肺血流减少、肺外右向左分流、肺内动静脉分流，使通气 – 灌流比例失调，影响气血交换，持续低氧和酸中毒可以造成心肌损害、心排出量下降、全身性低血压、低灌流，最后出现以呼吸衰竭为主的多脏器衰竭。其过程如下：肺泡表面活性物质不足→肺泡壁表面张力增高（肺泡回缩力增高）→半径最小肺泡最先萎陷→进行性肺不张→缺氧、酸中毒→肺小动脉痉挛→肺动脉压力增高→卵圆孔及动脉导管开放→右向左分流（持续胎儿循环）→肺灌流量下降→肺组织缺氧更重→毛细血管通透性增高→纤维蛋白沉着→透明膜形成→缺氧、酸中毒更加严重，造成恶性循环。

由于肺 PS 的分泌合成作用下降，PS 再循环途径的阻断，或者因肺泡腔内液体过多（转运障碍，高渗出），均可以使 PS 不足，病理性渗出液含大量血浆蛋白，在肺泡腔内干扰和抑制 PS 功能，出生时吸入肺炎、肺发育不良、肺出血以及窒息缺氧性损害等出生早期病况，均可与上述病理生理相关等。

早产儿肺内肺表面活性物质的磷脂总量，只有足月儿的10%～30%或更低，且缺乏 SP－A、B、C 等主要肺表面活性物质蛋白，因而在数量和质量上均劣于足月儿，是发生 RDSN 的主要原因。应用外源性肺表面活性物质制剂，可以迅速提高肺内的肺表面活性物质含量，将肺表面活性物质经气道滴入 RDSN 患儿肺内后，肺表面活性物质磷脂会立即被肺泡上皮细胞摄取，并逐渐强化内源性肺表面活性物质的功能活性，特别是促使 SP－A、B、C 的合成分泌，这一过程与用药后的临床反应和转归密切相关。

三、临床表现

主要表现为突发性、进行性呼吸窘迫、气促、发绀，常伴有烦躁、焦虑表情、出汗等，其呼吸窘迫的特点不能用通常的疗法使之改善，亦不能用其他原发心肺疾病（如气胸、肺气肿、肺不张、肺炎、心力衰竭）解释。

四、检查

（一）实验室检查

1. 生化方法

一般采用薄层层析法（TLC），在孕末期（3rd trimaster）的开始 PC 和 S 的量约相等，至胎龄 34 周时 PC 迅速增加，而 S 却相对稳定或略减少，因此 L/S 比值升高，此后不久（约胎龄 35 周时）开始出现 PG，一旦出现即迅速上升，因此胎龄 34～36 周是实验检查的最佳阶段。

（1）L/S 比值：L/S ≥表示"肺成熟"，1.5～2 表示过渡值或可疑，＜1.5 表示"肺未成熟"。羊水如胎粪污染不严重或系从阴道流出，对检测值影响不大，糖尿病孕妇的 L/S 值常偏高，有时虽＞2，但婴儿仍可发生 RDS，因此对糖尿病孕妇不能单靠一种检查，需和其他检查结果（如 PG）相互对照，更为可靠。

（2）PG：PG 在 PS 中达到 3% 时薄层层析即可表达，只要有 PG 存在即表示"肺已成熟"，它的敏感性很高，但特异性较差（约 75%）。

（3）DPPC 值：测定值＞500mg/dl 时表示肺已成熟，但约有 10% 的受检者虽 DPPC 已达 500～1000mg/dl，仍发生 NRDS。

2. 泡沫法（foam test）

泡沫法属于生物物理测定方法，原理是 PS 有助于泡沫的形成和稳定，而纯酒精则阻止泡沫的形成。方法：取羊水或支气管分泌物 0.5～1.0mL，加等量 95% 酒精，用力摇荡 15s，静立 15min 后观察试管液面周围泡沫的形成，无泡沫为（－），≤1/3 试管周有小泡沫为（＋），＞1/3 试管周至整个试管周有一层小泡沫（＋＋），试管上部有泡沫层为（＋＋＋），（－）表示 PS 少，可诊断为缺乏征（＋）或（＋＋）为可疑，（＋＋＋）表示 PS 多，本方法为泡沫法中的一管法，还可用 4 个试管做泡沫法，参阅第三章第三节羊水的生理及功能。

3. 胃液振荡试验

胃液 1mL 加 95% 酒精 1mL，振荡 15s 后静置 15min，如果沿管壁仍有一圈泡沫为阳性，可初步除外 HMD，阴性则提示本病，假阳性只有 1%，但假阴性可达 10%，抽胃液时间越晚，假阴性越多，因羊水已进入肠道。

4. 血液检查

血 pH 值，PaO_2，HCO_3^- 降低而 PCO_2，BE 增高，呈代谢性酸中毒，血钾早期常增高，恢复期利尿后可降低。

（二）辅助检查

肺部 X 线检查应在用正压呼吸前进行，否则萎陷不久的肺泡可以重新张开使胸片无阳性表现，显示 RDSN 早期的肺部网状细颗粒影和后期的毛玻璃状（白肺）征象，以及相对增强的支气管充气征，伴早产儿胸廓和肺容积偏小特征，按病情轻重可分四级：

1. 第一级表现

第一级表现为细粟粒状毛玻璃样阴影，两肺透亮度减低。

2. 第二级表现

第二级表现除粟粒阴影外可见超出心影的空支气管影。

3. 第三级表现

第三级表现除上述影像外，心缘与隔缘模糊。

4. 第四级表现

第四级表现为广泛的白色阴影称"白色肺"，其中有黑色的秃叶树枝状空支气管树影由肺门向外周放射伸展至末梢气道，形成"支气管充气征"，用高压氧通入肺内，X 线变化可获改善。

五、诊断及鉴别诊断

（一）诊断

根据病史、临床症状和实验室检查资料可以诊断。

（二）鉴别诊断

1. B 族 β 溶血性链球菌感染

宫内或娩出过程中感染的 B 族溶血性链球菌肺炎或败血症极似肺透明膜病，不易区别。如孕妇有羊膜早破史或妊娠后期的感染史需考虑婴儿有发生 B 族 β 溶血性链球菌感染的可能，及时采血作培养以资鉴别，在诊断未明确前宜当作感染性疾病治疗，给青霉素。

2. 湿肺

湿肺多见于足月儿，症状轻、病程短，不易和轻型肺透明膜病区别，但湿肺的 X 线表现不同，可资鉴别。

3. 颅内出血

缺氧引起的颅内出血多见于早产儿，表现呼吸抑制和不规则，伴呼吸暂停。发生

NRDS后因缺氧也可引起颅内出血，颅内B超检查可做出颅内出血的诊断。

4. 横膈神经的损伤

横膈神经的损伤（或横膈运动功能不正常）及膈疝，都可出现呼吸困难，但心肺体征和X线表现可资鉴别。

六、并发症

肺透明膜病的并发症多发生在氧气治疗过程中或在治疗后的恢复期，重症常并发肺动脉高压，呼吸与心力衰竭。

（一）气漏

由于肺泡壁的损伤，气体溢至肺间质，或由于机械通气时吸气峰压或平均气道压（MAP）过高引起间质性肺气肿、气体沿血管至纵隔、引起纵隔气肿、间质气肿也可引起气胸、气漏时呼吸更为困难。

（二）氧中毒

当吸入氧浓度（FiO_2）过高，或供氧时间过长，可能发生氧中毒、以支气管肺发育不良（bronchopulmonary dysplasia，BPD）和眼晶体后纤维增生最常见，前者为肺本身病变，使呼吸机不易撤除，后者表现晶体后视网膜增生或视网膜剥离，使视力减退，甚至失明。

（三）恢复期的动脉导管开放

本症经机械呼吸和供氧治疗后，在恢复期约30%病例出现动脉导管未闭，早产儿动脉导管的组织未成熟，不能自发关闭。但在肺透明膜病的早期肺血管阻力增加，不但不发生左向右分流，有时却相反发生右向左分流，至恢复期肺血管阻力下降，即可出现左向右分流。此时，因肺动脉血流增加而致肺水肿，出现间歇性呼吸暂停和充血性心力衰竭，甚至危及生命。在心前区胸骨左缘可听到收缩期杂音，以第2~3肋间最响，如肺血管阻力下降幅度大，甚至可出现连续性杂音，胸部X线片显示心脏影扩大，肺野充血，B型超声心动图可直接探得未闭的动脉导管。

七、治疗

（一）一般治疗

1. 保温

放置在自控式暖箱内或辐射式抢救台上，保持皮肤温度在36.5℃。

2．监测

体温、呼吸、心率、血压和血气。

3．保证液体和营养供给

第 1d/5% 或 10% 葡萄糖液 65～75mL/（kg·d）以后逐渐增加到 120～150mL/（kg·d）并补充电解质，病情好转后改为经口喂养，热能不足使辅以部分静脉营养。

4．纠正酸中毒。

5．关闭动脉导管

应严格限制入液量，并给予利尿剂，如仍不关闭者，可静脉注射吲哚美辛、剂量为每次 mg/kg，首次用药后 12 h、36 h 各用 1 次，共 3 次。其机理为：前列腺素 E 是胎儿及生后初期维持动脉导管开放的重要物质，而前列腺素合成酶抑制剂（吲哚美辛）可减少前列腺素 E 的合成。有助于导管关闭。用药物无效时可考虑手术结扎。

6．抗生素

根据肺内继发感染的病原菌（细菌培养和药敏）应用相应抗生素治疗。

（二）氧疗和辅助通气

1．吸氧：根据发绀程度选用鼻导管、面罩或头罩吸氧，因早产儿易发生氧中毒，故以维持 PaO_2 50～70mmHg（6.7～9.3kPa）和 $TcSO_2$ 85%～92% 为宜。

2．持续呼吸道正压及常频机械通气。

3．其他：近年大样本、多中心的研究表明当 CMV 治疗难以奏效时，改用高频振荡或高频喷射呼吸机，可减少常频呼吸机的副作用，以取得较好的疗效。ECMO 对呼吸机治疗无效的病例有一定疗效。

（三）PS 替代疗法

可明显降低 RDS 病死率及气胸发生率，同时可改善肺顺应性和通换气功能，降低呼吸机参数，PS 目前已常规用于预防或治疗 RDS。

1．PS

PS 包括天然、半合成及人工合成三种。

2．使用方法

一旦确诊应尽早使用（生后 24 h 内），经气管插管分别取仰卧位、右侧卧位、左侧卧位和再仰卧位各 1/4 量缓慢注入气道内，每次注入后应用复苏囊加压通气 1～2min，PS 制剂不同，其剂量及间隔给药时间各异，视病情予以 2～4 次。

八、预防与护理

（一）产前预防

产前预防指有可能发生早产的孕妇在妊娠后期给予肾上腺皮质激素（adreno-cortical hormone，ACH），以预防早产儿出生后发生 RDS 或减轻 RDS 的症状，1969 年 Liggins 首先发现静脉滴入地塞米松能促进早产羊肺的成熟，对其他异种动物肺也可得出同样结果，以后逐渐应用到孕妇，促进早产儿肺的成熟，最常用的激素是倍他米松（betame-thasone）和地塞米松（dexamethasone），因它们较其他 ACH 易于通过胎盘进入胎儿，ACH 的作用在刺激胎儿肺 II 型细胞产生磷脂和小分子蛋白质，降低肺内毛细血管的渗透性，减少肺水肿，因此能降低 RDS 的发生率，即使发病，症状也较轻，能降低病死率，治疗时供氧浓度不必过高，可预防支气管肺发育不良（BPD）和晶体后纤维增生症（ROP）等并发症，由于减轻了缺氧，按理也应减少新生儿坏死性小肠结肠炎和缺氧缺血性颅内出血的发病率。

对孕妇 ACH 的预防剂量：倍他米松或地塞米松各为 24mg，分 2 次肌注，间隔 24h，国内常用的剂量为 5~10mg，肌注或静滴，Qd，共 3d，预防应在孕妇分娩前 7d 至 24h 给予，使药物有足够的时间起到应有的作用。ACH 预防对孕妇及胎儿并不增加感染的可能，即使羊膜早破也不会在原来基础上再提高感染率，宫内发育迟缓并不是禁忌证，对娩出的极低出生体重儿，预防 RDS 的效果尚不一致，一般认为不能降低 RDS 的发生率，但在已成活的婴儿中脑室管膜下生发层出血的发生率似可减少，ACH 对糖尿病孕妇的婴儿，Rh 溶血症患儿和多胎小儿的疗效较差。

ACH 预防虽有肯定疗效，但仍有 10% 孕妇的早产儿发生 RDS，因此考虑加用其他激素再提高疗效，甲状腺素有促进肺成熟的作用。但由于不易通过胎盘屏障，临床上无法应用，后来发现动物脑组织中的甲状腺释放激素（thyrotropin releasing hormone，TRH）结构功能与甲状腺素相似，且能通过胎盘，可用为预防制剂，剂量每次 0.4mg，每 8h1 次，共 4 次，有的孕妇可能出现副作用，表现有 VA 心，呕吐和高血压，可减至半量，加用 TRH 后，RDS 的发生率和病死率更降低。

（二）产后预防

产后预防指出生后半小时内给婴儿肺表面活性和物质以预防 RDS 发生或减轻其症状，多用于产前孕母：未做预防婴儿，预防愈早效果愈好，最好在婴儿呼吸开始前或在呼吸机正压呼吸开始前从气管插管内滴入，可使 PS 在肺内均匀分布，预防效果表现在 RDS 发生率和病死率降低，发病者病情较轻。由于 PS 能及早改善体内氧合功能（oxygenation），有的婴儿可以不用呼吸机，供给氧浓度及平均气道压可以较低，因此气漏和氧中毒发生率明显下降，也可减少氧缺血性颅内出血的发生。发生慢性肺部疾病（chronic lung diseases，CLD）更是少见，CLD 系指生后 28d 内需要供氧疾病，虽然预防优点很多，但早产儿和窒息儿不一定都发生 RDS，对不发病婴儿预防将增加费用和不必要的气管插管，而且窒息儿和早产儿常需要更紧急复苏处理。PS 预防会暂时中断复苏连续过程，因此产房内对＜28 周或出生体重＜1000g 早产儿，如产前孕母未接受 ACH 预防，则在有经验和熟练复苏人员处理下可给 PS 预防，其他婴儿则在发生 RDS 后立即利用呼吸机和气管插管滴入 PS，按治疗处理。PS 预防和 PS 治疗不易决然分开，不少刚复苏后的新生儿呼吸不规则或出现窘迫，需要 PS 继续治疗，预防量和治疗量相仿，如用天然 PS（不论猪肺或牛肺 PS）100～150mg/kg，如用合成的 Exosurf 滴入剂量为 5mL/kg（内含 DPPC 67mg/kg），参阅呼吸窘迫综合征的治疗和第三章第三节肺表面活性物质及其临床应用的概述。

（三）联合预防

联合预防指产前为孕妇用 ACH，产后为新生儿用 PS 的联合预防，用于：①产前预防开始比较晚，孕妇未到 24h 已分娩；②宫内窘迫严重的新生儿。生后发生的 RDS 也常常严重，此采用联合预防为妥，动物实验证明联合预防比单独预防效果好。

（四）护理措施

1. 经常清除咽部黏液，保持呼吸道通畅。

2. 置婴儿于保暖箱内或辐射式红外线保暖床上，用监护仪监测体温、呼吸、心率、经皮测 TcO_2 和 $TcCO_2$。还需监测平均气道压。

（1）环境温度：保持腹部皮肤温度在 36.5℃ 或肛温（核心或深部温度）在 37℃。

（2）相对湿度：50% 左右。

分娩后轻度呼吸窘迫综合征的患儿只需要放在氧气箱内。病情严重的患儿需要安呼吸机，并使用表面活性物质药物进行治疗。

表面活性物质药物与肺泡产生的表面活性物质非常近似，可以用滴管直接滴入气管。它可以缓解病情，增加患儿的存活率，减少并发症如肺破裂。易发生呼吸窘迫综合征的极小早产儿，出生后立即给予表面活性物质可以预防呼吸窘迫综合征，也可在出现呼吸窘迫综合征后尽早给药，密切观察病情，确定患儿能否耐受表面活性物质药物。呼吸改善后，治疗维持到患儿自身能产生表面活性物质。

第三节　新生儿感染性肺炎

新生儿感染性肺炎是新生儿常见疾病，也是引起新生儿死亡的重要病因。据统计，围生期感染性肺炎病死率约为 5%～20%。可发生在宫内、分娩过程中或生后，由细菌、病毒、霉菌等不同的病原体引起。

一、病因

（一）宫内感染性肺炎（又称先天性肺炎）

主要的病原体为病毒，如风疹病毒、巨细胞病毒、单纯疱疹病毒等。常由母亲妊娠期间原发感染或潜伏感染复燃，病原体经血行通过胎盘感染胎儿。孕母细菌（大肠杆菌、克雷白菌、李斯特菌）、原虫（弓形虫）或支原体等感染也可经胎盘感染胎儿，但较少见。

（二）分娩过程中感染性肺炎

1. 胎膜早破 24h 以上或孕母产道内病原体上行感染羊膜，引起羊膜绒毛膜炎，胎儿吸入污染的羊水，发生感染性肺炎。

2. 胎儿分娩时通过产道吸入污染的羊水或母亲的宫颈分泌物。常见病原体为大肠杆菌、肺炎链球菌、克雷伯菌、李斯特菌和 B 组溶血性链球菌等，也有病毒、支原体。早产、滞产、产道检查过多更易诱发感染。

（三）出生后感染性肺炎

1. 呼吸道途径

呼吸道途径是与呼吸道感染患者接触。

2. 血行感染

血行感染常为败血症的一部分。

3. 医源性途径

由于医用器械如吸痰器、雾化器、供氧面罩、气管插管等消毒不严，或呼吸机使用时间过长，或通过医务人员手传播等引起感染性肺炎。病原体以金黄色葡萄球菌、大肠杆菌多见。近年来机会致病菌如克雷伯菌、假单胞菌、表皮葡萄球菌、枸橼酸杆菌等感染增多。病毒则以呼吸道合胞病毒、腺病毒多见；沙眼衣原体、解脲支原体等亦应引起重视。广谱抗生素使用过久易发生念珠菌肺炎。

二、临床表现

（一）宫内感染性肺炎

临床表现差异很大。多在生后 24 h 内发病，出生时常有窒息史，复苏后可有气促、呻吟、呼吸困难、体温不稳定、反应差。肺部听诊呼吸音可为粗糙、减低或闻及湿啰音。严重者可出现呼吸衰竭、心力衰竭、DIC、休克或持续肺动脉高压。血行感染者常缺乏肺部体征，而表现为黄疸、肝脾大和脑膜炎等多系统受累。也有生后数月进展为慢性肺炎。周围血象白细胞大多正常，也可减少或增加。脐血 IgM > 200mg/L 或特异性 IgM 增高者对产前感染有诊断意义。X 线胸片常显示为间质性肺炎改变，细菌性肺炎则为支气管肺炎表现。

（二）分娩过程中感染性肺炎

发病时间因不同病原体而异，一般在出生数日至数周后发病，细菌性感染在生后 3～5d 发病，II 型疱疹病毒感染多在生后 5～10d，而衣原体感染潜伏期则长达 3～12 周。出生后立即进行胃液涂片找白细胞和病原体，或取血标本、气管分泌物等进行涂片、培养和对流免疫电泳等检测有助于病原学诊断。

（三）产后感染性肺炎

产后感染性肺炎的表现为发热或体温不升、气促、鼻翼扇动、发绀、吐沫、三凹征象；肺部体征早期常不明显，病程中可出现双肺细湿啰音。呼吸道合胞病毒性肺炎可表现为喘息，肺部听诊可闻哮鸣音。鼻咽部分泌物细菌培养、病毒分离和荧光抗体，血清特异性抗体检查有助于病原学诊断。金黄色葡萄球菌肺炎易合并脓气胸，X 线检查可见肺大泡。

三、检查

血尿常规、胸片、X 线、MRI、CRP。

1. 血象

周围血白细胞可 < 5×10^9/L 或 > 20×10^9/L，也可在正常范围。

2. 荧光抗体和血清抗体检查

IgG、IgM 增高，脐血 IgM > 200～300mg/L，或特异性 IgM 增高对宫内感染诊断有意义。

3. 病原学检查

应依据鼻咽部分泌物细菌培养、病毒分离进行诊断。生后立即进行胃液涂片查找白细胞与抗原，或取血样、咽部分泌物、气管分泌物等进行涂片、培养、对流免疫电泳等检测，有助于病原学诊断。

四、诊断

（一）诊断依据

1. 产前感染可有孕妇妊娠晚期感染或胎膜早破史；产时感染可有产程中吸入被病原菌污染的产道分泌物或断脐不洁史；产后感染多因密切接触者有呼吸道感染史，或病儿有其他部位感染史，或接受过侵入性操作史。

2. 体温不升或发热、反应低下、拒奶、气急、口吐白沫、鼻翼扇动、呻吟、发绀、呼吸暂停及进行性呼吸衰竭等。

3. 肺部闻及干、湿啰音，常于出生后 12～48 h 后开始出现。

4. X 线检查表现为两肺纹理增粗，或两肺中下野见斑片状阴影，或小片状阴影融合成大片状阴影，可合并大片肺不张。

5. 白细胞计数和分类、急性期反应蛋白，如 C 反应蛋白（CRP）等对评价新生儿感染性肺炎病原学有参考价值，再如沙眼病原体感染可有嗜酸粒细胞升高，细菌感染者白细胞、中性粒细胞、CRP 升高。

6. 病原学检查结果阳性。

具有上述第 1～5 条可临床诊断本病，同时具有第 6 条可确诊。

（二）分型诊断

1. 产前感染性肺炎

临床表现差异很大，多在生后 24 h 内发病，出生时常有窒息史，复苏后可有气促、呻吟、呼吸困难，体温不稳定，反应差。肺部听诊呼吸音可为粗糙、减低或闻及湿啰音。严重者可出现呼吸衰竭、心力衰竭、DIC、休克或持续肺动脉高压。血行感染者常缺乏肺部体征，而表现为黄疸、肝脾大和脑膜炎等多系统受累。也有生后数月进展为慢性肺炎。

2. 产时感染性肺炎

发病时间因不同病原体而异，一般在出生数日至数周后发病，细菌性感染在生后 3～5 d 发病，Ⅱ型疱疹病毒感染多在生后 5～10 d 发病，而衣原体感染潜伏期则长达 3～12

周。生后立即进行胃液涂片找白细胞和病原体。或取血标本、气管分泌物等进行涂片、培养和对流免疫电泳等检测有助于病原学诊断。

3. 产后感染性肺炎

鼻咽部分泌物细菌培养、病毒分离和荧光抗体、血清特异性抗体检查有助于病原学诊断。金黄色葡萄球菌肺炎易合并脓气胸。

五、并发症

（一）肺部并发症

1. 肺气肿。

2. 脓气胸：高热持续不退或体温下降后又再度上升，咳嗽频繁，呼吸急促，不能平卧，一侧胸廓饱满。

3. 呼吸衰竭：小儿烦躁不安，呼吸困难和发绀，呼吸早期加快，有呻吟呼吸和呼吸节律改变。重危时心率加快或减慢，并可出现昏迷和抽搐。

（二）全身感染

1. 易引发全身感染

易引发全身感染，如败血症、化脓性脑膜炎、脑室膜炎和感染性休克。

2. 中毒性休克

体温骤升达 40℃～41℃或骤降，面色灰白、烦躁或昏迷、寒战、多汗、皮肤呈大理石花样改变，血压下降或测不出。

六、治疗

（一）呼吸道管理

雾化吸入、体位引流、定期翻身、拍背，及时吸净口鼻分泌物，保持呼吸道通畅。

（二）供氧

有低氧血症时可用鼻导管、面罩、头罩或鼻塞 CPAP 给氧，呼吸衰竭时可行机械通气，使动脉血 PaO_2 维持在 6.65～10.7kPa（50～80mmHg）。

（三）抗病原体治疗

细菌性肺炎者可参照败血症选用抗生素。李斯特菌肺炎可用氨苄西林；衣原体肺炎首选红霉素；单纯疱疹病毒性肺炎可用阿昔洛韦；巨细胞病毒性肺炎可用更昔洛韦。

（四）支持疗法

纠正循环障碍和水、电解质及酸碱平衡紊乱，每日输液总量 60～100mL/kg，输液速率应慢，以免发生心力衰竭及肺水肿；保证充足的能量和营养供给，酌情静脉输注血浆、白蛋白和免疫球蛋白，以提高机体免疫功能。

七、预防及护理

（一）预防

1. 出生前

出生前做好孕期保健，注意个人卫生，保持生活环境的清洁卫生，防止患上感染性疾病。

2. 出生后

出生后提供良好的生活环境，如干净柔软的衣被；哺乳用具及尿布应消毒；成人应勤洗手，避免小儿接触感冒患者；发现孩子有脐炎或皮肤感染等情况时，立即治疗，防止病菌扩散。

（二）护理

1. 保持呼吸道通畅

翻身拍背、吸痰、防止误吸，必要时雾化吸入以湿化气道和促进分泌物的排除，注意环境相对湿度在 55%～65%。

2. 合理用氧

多采用头罩法给氧，氧气要湿化。

3. 维持正常体温

体温过低或不升高者，注意保暖，过高者实施降温措施。

4. 保证营养供给

根据患儿病情采取适当喂养方法，病情严重者可用鼻饲喂养，或静脉输液，喂养应遵循少量多次的原则，每次奶量不能过多，防止呕吐后误吸，喂奶时要耐心，并注意观察患儿反应。

5. 合理应用抗生素

抗生素治疗宜采用静脉给药，以保证用量和取得较好疗效。遵医嘱采用抗菌谱广、对新生儿毒副作用小的抗生素。

6. 密切观察病情

新生儿病情变化快，应认真观察和做好记录，特别观察有无并发症。如短期内烦躁不安、呼吸明显加快、心跳加快、肝脏增大，提示并发心力衰竭，并配合医生做好给氧、镇静、强心、利尿等处理，如呼吸突然加快伴青紫明显，可能合并气胸。

第四节　新生儿支气管肺发育不良

支气管肺发育不良（bronchopulmonory dysplasia，BPD）是早产儿，尤其是小早产儿呼吸系统常见疾病。近年来，由于早产儿存活率提高，BPD 发生率也有逐年增加的趋势，并成为新生儿重症监护病房（neonatal intensbe care unit，NICU）棘手的问题之一，也是婴儿期慢性呼吸系统疾病的主要病因，严重影响早产儿存活率及生活质量。因此，是目前国内外新生儿学科热门课题。

一、病因和发病机制

BPD 由多种因素引起，其本质是在遗传易感性的基础上，氧中毒、气压伤或容量伤以及感染或炎症等各种不利因素对发育不成熟的肺导致的损伤，以及损伤后肺组织异常修复。其中肺发育不成熟、急性肺损伤、损伤后异常修复是引起 BPD 的 3 个关键环节。

早产儿尤其是胎龄小于 28 周的早产儿出生时，肺刚脱离小管期进入囊泡期，肺泡需再过 4~6 周才能发育。由于肺发育不成熟，因此出生后将比足月儿更多接受氧疗，暴露于机械通气、高浓度氧、炎症损伤等不利环境之中。高浓度氧可引起肺水肿、炎症、纤维蛋白沉积以及肺表面活性物质活性降低等非特异性改变；同时在体内形成高活性的氧自由基，而早产儿抗氧化酶及抗氧化剂活性和水平低，不能及时清除肺内产生的氧自由基，引起严重氧化应激反应，产生肺损伤。

机械通气时气道压或潮气量过高可引起毛细血管内皮、肺泡上皮细胞及基底膜破裂等机械性损伤，并触发炎症反应和前炎因子释放，进一步加重了肺损伤。另外，产前感染（如 TORCH 感染）可产生大量炎性介质以及引起前列腺素水平增高，导致胎肺发育受阻以及促发早产，进一步触发炎性因子瀑布反应，加重气道、肺血管及间质损伤，引起肺损伤。此外，出生后症状性动脉导管未闭、输液不当、维生素 A 和维生素 E 缺乏、败血症及胃食管反流等因素均增加了 BPD 易感性。

二、BPD 的临床表现

（一）易发人群

BPD 易发人群主要见于早产儿，尤其是胎龄＜28 周，出生体重＜1000g 者，胎龄愈小、体重愈轻，发病率愈高。少数也可见于具有严重肺部疾病（如胎粪吸入综合征、肺发育不良合并膈疝、先天性肺炎合并肺动脉高压）以及败血症等严重疾病的在出生数周内需正压通气、高浓度氧的足月儿。其他高危因素有：母亲绒毛膜炎、胎盘早剥、宫内生长迟缓、产前无用类固醇激素或用吲哚美辛史，男性、低 Apgar 评分、严重 RDS、感染等。

（二）主要表现

BPD 的主要表现为呼吸困难、发绀、三凹征、肺部干湿啰音、低氧血症等呼吸功能不全症状和体征。早期与原发疾病难以区别，在机械通气过程中出现呼吸机依赖或停氧困难超过 10～14d，提示可能已发生肺损伤。小早产儿早期可仅有轻度或无呼吸系统疾病，仅需低浓度氧或无需用氧，而在生后数天或数周后逐渐出现进行性呼吸困难以及氧依赖。

（三）病程及预后

病程通常需要数月甚至数年之久。大部分病例经过不同时期后可逐渐撤机或停氧；病程中常因反复继发性呼吸道感染或症状性动脉导管未闭（PDA）致心衰而使病情加重甚至死亡。严重肺损伤者由于进行性呼吸衰竭、肺动脉高压而死亡。由于慢性缺氧、能量消耗增加，患儿常营养不良。

三、BPD 的影像学检查

（一）胸部 X 线

Northway 根据 BPD 的病理过程将胸部 X 线表现分 4 期，即

I 期（1～3d）：双肺野呈磨玻璃状改变，与 RDSX 线改变相同。

II 期（4～10d）：双肺完全不透明。

III 期（11～30d）：进入慢性期，双肺野密度不均，可见线条状或斑片状阴影间伴充气的透亮小囊腔。

IV 期（1 个月后）：双肺野透亮区扩大呈囊泡状，伴两肺结构紊乱、有散在条状或斑片影以及充气过度和肺不张。

近年来，由于 BPD 病因、病理改变和临床表现形式已发生变化，肺部 X 线表现

不如以上描述典型，特征性不强。某些患儿胸片仅表现为肺过度充气和肺纹理轮廓模糊，偶见小泡状影；轻型病变 X 线常无明显改变，或仅见磨玻璃状改变。

（二）肺部 CT

分辨率高，扫描时采用 < 3mm 薄层扫描，可提高图像分辨率，发现早期或各种间质性病变，在诊断 BPD 中具有重要价值。CT 主要特征为：双肺野呈磨玻璃状改变多灶充气过度，如小囊状影（薄壁）或网格状影（壁厚），纹理增粗、紊乱，条状密度增高影或胸膜增厚等。病变多发生在两下肺，常呈对称性。

四、诊断

气管分泌物细胞学检查第 Ⅰ 期可见鳞状上皮细胞及皱缩细胞、少量纤维细胞。第 Ⅱ 期见大量鳞状上皮细胞及一些不成熟细胞。第 Ⅲ、Ⅳ 期见变性细胞及脱落的呼吸道黏膜管型。

（一）X 线检查

与 RDS 难以区分，可分为 4 期。

Ⅰ 期：多见双肺野密度增高阴影，有广泛颗粒影和支气管充气征。

Ⅱ 期：双肺透光度几乎消失、心脏扩大、心影模糊。

Ⅲ 期：肺野呈弥漫性小圆形蜂窝状透亮区、密度不规则、似梅花状。

Ⅳ 期：起病 1 个月左右，双肺见密集的条纹状改变，并见不规则透亮区。

（二）肺功能检查

肺活量降低是其最敏感的指标，同时有气道阻力增加，肺顺应性降低等。

五、治疗

（一）呼吸支持

严重 BPD 患儿常需呼吸支持以维持正常血气和消除呼吸劳累。正压通气时，使用最低吸气峰压（维持 $PaCO_2$ 在 6.67～8 kPa 时所需的最低压力）与吸氧浓度（维持正常氧饱和度），以避免 BPD 进一步发展。最近有人提出胸外负压通气的优点：避免气管插管，对气道无损伤，增加胸腔容量，不仅扩张肺泡亦可扩张肺毛细血管，减少肺血管阻力，使通气血流比恢复正常，气体交换更趋完善，但因设备笨重，使用不便，尚难推广。

（二）营养

机械通气者予全静脉营养，保证热量 110～150 kcal/（kg/d），增加 15～20 g/d，特别注意维生素 D 和钙磷供给以促进骨发育，以避免肋骨骨架顺应性增大，损害气体交换导致持续呼吸困难。

（三）激素

许多试验表明激素治疗 BPD 有效。3 组对照试验显示，长达 42d 的激素应用使机械通气持续时间和氧依赖减少 50% 以上，败血症发病率未见增高，且改善高危 BPD 患儿肺与神经系统发育，同时显示 18d 激素治疗无效。

（四）支气管扩张剂

仅能短期改善 BPD 的肺功能，对病程长的患儿因支气管周围纤维化其作用有限，另外 BPD 患儿由于机械通气、气道损伤及自身原因均可导致气管、支气管软化，这些患儿喘鸣发作时使用支气管扩张剂不仅无效，而且使用后降低气道平滑肌张力，快速导致气道塌陷，肺功能恶化，因此，有明显喘鸣者谨慎使用支气管扩张剂。

（五）利尿剂

可减少肺间质水分，改善 BPD 患儿的呼吸功能。

（六）血管扩张剂

扩张肺血管减轻肺高压，降低右室负荷，改善气体交换。

（七）控制感染

BPD 患儿多有呼吸道细菌繁殖，尤其是假单胞菌，故单独气管吸出物镜下检出细菌不作为抗生素治疗的适应证，如同时伴有呼吸功能恶化及分泌物和胸片异常改变者才行抗生素治疗。BPD 患儿发生百日咳将是致命的，早期预防接种尤为重要，常在生后 3 个月开始。

（八）其他

BPD 治疗包括限制液量和利尿、营养支持治疗、抗氧化剂的应用，肺表面活性物质的使用等。

第五节　新生儿肺出血

新生儿肺出血是指肺大面积出血，至少影响肺的二个大叶，可以是肺泡出血、间质出血或两者同时存在。是多种新生儿疾病的一个严重症状，常常是临终的表现。本病多见于早产儿、低体重儿（＜1500g），尤其是有动脉导管开放（PDA）或使用过肺表面活性物质治疗的婴儿；本病早期诊断困难，病死率高。新生儿肺出血的发病率，文献报告各异，国外报告为活产婴的 0.1‰～1.2‰；国内报告为 1‰～5‰；尸解检出率为 1%～40%。

一、病因、发病机制及病理

（一）病因

新生儿肺出血的病因主要分为以下多个方面：窒息缺氧是出生后第 1d，发生新生儿肺出血最常见的原因。感染是出生后 3～4d 发生肺出血的重要原因，败血症、低体温、充血性心力衰竭、新生儿高黏滞综合征、Rh 溶血、外伤性引起的气管及支气管糜烂、医源性因素如复苏过程中应用碱性药物、氧中毒、机械通气峰压过高。

（二）发病机制

新生儿肺出血病因尚未完全明确，多见于早产儿、低体重儿。男多于女，约为 1.5～3.6 : 1。肺出血表现为肺水肿极期，一些资料表明，新生儿肺出血和下列因素有关：窒息缺氧、感染、败血症、低体温、充血性心力衰竭、新生儿高黏滞综合征、Rh 溶血、外伤性引起气管及支气管糜烂，一些医源性因素如复苏过程中应用碱性药物，氧中毒，机械通气峰压过高，应用表面活性物质治疗肺部疾病等。其中窒息 / 缺氧是出生后第 1d，发生新生儿肺出血最常见原因，而感染是出生后 3～4d 发生肺出血重要原因，应用肺表面活性物质引起肺出血也是一个值得重视原因。凝血障碍在肺出血中作用尚不清楚，伴有 DIC 病例并不多见，而在血小板减少症、新生儿出血性疾病并不发生肺出血。上述原因导致：①肺毛细血管压力增加；②静脉内膨胀压下降；③肺淋巴液排出减少；④肺毛细血管渗透性增加。从而增加液体流进肺间质增加肺淋巴流量，但肺水肿通常发生在抗水肿系统受损时肺间质水分增加，由于肺上皮受损或渗漏，或者是间质液膨胀进入肺泡。

新生儿肺水肿，常见是肺毛细血管压力增加，引起间质液增加，最后通过内皮孔液体进入肺泡，起初仅是白蛋白分子，当内皮孔增大时则 IgG、IgM、纤维蛋白原，红细胞也漏出，但出血量一般较少，血细胞比容减少一般少于 10%。

（三）病理

主要病变在肺脏，也可以合并其他脏器出血，以颅内出血多见。肉眼见肺体积增大，可见大块红色出血区，常见肺二叶以上受累，严重者整个肺脏充满血液，质地坚实，切开暗红色出血区有大量血液流出。镜下出血区肺泡内有大量血液成分存在，其中部分红细胞变性，外形不清。间质中常有血细胞渗出现象，病情严重者可见不到原有肺结构，通常无炎性细胞浸润。免疫荧光检查见肺组织有 IgG 及 C3 沉着，电镜下可见毛细血管基底膜有致密团块，似为抗原抗体复合物。

大多数肺出血病例，从气道流出的血性分泌物，其血细胞比容比静脉血的血细胞比容明显降低，病理上血管改变主要在毛细血管。因而认为：新生儿肺出血是继发于肺水肿，由于肺毛细血管压力急剧增加所致。部分病例，从气道流出的血性分泌物，其血细胞比容和静脉血的红细胞相似，病理上炎症可以直接损伤血管，表明部分病人的肺出血，是由于血管遭直接损伤所致。

二、临床表现

症状与体征早发型在出生后 24 h 内发病，甚至出生后即发病；晚发型多在出生后 2～4d 后发病，2 周后极少发生。新生儿肺出血有两项突出的临床表现：

（一）病情突然恶化

新生儿肺出血患儿突然烦躁不安、无力，很快衰竭及无反应，呼吸不规则、呼吸暂停，发绀迅速加重，氧饱和度急剧下降；心率变慢，由于液体及血液丢失，心力衰竭，低氧血症及酸中毒的存在常有低血压；肺部听诊出现局部或弥漫性小水泡音，并迅速增多，也有部分病例，从发病至死亡，肺部均未闻及小水泡音。

（二）血性分泌物

几乎在病情突然恶化的同时从口、鼻流出血性分泌物，或从气管插管中吸出大量的血性分泌物，是诊断肺出血的最有力依据，但约 50% 新生儿肺出血患儿始终无血性分泌物从鼻或口腔流出。

三、检查

（一）X 线改变

无特异性，表现多种多样，可表现为细网状肺纹理改变或斑片状阴影，有时有支气管充气征，大量肺出血时表现为均匀致密阴影，有时呈"白肺"改变。当肺出血改善时，肺部改变逐渐清晰，或逐步消失或进入慢肺的改变。心脏轻度至中度增大，以左室增大较明显，此外，尚可见肺部原发性疾病的改变。

（二）实验室检查

1. 周围血象：白细胞可正常、增高或降低。肺出血后，红细胞减少、血红蛋白降低，由于大量血液丢失，Hb 可跌至 100g/dl，甚至更低，血细胞比容降低。部分患儿血小板减少。

2. 少部分患儿有凝血功能障碍。

3. 血气分析：均有不同程度的酸中毒，以混合性酸中毒或代谢性酸中毒多见；可致 pH ≤ 7.10，PaO_2 降低，$PaCO_2$ 可增高。

4. 生化改变：在伴有严重 RDS 的早产儿，部分有低血糖、低血钙、低蛋白血症，以及肾衰竭。

四、诊断

新生儿肺出血的早期诊断比较困难，需要提高警惕，才能及时诊断。

1. 存在可能发生肺出血的原发疾病及危险因素。

2. 在原发疾病的基础上，病情突然迅速恶化，并很快衰竭，呼吸困难。发绀加重，氧饱和度迅速下降，血压降低，从口腔及气管内吸出血性分泌物，Hb 降低，肺部可以出现小水泡音，并迅速增加。

3. 少量血从气管内吸出，如果出血前 1~2h 无明显的原因，通常是外伤所致，要注意鉴别。

4. 晚期肺出血症状严重，诊断较容易明确，表现为口鼻涌血或声门胃血，休克（失血性），胸部照片呈"白肺"改变。

五、治疗

新生儿肺出血避免窒息发生。保持呼吸道通畅，应立即采用机械通气。控制肺水肿、心力衰竭，维持正常的心脏功能尽快恢复正常血压，可以同时静脉滴注多巴胺。表面活性物质的应用，动脉导管开放（PDA）的处理。补充新鲜冻干血浆在纠正凝血障碍通常是成功的。

（一）保持呼吸道通畅

当肺出血一旦诊断时，应立即进行气管插管，吸干净气道内的血性分泌物，以保持氧的供应。用肾上腺素生理盐水随时冲洗气道内的血性分泌物，以避免血液堆积，阻塞气道；待气道血性分泌物明显减少时，可减为每小时或更长时间冲洗一次。肾上腺素生理盐水冲洗气道，不仅可以保持气道的清洁和通畅，而且少量肾上腺素通过气管黏膜吸收后，对维持正常的心率可能有一定的作用。

在用肾上腺素盐水冲洗气道时，要注意肾上腺素盐水的浓度不宜过高，剂量不宜过大，否则可能由于血管收缩引起持续性肺动脉高压，或者肺内分流，使发绀加重，甚至导致死亡。

（二）机械通气

一旦诊断为新生儿肺出血，应立即采用机械通气（IPPV+PEEP），使经皮测定氧饱和度维持在 90% 左右。呼吸机参数选择如下：

1．氧流量（Flow）

早产儿 6～8L/min，足月儿 8～10L/min。

2．吸入氧浓度（FiO$_2$）

0.6～1，病情严重时选择较高的吸氧浓度，一旦经皮测试氧饱和度恢复正常并稳定，应逐渐将吸氧浓度降至 0.4，避免发生高浓度氧副作用。

3．呼吸机频率（RR）

30～40 次 /min，频率太快不利于减少肺的水分。

4．吸氧峰压（PIP）

2.45～2.94kPa（25～30cmH$_2$O）个别患儿可用至 3.43kPa（35cmH$_2$O）。足月儿、体重大者可高些，早产儿、体重轻可低些；肺顺应性差、气道阻力大者可高些；同类疾病，病情好转时低些，应注意高吸气峰压的副作用，尽量缩短高吸气峰压使用时间。

5．呼气末正压（PEEP）

0.392～0.588kPa（4～6cmH$_2$O），一般不超过 0.686kPa（7cmH$_2$O），以免引起 CO$_2$ 潴留。在 IPPV 期间 PEEP4～6cmH$_2$O，虽然在试验研究中不能减少肺部的水分，但可使水分再分配进入间隙，改善氧供和通气灌注平衡。

6．气道平均压（MAP）

无心脏病患儿一般不应超过 1.37kPa（14cmH$_2$O），伴有心脏病患儿，一般不应超过 18kPa（12cmH$_2$O）；否则，容易导致心功能障碍。

当 PaO$_2$ 稳定在 6.67kPa（50mmHg）以上时或经皮测氧饱和度稳定在 85% 以上时，可逐渐降低呼吸机条件，如果从气管内吸不到血性分泌物，肺部啰音消失，胸廓三凹征消失，便可逐渐撤离呼吸机，改用头罩吸氧。也有报道高频振荡通气成功治疗新生儿肺出血。

（三）控制肺水肿、心力衰竭

维持正常的心脏功能尽快恢复正常血压，静脉滴注多巴胺 0.5～5μg/(kg/min)，或同时合用多巴酚丁胺 2～5μg/(kg/min)，如心率>160 次/min，双肺湿性啰音增多，肝脏增大，即加用洋地黄及呋塞米，注意液体平衡，水分供应为 60～80mL/(kg/d)。部分患儿心率变慢后很快发生心搏骤停而死亡，因此，如患儿出现心率明显变慢时，要立即气管内滴入 1∶10000 肾上腺素，每次 0.1～0.3mL/kg 或静脉滴入肾上腺素 0.5～5μg/(kg/min)，使心率维持在正常范围内，保证全身脏器的氧供。由于气管内滴入肾上腺素，其吸收并不稳定，当气管内滴入途径效果不佳时，要立即改用静脉给药。

（四）纠正休克

输新鲜血浆或全血，一般按每次 l0mL/kg 给予。如出血量大，输血（血浆）量可酌情增加。除了输血或输液外，也可以同时静脉滴注多巴胺。

（五）表面活性物质的应用

肺表面活性物质一方面可以促使肺出血的发生，如在 RDS 病人应用 EXOSURF 后，肺出血发生率约 5%～6%，但也可以治疗或预防肺出血，在新生儿肺出血病人，应用 IP—PV+PEEP 后，病情稳定，但肺顺应性仍较差的情况下，或者由于肺出血后蛋白丰富的液体在肺泡表面抑制表面活性物质的功能，以及存在肺部疾病恶化时，可以单剂量应用，以改善氧的供应。

（六）动脉导管开放（PDA）的处理

在发生新生儿肺出血的早产儿，常常有动脉导管开放的存在，由于 PDA 的存在，肺充血，会加重肺水肿，影响肺出血的治疗，处理好 PDA 可以提高肺出血的治愈率。一般应在肺出血 24～48h 后，凝血障碍得到控制，低氧血症和酸碱平衡失调得到纠正，就考虑用吲哚美辛关闭动脉导管，在需要时也可行外科结扎。在病人处于肺出血的极期，应用吲哚美辛是禁忌的。

（七）其他措施

1. 保暖

将患儿置于辐射保温床上，使新生儿肺出血患儿体温保持在中性温度范畴内，减少氧及能量的消耗。

2. 纠正酸中毒

呼吸性酸中毒用改善通气纠正，代谢性酸中毒可用 1.4% 的 NaHCO 来纠正，可按下面的公式计算：5% NaHCO(mL) − BE× 体重(kg)×0.5，先输入 1/2 剂量，其余 1/2 在 8h 内输入或者重新根据血气分析结果进行调整。

3. 供给能量

静滴葡萄糖 8～10mg/(kg/min)，使血糖维持在 2.5～5.0mmol/L(45～90mg/dl)。如果有低钙，或低蛋白血症也应适当进行纠正。

4. 纠正凝血机制障碍

根据凝血机制检查的结果视不同的情况给以补充，补充新鲜冻干血浆在纠正凝血障碍通常是成功的，一般不需要输注血小板。当新生儿肺出血患儿在 IPPV+PEEP 时病情变得平稳，酸碱平衡得到纠正，败血症得到治疗，凝血障碍通常都会减轻，因此，不需要更多的因子替代治疗。

5. 原发病的治疗

如有感染，除应用敏感的抗生素外，可同时输注正常人血免疫丙种球蛋白；有免疫损伤存在时可小心加用皮质激素。

（八）预防措施

1. 做好围生期保健，减少早产，低体重儿，避免窒息发生。

2. 先兆早产者应用肾上腺皮质激素以促进肺成熟，减少 RDS 发生。

3. 预防和处理新生儿严重感染。

4. 对新生儿注意保暖，避免发生寒冷损伤。

5. 避免医源性因素引起肺出血。

第六节　新生儿持续性肺动脉高压

新生儿持续性肺动脉高压（persistent pu1monary hypertension of newborn，PPHN）又称为持续性胎儿循环（PFC），是由于多种原因导致生后肺血管阻力持续性增高，肺动脉压超过体循环动脉压，使由胎儿型循环过度至正常"成人"型循环发生障碍而引起的心房和／或动脉导管水平血液的右向左分流，临床上出现严重低氧血症等症状的临床综合征。该病多见于足月儿、近足月儿或过期产儿，但是早产儿亦可出现肺血管阻力的异常增高。该病已成为新生儿监护病房的重要临床问题，可出现多种并发症，包括死亡、神经发育损伤和其他问题。

一、病因

（一）宫内因素（45%）

如子宫－胎盘功能不全导致慢性缺氧、横膈疝、无脑儿、过期产、羊水过少综合征等，又如母亲在妊娠期服用阿司匹林或吲哚美辛等。

（二）分娩时因素（35%）

有窒息及吸入（羊水，胎粪等）综合征等。

（三）分娩后因素（20%）

先天性肺部疾患，肺发育不良，包括肺实质及肺血管发育不良、呼吸窘迫综合征（RDS）；心功能不全，病因包括围生期窒息、代谢紊乱、宫内动脉导管关闭等；肺炎或败血症时由于细菌或病毒，内毒素等引起的心脏收缩功能抑制，肺微血管血栓，血液黏滞度增高，肺血管痉挛等；中枢神经系统疾患，新生儿硬肿症等。

此外，许多化学物质影响血管扩张和收缩，因而与胎儿持续循环有关，总而言之，除了少数原发性肺小动脉肌层过度发育及松弛外，其他任何缺氧和酸中毒均可导致肺动脉压力上升，甚至导致动脉导管及卵圆孔的右向左分流。

二、发病机制

生后肺血管阻力的下降是从宫内到宫外生理变化的重要转变过程。正常新生儿生后 12～24 h 内肺血管阻力显著下降，在生后 24 h 可降低 80%；在 PPHN 病人，这种转变过程发生障碍，肺动脉压持续升高，出现动脉导管水平及（或）卵圆孔水平的右向左分流，肺动脉压增加使右心室后负荷及氧耗量增加，导致右室、左室后壁及右室内膜下缺血、乳头肌坏死、三尖瓣功能不全。最终由于右心负荷增加，室间隔偏向左室，影响左心室充盈，使心排出量下降，一些患儿生后肺血管阻力仅短暂增加，当诱发因素去除后迅速下降；但新生儿肺血管的缩血管反应较成人明显，血管结构在低氧等刺激下极易改变，出现肌层肥厚。由于这些因素，使得肺循环对各种刺激呈高反应性，临床上在引起肺血管反应的因素去除后，有时肺血管痉挛仍不能解除。PPHN 临床上至少有 3 种病理类型：

（一）肺血管发育不全（underdevelopment）

肺血管发育不全指气道、肺泡及相关的动脉数减少、血管面积减小，使肺血管阻力增加，可见于先天性膈疝、肺发育不良等；其治疗效果最差。

（二）肺血管发育不良（maldevelopment）

肺血管发育不良指在宫内表现为平滑肌从肺泡前（prealveoli）生长至正常无平滑肌的肺泡内（intra—alveoli）动脉，而肺小动脉数量正常，由于血管平滑肌肥厚，管腔减小使血流受阻，慢性宫内缺氧可引起肺血管再塑（remodeling）和中层肌肥厚；宫内胎儿动脉导管早期关闭（如母亲应用阿司匹林，吲哚美辛等）可继发肺血管增生；对于这些病人，治疗效果较差。

（三）肺血管适应不良（maladaptation）

肺血管适应不良指肺血管阻力在生后不能迅速下降，而其肺小动脉数量及肌层的解剖结构正常，常由于围生期应激，如酸中毒、低温、低氧、胎粪吸入、高碳酸血症等所致；这些病人占PPHN的大多数，其肺血管阻力增高是可逆的，对药物治疗常有反应。

三、临床表现

PPHN常发生于肺小动脉中层平滑肌发育良好的足月儿和过期产儿，早产儿较少见。常有羊水被胎粪污染的病史，生后除短期内有窘迫外，常表现为正常；患者多于生后12h内出现全身青紫和呼吸增快等症状，但不伴呼吸暂停和三凹征，且呼吸窘迫与低氧血症严重程度之间无相关性，吸高浓度氧后多数患儿的青紫症状仍不能改善，临床上与发绀型先心病难以区别。

约半数患儿可在胸骨左缘听到收缩期杂音，系二、三尖瓣血液反流所致，但体循环血压正常，当有严重的动脉导管水平的右向左分流时，右上肢动脉血氧分压大于脐动脉或下肢动脉氧分压；当合并心功能不全时，可闻及奔马律并有血压下降，末梢灌注不良等症状，心电图可见右室肥厚，电轴右偏或ST-T改变；胸部X线检查可表现为心影扩大、肺门充血及肺原发疾病表现；超声心动图估测肺动脉压力明显增高，并可发现存在经动脉导管或卵圆孔的右向左分流。

四、检查

（一）血象

如由胎粪吸入性肺炎或败血症引起时，则呈感染性血象表现，血液黏滞度增高者，红细胞计数和血红蛋白量增高。

（二）血气分析

动脉血气显示严重低氧，PaO_2下降，二氧化碳分压相对正常。

（三）胸部 X 线摄片

心胸比例可稍增大，约半数患儿胸部 X 线片示心脏增大，肺血流减少或正常，对于单纯特发性 PPHN，肺野常清晰，血管影少；其他原因所致的 PPHN 则表现常为正常或与肺部原发疾病有关，如胎粪吸入性肺炎等 X 线特征。

（四）心电图

可见右室占优势，也可出现心肌缺血表现。

（五）超声多普勒检查

排除先天性心脏病的存在，并可进行一系列血流动力学评估，建议选用。

1. 肺动脉高压的间接征象

（1）可用 M 超或多普勒方法测定右室收缩前期与右室收缩期时间的比值，正常一般为 0.35 左右，＞0.5 时肺动脉高压机会极大。

（2）多普勒方法测定肺动脉血流加速时间及加速时间 / 右室射血时间比值，测定值缩小，提示肺动脉高压。

（3）以多普勒测定左或右肺动脉平均血流速度，流速降低提示肺血管阻力增加，肺动脉高压。

上述指标的正常值变异较大，但系列动态观察对评估 PPHN 的治疗效果有一定的意义。

2. 肺动脉高压的直接征象

（1）显示开放的导管和分流：以二维彩色多普勒超声在高位左胸骨旁切面显示开放的动脉导管，根据导管水平的血流方向可确定右向左分流，双向分流或左向右分流，也可将多普勒取样点置于动脉导管内，根据流速，参照体循环压，以简化伯努利（Bernoulli）方程（压力差＝4×速度2）计算肺动脉压力。

（2）肺动脉高压：利用肺动脉高压病人的三尖瓣反流，以连续多普勒测定反流流速，以简化伯努利方程，计算肺动脉压：肺动脉收缩压＝4×三尖瓣反流血流最大速度2 CVP（假设 CVP 为 5mmHg），当肺动脉收缩压≥75% 体循环收缩压时，可诊断为肺动脉高压。

（3）证实右向左分流：以彩色多普勒直接观察心房水平经卵圆孔的右向左分流，如不能显示，还可采用2～3mL 生理盐水经上肢或头皮静脉（中心静脉更佳）快速推注，如同时见"雪花状"影由右房进入左房，即可证实右向左分流。

五、诊断及鉴别诊断

（一）诊断标准

在适当通气情况下，新生儿早期仍出现严重发绀、低氧血症、胸片病变与低氧程度不平行，并除外气胸及先天性心脏病者，均应考虑 PPHN 的可能，对 PPHN 有多种诊断手段，理想的诊断应是无创伤、无痛、敏感和特异性强，但尚无单一的诊断方法满足上述要求。

1. 体检

如患儿有围生期窒息史，可在左或右下胸骨缘，闻及三尖瓣反流所致的收缩期杂音。

2. 诊断试验

（1）纯氧试验：高氧试验面罩吸入 100% 氧 5～10min，如缺氧无改善提示存在 PPHN 或发绀型心脏病所致的右向左血液分流存在。

（2）高氧高通气试验：对高氧试验后仍发绀者，在气管插管或面罩下行皮囊通气，频率为 100～150 次 /min，使二氧化碳分压下降至"临界点"（20～30mmHg），PPHN 血氧分压可大于 100mmHg，而发绀型心脏病人血氧分压增加不明显，如需较高的通气压力（＞40cmH$_2$O）才能使二氧化碳分压下降至临界点，则提示肺高压病儿预后不良。

（3）血氧分压差：检查动脉导管开口前（常取右桡动脉）及动脉导管开口后的动脉（常为左桡动脉、脐动脉或下肢动脉）血氧分压差，当两者差值大于 15～20mmHg 或两处的经皮血氧饱和度差＞10%，又同时能排除先天性心脏病时，提示患儿有 PPHN，并存在动脉导管水平的右向左分流，因为卵圆孔水平也可出现右向左分流，该试验阴性并不能完全排除 PPHN。

（二）鉴别诊断

在诊断持续胎儿循环的同时，必须与新生儿期其他疾患所致的中央性青紫进行鉴别诊断，特别需要与新生儿青紫型先心病作鉴别，与继发于肺部疾患的青紫加以区分，结合病史、体格检查、心电图、X 线表现，可有助于发现心脏或肺部的原发疾患，结合纯氧试验，能了解分流的存在与否，并初步鉴别心内分流或肺内分流，超声心动图技术已成为本病最重要的诊断方法之一，不仅可做定性诊断，而且可以提供有价值的肺动脉压力的定量数据，为不可缺少的鉴别诊断手段。

六、治疗

PPHN 的治疗包括人工呼吸机高通气、碱性药物应用、血管扩张药应用、表面活性物质替代、高频通气、一氧化氮（NO）吸入及体外膜氧合（ECMO）。高通气与碱性药物应用都为了使血 pH 值升高、肺血管扩张，但研究显示两者的临床效果是有差异的，高通气似对氧合改善及预后更有利。

（一）人工呼吸机治疗

1. 高通气治疗

建议用轻度的高通气治疗，将 PaO_2 维持在大于 80mmHg，$PaCO_2$ 30~35mmHg。当病人经 12~48 h 趋于稳定后，可将氧饱和度维持在＞90%，为尽量减少肺气压伤，此时可允许 $PaCO_2$ 稍升高。

2. 无肺实质性疾病时

病人无明显肺实质性疾病时，呼吸频率可设置于 60~80 次 /min，吸气峰压力 25cmH_2O 左右，呼气末正压 2~4cmH_2O，吸气时间 0.2~0.4s；呼吸机流量 20~30L/min。

3. 有肺实质性疾病时

当有肺实质性疾病，可用较低的呼吸机频率，较长的吸气时间，呼气末正压可设置为 4~6cmH_2O。如氧合改善不理想时，可试用高频呼吸机治疗。

（二）纠正酸中毒及碱化血液

可通过高通气、改善外周循环及使用碳酸氢钠方法，使血 pH 值增高达 7.45~7.55。

（三）维持体循环压力

1. 维持正常血压

当有容量丢失或因血管扩张药应用后血压降低时，可用 5% 的人血白蛋白、血浆或输血。

2. 使用正性肌力药物

可用多巴胺 2~10 μg/（kg/min）及（或）多巴酚丁胺 2~10 μg/（kg/min）。

（四）药物降低肺动脉压力

PPHN 可由肺血管发育不良、发育不全或功能性适应不良所致，药物治疗目的是使肺血管平滑肌舒张、血管扩张，但不同病因所致的 PPHN 对药物有不同的反应。扩血管药物往往不能选择性扩张肺动脉，其临床疗效常有限。NO 吸入的开展使 ECMO 的应用减少，病人住院时间减少，但对总死亡率下降还不够明显。NO 吸入需投入的费用也是应考虑的问题。因此，有必要对在这个"NO时代"被遗忘的药物治疗做重新考虑。可试用：

1. 硫酸镁

能拮抗 Ca^{2+} 进入平滑肌细胞；影响前列腺素的代谢；抑制儿茶酚胺的释放；降低平滑肌对缩血管药物的反应。硫酸镁剂量：负荷量为200mg/kg，20min 静脉滴入；维持量为20～150mg/（kg/h），持续静脉滴注，可连续应用1～3d，但需监测血钙和血压。有效血镁浓度为3.5～5.5mmol/L。

2. 妥拉唑林

1～2mg/kg 静脉注射，10min 注完；维持量为0.2～2mg/（kg/h）。因妥拉唑林有胃肠道出血、体循环低血压等不良反应，已较少用于 PPHN。

3. 前列腺素与依前列醇（前列环素）

PPHN 病人在前毛细血管存在前列环素合成酶缺乏，依前列醇（前列环素）能增加牵张引起肺表面活性物质分泌；在低氧时，依前列醇（PGI2）对降低肺血管阻力尤其重要；近年来证实气管内应用依前列醇（PGI2）能选择性降低肺血管阻力；依前列醇（PGI2）与磷酸二酯酶5抑制剂联合应用有协同作用。临床应用：

（1）前列腺素 E1：常用维持量为0.01～0.4μg/（kg/min）。

（2）依前列醇（前列环素）：开始剂量为0.02μg/（kg/min），在4～12h 内逐渐增加到0.06μg/（kg/min），并维持；可用3～4d。

4. 肺表面活性物质

成功的 PPHN 治疗取决于呼吸机应用时保持肺的最佳扩张状态。低肺容量引起间质的牵力下降，继而肺泡萎陷，FRC 下降；而肺泡过度扩张引起肺泡血管受压。因均一的肺扩张，合适的 V/Q 对 PPHN 的治疗关系密切，肺表面活性物质应用能使肺泡均一扩张，肺血管阻力下降而显示其疗效。

5. 磷酸二酯酶抑制剂（phosphodiesterase inhibitor）

NO 引起的肺血管扩张在很大程度上取决于可溶性 cGMP 的增加。抑制鸟苷酸环化酶活性可阻断 NO 供体的作用，提示该途径对 NO 发挥作用很重要。cGMP 通过特异性磷酸二酯酶（PDE5）灭活。双嘧达莫（潘生丁）为磷酸二酯酶5抑制剂，在动物实验中能降低肺血管阻力35%。扎普司特（敏喘宁）雾化吸入能显示选择性肺血管扩张作用。PDE5 与吸入 NO 有协同作用。动物实验发现：吸入 NO 6ppm 加上扎普司特可增加肺血流88%。磷酸二酯酶5抑制剂用于预防反跳性肺血管痉挛：

PPHN 在治疗撤离时（尤其是 NO 应用停止后）可出现反跳性肺血管痉挛及肺动脉高压，表现为肺动脉压增加 40%，使用磷酸二酯酶 5 抑制剂可显著减少反跳。该治疗方法的临床应用前景有待进一步观察。

（五）保持患儿镇静

1. 吗啡

每次 0.1～0.3mg/kg 或以 0.1mg/（kg/h）维持；或用芬太尼 3～8μg/（kg/h）维持。

2. 肌松剂

必要时用肌松剂如泮库溴铵（潘可罗宁）每次 0.1mg/kg，维持量为 0.04～0.1mg/kg，每 1～4h/1 次。

（六）一氧化氮吸入（Inhaled Nitric Oxide，NO）

一氧化氮（nitric oxide，NO）是血管平滑肌张力的主要调节因子，已证实它就是内皮衍生舒张因子（EDRF）。NO 通过与鸟苷酸环化酶的血红素组分结合，激活鸟苷酸环化酶，使 cGMP 产生增加，后者可能通过抑制细胞内钙激活的机制，使血管平滑肌舒张。当 NO 以气体形式经呼吸道吸入后，能舒张肺血管平滑肌，而进入血液之 NO 很快被灭活，使体循环血管不受影响。NO 与血红素铁有高度亲和力，结合后形成亚硝酰基血红蛋白（NOHb），后者被氧化成高铁血红蛋白，高铁血红蛋白被进一步还原成硝酸盐（nitrate）及亚硝酸盐（nitrite），通过尿液、少量通过唾液和肠道排泄。由于 NO 在血管内的快速灭活，它对体循环不产生作用。这是目前唯一的高度选择性的肺血管扩张药，与传统的扩血管药物不同。

在 20 世纪 90 年代初，Roborts 和 Kinsella 分别报道将 NO 吸入用于 PPHN。患儿在常规治疗包括高氧、高通气、碱性药物，提高体循环压等措施后低氧血症仍明显，或需很高的呼吸机参数才能维持时，可采用 NO 吸入治疗。对 PPHN 病人早期应用 NO 吸入能使氧合改善，并能持续 24h，使该病需要用体外膜肺（ECMO）的机会显著减少。我们曾对窒息后发生 PPHN 的患儿进行了 NO 吸入治疗，患儿在吸入 NO 5min 后血氧饱和度上升达 11%～29%，氧合改善，而心排出量、心率及血压无显著变化；吸入 12～24h 后氧合指标持续稳定。

虽然 NO 吸入有一定的剂量效应关系，一般在吸入浓度大于 80ppm 时效应增加不明显，而相应的毒副作用明显增加。NO 吸入的常用浓度为 20～80ppm，其确切的剂量需根据疾病的性质，及病人吸入后的反应而定。动物低氧性肺动脉高压模型观察，吸入 2、4、6、10 和 20ppm NO 时的反应，发现 2ppm NO 吸入即有肺动脉压显著降低。考虑到 NO 及 NO_2 的潜在毒性作用，应尽可能用较小的剂量以达到临床所需的目的。临床对 PPHN 的常用剂量为 20ppm，可在吸入后 4h 改为 6ppm 维持，并可以此低浓度维持至 24h 或数天至数十天。对于 NO 有依赖者，可用较低浓度如 1～2ppm 维持，最终撤离。

应持续监测吸入气 NO 和 NO_2 浓度，间歇测定血高铁血红蛋白的浓度（可每 12h 测 1 次），使其水平不超过 7%；早产儿应用 iNO 后应密切观察，注意出血倾向。

尽管没有统一的 NO 撤离方式，一般在 PPHN 患儿血氧改善，右向左分流消失，吸入氧浓度降为 0.4～0.45，平均气道压力小于 $10cmH_2O$ 时，可考虑开始撤离 NO。在吸入浓度较高时，可每 4h 降 NO 5ppm，而此时吸入氧浓度不变。在撤离时要监测动脉血气、心率、血压及氧饱和度。如病人能耐受，逐渐将 NO 撤离。在撤离时，如氧饱和度下降超过 10% 或其值低于 85%，NO 应再增加 5ppm，在 30min 后可考虑再次撤离。也可在开始吸入浓度即为 20ppm，4h 后直接降为 6ppm，维持至 24h 再撤离，该方法对多数 PPHN 病人也能取得较好的临床效果。

NO 吸入后患儿可即刻出现血氧改善，也可缓慢地变化。一般将氧合指数在 NO 吸入后 60min 下降至少 10，或 PaO_2/FiO_2 改善 > 30%，称为对 NO 有反应。也有将有反应能维持 24h 以上，称为持续有效；有效反应不能持续 24h，称为短暂有效；如 NO 吸入后，氧合指数下降小于 25% 或吸入氧浓度下降小于 0.1，称为无效。其反应性不同，取决于肺部疾病、心脏功能，及体循环血流动力学在病理生理中所起的不同作用。

1. 临床上病人在 NO 吸入后可出现的反应

（1）吸入后氧合改善并能持续。

（2）吸入后氧合改善，但不能持续。

（3）吸入后氧合改善并能持续，但产生对 NO 吸入的依赖。

（4）吸入后氧合无改善，或者恶化。

2. 吸入 NO 疗效差的可能原因

（1）低氧不伴有肺动脉高压。

（2）有先天性心血管畸形而未被发现，如完全性肺静脉异位引流、主动脉缩窄、肺毛细血管发育不良等。

（3）败血症引起的心功能不全伴左心房、室及肺静脉舒张末压增高。

（4）存在严重的肺实质性疾病，吸入 NO 有时反而使氧合恶化。

（5）严重肺发育不良。

（6）血管平滑肌反应性改变。

（七）吸入 NO 加高频振荡通气治疗（HFOV）

理想的 NO 吸入疗效取决于肺泡的有效通气，高频振荡通气治疗能使肺泡充分、均一扩张以及能募集更多的扩张肺泡，使 NO 吸入发挥更好的作用。吸入 NO 对 PPHN 的疗效，决定于肺部原发病的性质。当用常规呼吸机加吸入 NO 或单用 HFOV 通气失败者，联合 HFOV 通气加 NO 吸入后疗效可显著提高，尤其对严重肺实质疾病所致的 PPHN，因经 HFOV 通气后肺容量持续稳定，可加强肺严重病变区域 NO 的递送。

（八）对抑制 PPHN 肺血管结构变化的潜在疗法

PPHN 病人肺血管平滑肌过度增生，肺血管细胞外间质增加，使肺在生后不能进行正常的重塑（remodeling）。一些药物对上述过程有潜在的治疗作用。

1. 产前应用地塞米松

产前应用地塞米松能抑制肌化肺泡动脉的数量及中层肌厚度。

2. 长期产前应用雌二醇

长期产前应用雌二醇能抑制实验动物肺血管中层肌厚度。

3. 产后 NO 吸入

产后 NO 吸入能防止新的肌化，减少异常的重塑（remodeling）。

4. 丝氨酸弹力酶抑制剂

近年来，采用丝氨酸弹力酶抑制剂（M249314，ZD0892），能逆转实验动物的严重肺血管疾病。

七、预后

持续胎儿循环病情往往比较严重，重症患儿除有心力衰竭外，尚有左心衰竭表现，病死率甚至高达 50%。部分患儿有自然缓解趋势，还有部分患儿治疗后病情继续恶化，明显缺氧，最后引起酸中毒死亡。但总的说来大部分患儿的药物治疗的效果还是较满意的，经治疗后病程约数天至半月。关键在于早期诊断、及时治疗，并可用超声心动图进行随访及评价疗效。PPHN 的病情估计及疗效评价常用指标：

（一）动脉血氧合情况

常用动脉氧分压（指动脉导管开口后之动脉血）来评估 PPHN 的严重程度，当吸入氧浓度为 100% 而 PaO_2 仍< 50mmHg 时，常提示预后极差。

（二）肺泡－动脉氧分压差（A-aDO$_2$）

当评估氧合状态时应同时考虑血氧分压与给氧的浓度，此时采用 A-aDO$_2$ 能对氧合的变化及严重程度作定量的判断。$A\text{-}aDO_2=(713mmHg\times FiO_2)-[(PaCO_2/0.8)PaO_2]$。

（三）氧合指数（oxygenation index，OI）

PPHN 病人常接受人工呼吸机治疗，而正压呼吸确实对氧合会产生影响；考虑到此因素，引入了氧合指数的概念。该评估方法充分考虑了血氧分压、呼吸机压力及吸入氧浓度，实属最理想的评估指标。但在临床应用时应充分考虑到治疗措施的规范与否能极大地影响 OI 的最终计算值，例如，不适当地将呼吸机压力调节过高，会出现较高的 OI。而实际上病人此时并不需如此高的气道压力，对此必须引起注意，以免将 OI 滥用。$OI=FiO_2\times$ 平均气道压 $\times100\div PaO_2$。

（四）时间平衡氧合指数（time weighted oxygenation index，TWOI）

NO 吸入治疗是一连续的过程，单独某个时间点的 OI 尚不能全面反映疗效。可采用动态观测 OI 的方法，即 TWOI。该方法计算 OI 的下降值（下降为负数，上升为正数）与时间的积分值，再除以观测时间（h），当结果值为负数时，提示氧合改善，负值越大，改善越显著；当结果值为正数时，提示氧合恶化。常用治疗后氧合指数（OI）比治疗前基础值下降（负值）的动态变化与所需的时间的积分再除以 24 h 得到 TWOI 数值。

八、预防

1. 胎儿窒息

其病因多与肺透明膜病、胎粪吸入性肺炎、新生儿窒息等疾病有关，因此应积极防治胎儿窒息缺氧。

2. 孕妇谨慎用药

美国底特律 Wayne 州立大学的 Ostrea 博士报道，孕妇使用非甾体消炎药（NSAID）和新生儿持续肺动脉高压（PPHN）密切相关，妊娠期服用 NSAID- 布洛芬（ibuprofen）、萘普生（naproxen）、阿司匹林，对胎儿有潜在的危害性，将会对健康足月新生儿产生严重后果，孕妇需谨慎服用这些非处方药物。同时，这些药物的副作用必须明确标出，孕妇如果在怀孕后期持续服用 SSRI 类抗抑郁药，新生儿出现呼吸障碍的风险升高，应谨慎使用。

第七节　新生儿呼吸衰竭

由于多种原因引起的新生儿通气/换气功能异常，导致缺氧和CO_2排出障碍，从而导致新生儿发生急性呼吸功能衰竭。

一、病因病理

（一）病因

1. 上呼吸道梗阻

鼻后孔闭锁、小颌畸形、声带麻痹、喉蹼、鼻咽肿物、喉气管软化症、咽喉或会厌炎症水肿、分泌物阻塞上气道等。

2. 肺部疾病

肺透明膜病、肺炎、吸入综合征、湿肺症、肺不张、肺出血、肺水肿、肺发育不良等。

3. 肺外疾病使肺受压

气胸、胸腔积液（血、脓、乳糜液等）、膈疝、胸腔或纵隔肿瘤、肿块、腹部严重膨胀等。

4. 心血管疾病

先天性心脏病、心肌炎、急性心力衰竭、休克等。

5. 神经系统与肌肉疾病

围生期窒息、脑病、颅内出血、中枢神经系统感染、早产儿原发性呼吸暂停、新生儿破伤风、先天畸形、药物中毒等。

6. 其他

代谢紊乱，如低血钠、低血糖、严重代谢性酸中毒等；低体温或体温过高；先天遗传代谢障碍等。

（二）病理生理

1. 通气功能障碍

$PaCO_2$增高明显，同时可有PaO_2降低。

2. 换气功能障碍

PaO_2降低为主。

（三）临床表现

主要是呼吸衰竭后缺氧和二氧化碳潴留对机体的影响。

1. 呼吸系统

呼吸困难、鼻翼扇动、三凹征、呻吟样呼吸；呼吸频率和节律改变，出现点头样呼吸、叹息样呼吸、呼吸暂停等。

2. 循环系统

严重缺氧和酸中毒可导致皮肤毛细血管再充盈时间延长、心率增快或减慢、血压下降；$PaCO_2$ 增高可扩张末梢小血管，引起皮肤潮红、结膜充血和红肿。

3. 神经系统

呼吸衰竭引起脑水肿，临床上表现为精神萎靡、意识障碍、肌张力低下甚至惊厥发作。

4. 其他

包括肾功能损害、胃肠功能衰竭、消化道出血、代谢紊乱、DIC 等。

二、检查诊断

（一）临床指标

1. 呼吸困难

在安静时呼吸频率持续超过 60 次 /min 或呼吸低于 30 次 /min，出现呼吸节律改变甚至呼吸暂停、三凹征明显、伴有呻吟。

2. 青紫

除外周围性及其他原因引起的青紫。

3. 神志改变

精神萎靡、反应差、肌张力低下。

4. 循环改变

肢端凉，皮肤毛细血管再充盈时间延长（足跟部＞ 4s），心率＜ 100 次 /min。

（二）血气分析（简称血气）指标

1. Ⅰ型呼吸衰竭（呼衰）$PaO_2 \leq 6.67kPa$（50mmHg），海平面，吸入室内空气时。

2. Ⅱ型呼衰 $PaO_2 \leq 6.67kPa$（50mmHg），$PaCO_2 \geq 6.67kPa$（50mmHg）。

轻症：$PaCO_2$ 6.67～9.33kPa（50～70mmHg）。

重症：$PaCO_2 > 9.33kPa$（70mmHg）。

3. 如采取动脉化毛细血管血作血气分析，其 PaO_2 值略低于动脉血，诊断呼衰时，PaO_2 应≤ 5.33kPa（40mmHg）。

4. 新生儿动脉化毛细血管血一般自足跟部采取，先以 45℃～50℃温热敷料包裹局部约 5～10min，然后在足跟侧面刺入，深度为 2～3mm，用手轻轻挤压，将血吸入肝素化毛细玻璃管内。

诊断判断：临床指标中 1、2 为必备条件，3、4 为参考条件。无条件做血气时，若具备临床指标 1、2 两项，可临床诊断为呼吸衰竭。

5. 生后 12h 内可参照该时期新生儿血气值来判定。

三、治疗

（一）治疗要点

1. 治疗原发病。

2. 一般治疗

舒适卧位、保持呼吸道通畅，胸部理疗，翻身、扣背、吸痰等，营养支持、液体平衡。

3. 氧疗及呼吸支持

氧气吸入或机械通气。

（二）对症治疗

1. 心衰

洋地黄制剂、血管活性药物，在严重呼衰时，酚妥拉明效果好。

2. 脑水肿

首选呋塞米，次选甘露醇。

3. 肾功能损害时

有尿少时，限制水分，适当利尿。

4. 呼吸兴奋剂

遵医嘱应用。

四、护理措施

1. 保持呼吸道通畅：清除呼吸道分泌物。

（1）协助排痰；翻身、扣背。

（2）吸痰；吸出口、鼻、咽、气管分泌物。

（3）气体的湿化和温化及气管和气管内吸入。

2. 给氧，吸入纯氧不能超过 4～6h，以免中毒。

3. 机械通气。

4. 病情观察：检测意识、呼吸、心率、血压变化，还有皮肤色、肢体温度、末梢循环、尿量变化、神经系统症状、呼吸系统症状，及时发现感染象征及时处理。

5. 喂养护理。

6. 用药护理：遵医嘱准确、及时、正确用药，观察用药后的反应。

五、附录

（一）持续正压气道加压（CPAP）

在头罩吸氧下（氧浓度 60%，或氧流量 > 5 L /min），有下列情况之一者可用双鼻塞或气管内插管做 CPAP 治疗。

1. 青紫不改善、呼吸困难、三凹征加重，出现呼吸节律改变，如双吸气、叹息样呼吸。

2. 呼吸暂停，经用其他方法治疗后仍不消失。

3. 心率 < 100 次 /min。

4. $PaO_2 \leq 6.67kPa$（50mmHg），$PaCO_2 < 8.0kPa$（60mmHg）或正常。

5. 胸部 X 线摄片提示早期轻症呼吸窘迫综合征（ARDS）改变。

6. 疑有肺出血先兆。

（二）间歇性正压通气＋呼气末正压（IPPV ＋ PEEP）

1. 在应用 CPAP 过程中出现下述情况之一者可酌情采用。

（1）反复发作呼吸暂停。

（2）氧浓度 > 60%，压力已达 0.78kPa（8cmH$_2$O）时，$PaO_2 \leq 6.67kPa$（50mmHg），$PaCO_2 > 8.0kPa$（60mmHg）或 9.33kPa（70mmHg）。

2. 有下述情况之一者立即用呼吸器作 IPPV。

（1）心跳、呼吸骤停，经复苏后仍未建立有规律自主呼吸。

（2）明显的肺出血。

（3）严重的 ARDS，胸部 X 线摄片改变在 3 级以上。

（4）重症 Ⅱ 型呼衰，经清理呼吸道后，用面罩接呼吸囊加压给氧 10min，仍未出现有规律的自主呼吸。

第三章　婴幼儿及儿童呼吸系统常见疾病

第一节　急性上呼吸道感染

急性呼吸道感染通常分为急性上呼吸道感染（acute upper respiratory infection）和急性下呼吸道感染（acute lower respiratory infection）。急性上呼吸道感染（简称上感），指自鼻腔至喉部之间的急性炎症的总称，是最常见的感染性疾病，90% 左右由病毒引起。细菌感染常继发于病毒感染之后，是小儿时期最常见的疾病，亦常用"急性鼻咽炎""急性咽炎""急性扁桃体炎"等名词诊断，统称为上呼吸道感染，简称"上感"。急性上呼吸道感染一年四季均可发生，以冬春季节发病率最高，常可侵及口腔、中耳、眼部、颈淋巴结等邻近器官。

一、病因

（一）病毒感染（35%）

以病毒为主，可占原发上呼吸道感染的 90% 以上，支原体和细菌较少见，病毒感染后，上呼吸道黏膜失去抵抗力，细菌可乘虚而入，并发混合感染。

1. 鼻病毒（rhinovirus）

有 100 余种不同血清型，冠状病毒（coronavirus）分离需特殊方法，两者皆为常见的病原，其感染症状局限于上呼吸道，多在鼻部。

2. 柯萨基病毒（parvovirus）及埃可（ECHO）病毒

此类病毒均微小，属于微小病毒（Picomavims）常引起鼻咽部炎症。

3. 流感病毒（influenza virus）

分甲、乙、丙三种血清型，甲型可因其抗原结构发生较剧烈的变异而导致大流行，估计每隔 10～15 年一次，乙型流行规模较小且局限，丙型一般只造成散发流行，病情较轻，以上三型在小儿呼吸道疾病中主要引起上感，也可以引起喉炎、气管炎、支气管炎、毛细支气管炎和肺炎。

4. 副流感病毒（parainfluenza virus）

分 4 种血清型，1 型称"红细胞吸附病毒 2 型"（HA2）；2 型称"哮吼类病毒"1 型（HA1），往往引起细支气管炎或肺炎，也常出现哮吼；3 型为地方性流行，全年均可发生，传染性强，能引起婴儿气管炎和肺炎，多数1岁内可感染；4型又称M—25，较少见，可在儿童及成人中发生上呼吸道感染。

5. 呼吸道合胞病毒（respiratory syncytial virus）

仅有一型，对婴幼儿呼吸道有强致病力，可引起小流行，1岁以内婴儿约75%左右发生毛细支气管炎，30%左右致喉炎、气管炎、支气管炎及肺炎等，2岁以后毛细支气管炎发病减少，5岁以后，仅表现为轻型上感，下呼吸道感染明显减少，以上所述后三种病毒均属于黏液病毒，在急性上呼吸道感染中以副流感病毒、呼吸道合胞病毒及冠状病毒较为多见。

6. 腺病毒（adenovirus）

有41种不同血清型，可致轻重不同的上呼吸道感染，如鼻咽炎、咽炎、咽-结膜炎，滤泡性结膜炎，也可引起肺炎流行，3、7型腺病毒可持续存在于上呼吸道腺体中，可引起致死性肺炎，第8型腺病毒容易在学龄儿童中引起流行性角膜结膜炎，第3、7、11型可致咽、结膜炎，1979～1983年夏季曾由于游泳在北京引起3、7型腺病毒咽结膜热流行。

（二）支原体感染（10%）

肺炎支原体（mycoplasma pneumoniae）：又名肺炎原浆菌或胸膜肺炎样微生物（简称PPLO），不但引起肺炎，也可引起上呼吸道感染，肺炎多见于5～14岁小儿。

（三）细菌感染（15%）

常见细菌：仅为原发性上呼吸道感染的10%左右，侵入上呼吸道的继发性细菌感染大多属于β溶血性链球菌A组，肺炎球菌，嗜血流感杆菌及葡萄球菌，其中链球菌往往引起原发性咽炎。卡他奈瑟球菌是鼻咽部常见菌群之一，有时在呼吸道可发展为致病菌感染，且有增多趋势，但次于肺炎链球菌和流感杆菌感染。

（四）抵抗力下降（20%）

营养不良，缺乏锻炼或过度疲劳，以及有过敏体质的小儿，因身体防御能力降低，容易发生上呼吸道感染，特别在消化不良、佝偻病以及有原发性免疫缺陷病或后天获得性免疫功能低下的患儿，并发这类感染时，往往出现严重症状，在气候改变较多的冬春季节，更易造成流行。必须指出，上呼吸道感染的发生发展不但取决于侵入的病原体种类、毒性和数量，且与宿主防御功能和环境因素有密切关系，如居住拥挤、大气污染、被动吸烟、间接吸入烟雾，均可降低呼吸道局部防御能力，促使病原体生长繁殖，故加强锻炼、改善营养状况与环境卫生对预防上感十分重要。

二、发病机制

小儿由于防御功能不完善，易患呼吸道感染，呼吸道黏液腺分泌不足，纤毛运动差，因而物理性的非免疫防御功能就较成人为差，分泌型 IgA 生成不足使气道易受微生物侵袭，通过含有病毒的飞沫、雾滴或经污染的用具进行传播，常于机体抵抗力降低时，如受寒、劳累、淋雨等情况，原已存在或由外界侵入的病毒和（或）细菌，迅速生长繁殖，导致感染，此外，由于支气管高反应性的存在，致使部分婴幼儿因呼吸道感染等因素而诱发呼吸道变态反应性疾病。

三、临床表现

病情轻重程度相差很大，一般年长儿较轻，婴幼儿时期则重症较多。

（一）潜伏期

多为 2～3d 或稍久。

（二）轻症

只有鼻部症状，如流清鼻涕、鼻塞、喷嚏等，也可有流泪，轻咳或咽部不适，可在 3～4d 内自然痊愈，如感染涉及鼻咽部，常有发热、咽痛、扁桃体炎及咽后壁淋巴组织充血和增生，有时淋巴结可轻度肿大，发热可持续 2～3d 至 1 周左右，在婴幼儿常易引起呕吐和腹泻。

（三）重症

体温可达 39℃～40℃或更高，伴有冷感、头痛、全身无力、食欲锐减、睡眠不安等，可因为鼻咽部分泌物引起较频繁的咳嗽，咽部微红，发生疱疹和溃疡时称为疱疹性咽炎，有时红肿明显波及扁桃体，出现滤泡性脓性渗出物，咽痛和全身症状加重，鼻咽部分泌物从稀薄变成稠厚，颌下淋巴结显著肿大，压痛明显。如果炎症波及鼻窦、中耳或气管，则发生相应症状，全身症状也较严重，要注意高热惊厥和急性腹痛，并与其他疾病作鉴别诊断。急性上呼吸道感染所致高热惊厥多见于婴幼儿，于起病后 1d 内发生，很少反复发生，急性腹痛有时很剧烈，多在脐部周围，无压痛，早期出现，多为暂时性，可能与肠蠕动亢进有关；也可持续存在，有时与阑尾炎的症状相似，多因并发急性肠系膜淋巴结炎所致。

（四）急性扁桃体炎

急性扁桃体炎是急性咽炎的一部分，其病程和并发症与急性咽炎不尽相同，因此可单独作为一个病，也可并入咽炎，由病毒所致者有时可在扁桃体表面见到斑点状白色渗出物，同时软腭和咽后壁可见小溃疡，双侧颊黏膜充血伴散在出血点，但黏膜表面光滑，可与麻疹鉴别。由链球菌引起者，一般在 2 岁以上，发病时全身症状较多，有高热、冷感、呕吐、头疼、腹痛等，以后咽痛或轻或重，吞咽困难，扁桃体大多呈弥漫性红肿或同时显示滤泡性脓性渗出物，患者舌红苔厚，如治疗不及时，容易发生鼻窦炎、中耳炎和颈部淋巴结炎。

（五）病程

轻型病例发热时间自 1～2d 至 5～6d 不等，但较重者高热可达 1～2 周，偶有长期低热达数周者，由于病灶未清除，需较长时间才能痊愈。

四、检查

1. 血象

白细胞计数分类对区分病毒或细菌感染有一定意义，前者白细胞计数正常或偏低，后者白细胞总数大多增高，本病多为病毒感染，一般白细胞偏低或在正常范围，但在早期白细胞和中性粒细胞百分数较高；细菌感染时白细胞总数多增高，严重病例也可减低，但中性粒细胞百分数仍增高。

2. 血生化检查。

3. 心电图

必要时做心电图检查，以明确有无心肌损害。

4. X 线检查

做胸部 X 线检查，明确有无并发支气管炎或肺炎等。

五、诊断及鉴别诊断

（一）诊断

应注意下列几方面：

1. 流行情况

了解当地疾病的流行情况对诊断和鉴别诊断均有帮助，患某种急性上呼吸道感染时，不但患者症状相似，其并发症也大致相同。

2. 临床特点

全面体格检查以排除其他疾病，观察咽部包括扁桃体、软腭和咽后壁，如扁桃体及咽部黏膜明显红肿，咽后壁淋巴滤泡增生，婴幼儿时期的急性上呼吸道感染往往以突然高热，甚至发生高热惊厥为突出表现，同时有呕吐、腹泻等，较长儿童以鼻咽炎症状为主，表现接近成人，但常伴有腹痛。

3. 血象

发热较高，白细胞较低时应考虑常见的急性病毒性上呼吸道感染，并根据当地流行情况和患儿的接触史排除流感、麻疹、疟疾、伤寒、结核病等，白细胞持续增高时，一般考虑细菌感染，但在病毒感染早期也可以高达 $15 \times 10^9/L$ 左右，但中性粒细胞很少超过75%，白细胞特别高时，应排除细菌性肺炎、传染性单核细胞增多症和百日咳等，急性咽炎伴有皮疹、全身淋巴结肿大及肝脾肿大者，应检查异常淋巴细胞，排除传染性单核细胞增多症。

（二）鉴别诊断

1. 急性传染病

根据临床表现和体征一般均可做出诊断，但某些急性传染病如幼儿急疹、麻疹、百日咳、猩红热、流行性脑膜炎等，前驱症状与急性上呼吸道感染相似，因此应仔细询问病史，注意当地流行情况，结合流行病学、体征及观察病情发展才能及时做出诊断，如扁桃体上有较大的膜性渗出物或超出扁桃体范围，需认真排除白喉，当扁桃体上有脓性分泌物时应考虑链球菌感染，一般以咽涂片检查细菌，必要时培养。

2. 败血症和脑膜炎

如在急性咽炎同时还有出血性皮疹，则必须排除败血症和脑膜炎。

3. 与流感鉴别

流感有明显的流行病史，多有全身症状如高热、四肢酸痛、头痛等，可有衰竭状态，一般鼻咽部症状如鼻分泌物多和咳嗽等较全身中毒症状为轻。

4. 与消化系统疾病鉴别

婴幼儿时期的急性上呼吸道感染往往有消化道症状，如呕吐、腹痛、腹泻等，可误诊为原发性胃肠病，上呼吸道感染伴有腹痛，可由于蛔虫骚动，肠系膜淋巴结炎引起，需与急腹症，急性阑尾炎相鉴别。

5. 过敏性鼻炎

有些"感冒"患儿的全身症状不重，常为喷嚏、流涕、鼻黏膜苍白水肿，病程较长且反复发作，则应考虑过敏性鼻炎，在鼻拭子涂片检查时，如见到嗜酸性粒细胞增多，可助诊断，此病在学龄前和学龄儿多见。

6. 传染性单核细胞增多症

急性咽炎伴有皮疹，全身淋巴结肿大及肝脾肿大者应检查血象，如白细胞特别高，异常淋巴细胞高时，应除外传染性单核细胞增多症。

六、并发症

急性上呼吸道感染如不及时治疗，可引起很多并发症，在婴幼儿时期常并发急性心肌炎、支气管炎、肺炎等，较长儿童可并发肾炎、风湿热、鼻窦炎等，并发症分三大类：

（一）感染蔓延至附近器官

感染自鼻咽部蔓延至附近器官，较为常见的有急性结膜炎、鼻窦炎、口腔炎、喉炎、中耳炎和颈淋巴结炎，其他如咽后壁脓肿、扁桃体周围脓肿、上颌骨骨髓炎、支气管炎和肺炎等。

（二）感染播散到全身

病原通过血液循环播散到全身，细菌感染并发败血症时，可导致化脓性病灶，如皮下脓肿、脓胸、心包炎，腹膜炎、关节炎、骨髓炎、脑膜炎、脑脓肿和泌尿系感染等。

（三）变态反应性疾病

由于感染和变态反应对机体的影响，可发生风湿热、肾炎、肝炎、心肌炎、紫癜、类风湿病及其他结缔组织病等。

七、治疗

以充分休息、对症、预防并发症为主，并重视一般护理和支持疗法。

（一）药物疗法

可分去因疗法和支持疗法。去因疗法中对病毒感染多采用中药治疗。有人从初乳中提取分泌型 IgA 滴鼻，$0.3\sim0.5mg/(kg/d)$，分 $6\sim8$ 次，连续 $2\sim3d$，疗效较好。细菌性感染则用青霉素和其他抗生素。大多数急性上呼吸道感染为病毒感染，抗生素非但无效，还可引起机体菌群失调，必须避免滥用。当合并细菌感染时，如 β 溶血性链球菌 A 组引起的咽炎或扁桃体炎，青霉素有效，如 $2\sim3d$ 后无效，应考虑其他病原体感染。高热时可用退热药如对乙酰氨基酚（扑热息痛）或布洛芬，根据病情可 $4\sim6h$ 重复一次，1d 不超过 4 次。但避免用量过大以免体温骤降、多汗，甚至虚脱。对轻症咳嗽的小儿，尤其是小婴儿，不宜用大量止咳的中西药品。

（二）局部治疗

如有鼻炎，为了使呼吸道通畅，保证休息，应在进食和睡前用小儿滴鼻药，4～6次/d，每次每鼻孔2滴。婴儿忌用油剂滴鼻，恐吸入下呼吸道而致类脂性肺炎。年长儿患咽喉炎或扁桃体炎时，可用淡盐水或复方硼酸溶液漱口。

（三）对并发症的治疗

对常见并发症的治疗，是处理急性上呼吸道感染的一个重要环节，必须根据轻重缓急而采取适当措施。

（四）一般护理

注意休息和护理，发热期宜给流食或软食，多饮水；吃奶婴儿应少量多次喂奶，以免导致吐泻等消化不良症状。室温宜恒定，保持一定湿度，有喉炎症状时更要注意。为了减轻咽痛及颈淋巴结疼痛，年长儿可用冷敷或热敷。鼻咽分泌物过多时，可取俯卧位。

八、预后

本病预后良好，有自限性，一般5～7d痊愈。全身症状如精神、食欲等，常较体温和白细胞数更为重要。如饮食、精神如常者多预后良好；精神萎靡、多睡或烦躁不安、面色苍白者，应加警惕。

第二节　急性支气管炎

急性支气管炎（acute bronchitis）是由于各种病原引起的支气管黏膜炎症所致。常继发于上呼吸道感染，或为急性传染病的一种临床表现。气管常同时受累，故又称急性气管支气管炎。婴幼儿多见，且症状较重。主要是感染引起，病原为各种病毒、细菌、肺炎支原体，或为混合感染。大多先有上呼吸道症状，之后以咳嗽为主要症状，开始为干咳，以后有痰。婴幼儿症状较重。一般无全身症状。

一、病因

（一）病毒（30%）

肺炎支原体或细菌，或为其合并感染，病毒感染中，以流感、腺病毒、3型副流感及呼吸道融合胞病毒等占多数，肺炎支原体亦不少见，凡可引起上呼吸道感染的病毒都可成为支气管炎的病原体，在病毒感染的基础上，致病性细菌可引起继发感染，较常见的细菌是肺炎球菌、β溶血性链球菌A组、葡萄球菌及流感杆菌，有时为百日咳杆菌、沙门氏菌属或白喉杆菌。

（二）营养不良（20%）

常继发于一些医学和外科的原因，如慢性腹泻、短肠综合征和吸收不良性疾病。营养不良的非医学原因是饮食习惯不良、缺乏营养知识、家长忽视科学喂养方法等。对于营养不良者通常可以通过治疗原发病、提供适当的膳食，对家长进行教育和仔细的随访而治疗。

（三）其他因素（10%）

佝偻病、变态反应以及慢性鼻炎、咽炎等皆可为本病的诱因。

二、临床表现

发病可急可缓，大多先有上呼吸道感染症状，也可忽然出现频繁而较深的干咳，以后渐有支气管分泌物，在胸部可听到干、湿啰音，以中等不泡音为主，偶可限于一侧，婴幼儿不会咯痰，多经咽部吞下，症状轻者无明显病容，重者发热 38～39℃，偶达 40℃，多 2～3d 即退，感觉疲劳，影响睡眠食欲，甚至发生呕吐、腹泻、腹痛等消化道症状，年长儿再诉头痛及胸痛，咳嗽一般延续 7～10d，有时迁延 2～3 周，或反复发作，如不经适当治疗可引起肺炎，白细胞正常或稍低，升高者可能有继发细菌感染。

三、检查方法

1. 胸部 X 线检查

肺纹理增粗或正常，偶有肺门阴影增浓。

2. 血液生化检查

周围血白细胞总数正常或偏低，由细菌引起或合并细菌感染时白细胞总数升高，中性粒细胞增多。

四、诊断及鉴别诊断

（一）诊断

胸部啰音或粗或细，大多是中等湿啰音，主要散在下胸部，咳出分泌物后，啰音可暂时减少，偶因支气管内积痰太多，呼吸音可减低，但咳出痰液后，呼吸音即恢复正常，重症支气管炎与肺炎早期难以鉴别，如听到较深啰音或捻发音，咳嗽后啰音无明显减少时，应考虑肺炎做胸部 X 线检查以确诊。

（二）鉴别诊断

1. 病情较轻者

须与上呼吸道感染作鉴别。上呼吸道感染症状，体征：发热、鼻塞、流涕、喷嚏、咳嗽；乏力、食欲不振、呕吐、腹泻，儿童可诉头痛、腹痛、咽部不适，咽部充血，有时扁桃体充血、肿大，颈淋巴结可肿大并压痛，肺部听诊多正常。

2. 支气管异物

当有呼吸道阻塞伴感染时，其呼吸道症状与急性气管炎相似，应注意询问有无呼吸道异物吸入史，经治疗后，疗效不好，迁延不愈，反复发作，胸部 X 线检查表现有肺不张、肺气肿等梗阻现象。

3. 肺门支气管淋巴结核

根据结核接触史，结核菌素试验及胸部 X 线检查。

4. 毛细支气管炎

多见于 6 个月以下婴儿，有明显的急性发作性喘憋及呼吸困难，体温不高，喘憋发作时肺部啰音不明显，缓解后可听到细湿啰音。

5. 支气管肺炎

急性支气管炎症状较重时，应与支气管肺炎作鉴别。

五、并发症

身体健壮的小儿少见并发症，但在营养不良、免疫功能低下、先天性呼吸道畸形、慢性鼻咽炎、佝偻病等小儿则易并发肺炎、中耳炎、喉炎及副鼻窦炎。

副鼻窦炎：表现在鼻塞，轻重不等，多因鼻黏膜充血肿胀和分泌物增多所致，鼻塞常可致暂时性嗅觉障碍。

头痛：慢性化脓性鼻窦炎一般有明显局部疼痛或头痛。

六、治疗

（一）一般治疗

1. 房间注意清洁、安静，保持光线充足、通风。但避免对流风直接吹患儿。

2. 高热时卧床休息。婴儿须经常调换卧位，使呼吸道分泌物易于排出。

3. 咳嗽频繁时可给镇咳药，但避免给药过量以致抑制分泌物的咳出。

4. 给予易消化物，供给足够水分。

5. 注意口腔、鼻及眼的局部清洁。并注意呼吸道隔离。

6. 发生痉挛而致呼吸困难时，轻者参考以下中医疗法"实热喘"处理，重者参考毛细支气管炎及支气管哮喘的治疗处理。

（二）其他治疗

1. 10% 氯化铵溶液，使痰液易于咳出。剂量为每次 0.1～0.2mL/kg。

2. 用适量的吐根糖浆，使痰液易于咳出。婴幼儿每次 2～15 滴，年长儿每次 1～2mL，每日 4～6 次。

3. 并发细菌感染时，可选用适当抗菌药物。

4. 迁延性支气管炎可加用超短波或紫外线照射。

七、预防及护理

（一）预防

1. 加强身体锻炼，增强抗病能力。

2. 注意寒暖调节，防止受凉，尤其是秋冬季节，特别注意胸部保暖。

3. 对反复发作者可药物预防，如黄芪每日 6～9g 连服 2～3 个月，也可用疫苗预防复发。

（二）护理

1. 注意休息，多喝水，忌油腻食物。

2. 发热时要注意卧床休息，选用物理降温或药物降温（参考急性上呼吸道感染护理）。

3. 室内保持空气新鲜，适当通风换气，但避免对流风，以免病儿再次受凉。

4. 须经常协助病儿变换体位，轻轻拍打背部，使痰液易于排出。

第三节　毛细支气管炎

支气管炎系指支气管发生炎症，小儿最常见且较严重的是毛细支气管炎。好发于冬春季，可引起局部流行。毛细支气管炎的病变主要发生在肺部的细小支气管，也就是毛细支气管，所以病名为"毛细支气管炎"。通常是由普通感冒、流行性感冒等病毒性感染引起的并发症，是小儿常见的一种急性下呼吸道感染。

一、病因

（一）病毒感染（45%）

毛细支气管炎可由不同的病毒所致，呼吸道合胞病毒（RSV）是最常见的病原。在中国医科院儿科研究所所见病例，分离出合胞病毒者占58%。此外，副流感病毒（3型较常见）、腺病毒、流感病毒、偏肺病毒与鼻病毒均可引致毛细支气管炎。过去，偶自本病患儿分离出流感杆菌，可能在极个别情况下为病原菌，但也可能为带菌或病毒与细菌混合感染。

（二）粉尘刺激（25%）

当气温骤降、呼吸道小气管痉挛缺血、防御功能下降等利于致病，烟雾、粉尘、污染大气等慢性刺激亦可发病。

（三）过敏（10%）

过敏因素也有一定关系。

二、发病机制

病变主要侵及直径75～300μm的毛细支气管，黏液分泌增加，有细胞破坏产物，纤维素堵塞，出现上皮细胞坏死及支气管周围淋巴细胞浸润，炎症可波及肺泡、肺泡壁及肺间质，肺不张，肺气肿较为明显。

三、临床表现

常在上呼吸道感染以后2～3d出现持续性干咳和喘息，可以出现发作性呼吸困难。咳与喘憋同时发生为本病特点，症状轻重不等，重者呼吸困难发展甚快，咳嗽略似百日咳。初起时呼吸症状远较中毒症状严重，出现发作性喘憋。体温高低不一，低热（甚至无热）、中等度发热及高热约各占三分之一，体温与一般病情并无平行关系。一般虽有呕吐，但不严重，也多无严重腹泻。由于肺气肿及胸腔膨胀压迫腹部，常易影响吃奶及进食。喘憋发作时呼吸快而浅，常伴有呼气性喘鸣，呼吸频率可达60～80次/min，甚至100次/min以上。脉快而细，常达160～200次/min，有明显鼻扇及三凹征。

四、检查

（一）血象

白细胞总数及分类多在正常范围，中性粒细胞常不增加，嗜酸性细胞正常。

（二）血气分析

病情较重的小婴儿血气分析检查可有代谢性酸中毒，约 1/10 的病例可有呼吸性酸中毒，血气检查可见血 pH 降低，PaO_2 及 SaO_2 下降，$PaCO_2$ 可降低（过度换气），或增高（CO_2 潴留）。

（三）病原学检查

病毒快速诊断用免疫荧光技术、酶标抗体染色法或 ELISA 等法进行。有条件的单位可进行病毒分离及双份血清检查，以确定各种病毒感染。鼻、咽拭子细菌培养与健康儿无明显不同（二者均可有带菌情况）。

（四）X 线检查

可见全肺有不同程度的梗阻性肺气肿，摄片可显现支气管周围炎征象，或有肺纹理粗厚。不少病例肺泡亦明显受累，有小的点片状阴影，但无大片实变，与腺病毒肺炎不同。故与其他急性肺炎较易区别。

（五）心电图

心率增快，少数病例可有心肌受损表现。

五、诊断及鉴别诊断

（一）诊断

重症病儿有明显的梗阻性肺气肿，苍白及发绀，胸部体征常有变异，叩诊呈鼓音。当毛细支气管接近于完全梗阻时，呼吸音明显减低，或听不见，在喘憋发作时往往听不到湿啰音。当喘憋稍缓解时，可有弥漫性细湿啰音或中湿啰音，喘鸣音往往很明显。发作时每有肋间增宽，肋骨横位，横膈及肝、脾因肺气肿推向下方。由于过度换气引起的不显性失水量增加和液体摄入量不足，部分患儿可发生比较严重的脱水。在小婴儿还可能有代谢性酸中毒，重度喘憋者可有二氧化碳潴留，出现呼吸性酸中毒，动脉血氧分压降低。经过正确治疗后，发展成心力衰竭者已较少见。本症患者年龄偏小，多见于 2 岁以内，尤以 6 个月内婴儿为多。发热一般不高或正常，在发病初期可有发作性呼吸困难，喘憋明显。体检两肺满布哮鸣音，结合 X 线胸片检查可明确诊断。

（二）鉴别诊断

本病有时须与以下几种疾病鉴别。

1. 婴幼儿哮喘

婴儿的第一次感染性喘息发作，多数是毛细支气管炎。如有反复多次喘息发作，亲属有变态反应史，则有婴幼儿哮喘的可能。可试用肾上腺素或氨茶碱，哮喘者可迅速有效，而本症则效果不明显。

2. 喘息性支气管炎

与轻型毛细支气管炎有时不易区别，但本症无明显肺气肿存在。因而咳喘表现不重，亦无中毒症状，且以后有反复发作为其特点。

3. 腺病毒肺炎

多见于6～24个月婴幼儿，高热、热程长，有明显中毒症状，且喘憋症状出现较晚，肺炎体征较明显，在胸片检查中，多可见到大片状融合性病灶。

4. 粟粒型肺结核

有时呈发作性喘憋，但一般听不到啰音。尚有其他结核病症状，结核菌素试验阳性及 X 线所见，均有助于结核的诊断。

5. 其他疾病

百日咳、充血性心力衰竭、心内膜弹力纤维增生症、异物，都可发生喘憋，有时也需鉴别。

六、治疗

（一）促进排痰

增加空气内的湿度极为重要，一般可使用室内加湿器。重症病例合理应用雾化治疗对患儿有一定帮助，一般雾化器可结合给氧进行雾化，超声雾化只在有呼吸道痰堵时应用，每次 20min，3～4 次 /d，吸雾后要拍背吸痰。应用加温湿化有时可使病儿安静下来。至于直接冲洗咽喉部及从喉支气管吸出痰液的办法，只能对个别病例在耳鼻喉科配合下应用喉镜进行。

（二）纠正缺氧

对喘憋重者首先要抬高头部与胸部，以减少呼吸困难；遇有明显缺氧时，最好应用雾化器给氧，应连接口罩，或用头罩，对轻度缺氧病例，有条件的地方可试用冷空气疗法，也可采用鼻管给氧，导管尖端放在鼻前庭即可。

（三）止喘

在喘憋发作期间，宜用异丙嗪缓解支气管痉挛，一般口服约 1mg/（kg/ 次），3次 /d，也可应用支气管扩张药雾化吸入。例如，烦躁明显，可与等量的氯丙嗪（冬眠灵）合用（即冬眠 Ⅱ 号）肌注，并可加用水合氯醛加强镇静作用。如效果仍不明显，可以氢化可的松或地塞米松静脉点滴，于数小时内输入。如喘憋非常严重，一般方法难以控制时，可试行徐徐静脉推入 5% 碳酸氢钠 3～5mL/kg，有时可见显著效果。也可试用酚妥拉明加间羟胺（阿拉明）静脉滴注或缓慢静脉推入，或试用东莨菪碱静脉滴注。最近有人报告用硫酸镁静脉滴注，维生素 K_3 雾化吸入，小剂量异丙肾上腺素静脉滴注治疗毛细支气管炎喘憋发作，也可审慎试用。

（四）水、电解质平衡

争取多次口服液体以补充快速呼吸时失去的水分，不足时可以静脉点滴补液，一般用 10% 葡萄糖溶液，加入少量（约 1/5 容量）生理盐水，遇有代谢性酸中毒，可静脉输入 1/6g 分子浓度（1.4%）碳酸氢钠。如有血气测定条件，可按［$0.3 \times$ 体重（kg）× 剩余碱（负值）= 输给的碳酸氢钠毫当量数］的公式计算，先输给总量的 1/2，视情况再输其余的 1/2。

（五）呼吸道通畅

对呼吸性酸中毒宜用雾化吸痰等方法使呼吸道通畅。对个别极端严重呼吸衰竭病例可进行气管插管及应用加压人工呼吸。

（六）纠正心力衰竭

并发心力衰竭时应及时应用洋地黄类药物，对疑似心力衰竭病例，也可及早试用。

（七）肾上腺素

对疑似哮喘患儿，可试用小剂量肾上腺素，无效时不再重复。

（八）其他

最近有人试用干扰素雾化疗法，对本病及喘息性支气管炎均有疗效。对能服用汤药的患儿，中医治疗效果较好，一般可用射干麻黄汤、定喘汤或小青龙汤加减，遇有苔黄、舌红等热象明显者可用麻杏石甘汤加减。本症系病毒引起，故一般不需用抗生素。但隔离条件较差时，可酌用青霉素控制继发细菌感染。如发现葡萄球菌或流感杆菌等继发感染，应积极进行抗菌治疗。抗病毒治疗利巴韦林（三氮唑核苷）雾化吸入疗效较好，国内研究证明，双黄连雾化吸入效果亦较明显，也可以加用干扰素 α。可参见 RSV 肺炎的抗病毒治疗。

七、预后

病程一般为 5～15d，平均为 10d，治疗恰当时可缩短。在咳喘发生后 2～3d 以内病情常较为严重，经过正确治疗后大多迅速恢复，并在数天内见愈。近期预后多数良好，在住院的毛细支气管炎患者中，病死率约为 1%，原有心肺疾病和其他先天畸形的婴儿以及新生儿、未成熟儿的死亡危险性高。死亡多由于喘憋时间过长，呼吸暂停、呼吸衰竭，非代偿性呼吸性酸中毒以及严重脱水酸中毒等原因所致。患儿易于病后数年间反复发生喘鸣，长期随访观察，22.1%～53.2% 患小儿哮喘。

八、预防及护理

（一）预防

合理喂养，良好的卫生习惯，避免感冒等病人接触小儿，不去空气流通不好的公共场所，是预防急性毛细支气管炎的基本措施。冬季气温起伏大，要预防呼吸道疾病，首先要注意保暖。同时，冬春季气候干燥，空气粉尘含量高，人体鼻黏膜容易受损。要多喝水，保持合适的室内湿度，并适当补充维生素，特别是维生素 A 等。保持良好的家庭环境卫生，保持室内空气流通，控制和消除各种有害气体和烟尘。注意及时添减衣服，避免受凉感冒，预防流感。

（二）护理

1. 保持居室良好环境，患儿所处居室要温暖，通风和采光良好，并且空气中要有一定湿度，防止过分干燥。

2. 毛细支气管炎时有不同程度的发热，水分蒸发较大，应注意给患儿多喂水。

3. 注意保暖，避免寒冷刺激。

第四节 儿童支气管哮喘

支气管哮喘（bronchial asthma）简称哮喘病，是儿科常见的呼吸道疾病之一。目前认为支气管哮喘是一种慢性气道持续的炎症性疾病，许多细胞在其中起到重要作用。如淋巴细胞、嗜酸粒细胞、肥大细胞等，并伴有非特异性气道反应明显增高，以气道的高反应性（BHR）为主要临床特征的一种多因性疾病。在临床上主要表现为反复可逆性的喘息和咳嗽发作，胸闷、呼吸困难，这些症状常是可逆的，但也可变重偶致死亡。故对哮喘的防治应重视。

一、病因

（一）呼吸道感染（25%）

1. 呼吸道病毒感染

在婴幼儿期主要有呼吸道合胞病毒（RSV）、副流感病毒、流感病毒和腺病毒，其他如麻疹病毒、腮腺炎病毒、肠道病毒、脊髓灰质炎病毒偶尔可见。

2. 支原体感染

由于婴幼儿免疫系统不成熟，支原体可以引起婴幼儿呼吸道慢性感染，若处理不恰当，可以导致反复不愈的咳嗽和喘息。

3. 呼吸道局灶性感染

慢性鼻窦炎、鼻炎、中耳炎、慢性扁桃体炎，是常见的儿童上呼吸道慢性局灶性病变，一方面可以引起反复的感染，另一方面又可以通过神经反射引起反复的咳喘，需要对这些病灶进行及时处理。

（二）吸入过敏物质（18%）

1岁以上的幼儿，呼吸道过敏逐渐形成，如对室内的尘螨、蟑螂、宠物皮毛和对室外的花粉等变应原过敏，长期持续低浓度变应原吸入，可以诱发慢性气道过敏性炎症，引起机体致敏，并产生气道慢性特应性炎症，促进BHR形成。随着接触变应原时间增加，气道炎症和BHR逐渐加重，往往发展成儿童哮喘，短时间吸入高浓度变应原可以诱发急性哮喘。这类哮喘发作较为突然，多数在环境中变应原浓度较高的季节发作。

（三）胃食管反流（15%）

由于解剖结构的原因，也有医源性因素（如应用氨茶碱、β 受体兴奋药等）可以引起胃食管反流，在婴幼儿尤为多见，它是导致喘息反复不愈的重要原因之一，临床上多表现为入睡中出现剧烈的咳嗽、喘息，平时有回奶或呕吐现象。

（四）遗传因素（12%）

许多调查资料表明，哮喘患者亲属患病率高于群体患病率，并且亲缘关系越近，患病率越高；患者病情越严重，其亲属患病率也越高，目前，对哮喘的相关基因尚未完全明确，但有研究表明，有多位点的基因与变态反应性疾病相关，这些基因在哮喘的发病中起着重要作用。

（五）其他因素（10%）

吸入刺激性气体或剧烈运动、哭闹、油漆、煤烟、冷空气吸入均可作为非特异性刺激物诱发哮喘发作，其中油漆散发的气体可触发严重而持续的咳喘发作，应尽量避免，剧烈运动，哭闹使呼吸运动加快，呼吸道温度降低或呼吸道内液体渗透压改变，而诱发哮喘发作。

二、发病机制

哮喘的发病机制不完全清楚，多数人认为，变态反应、气道慢性炎症、气道反应性增高及自主神经功能障碍等因素相互作用，共同参与哮喘的发病过程。

（一）变态反应

当变应原进入具有过敏体质的机体后，通过巨噬细胞和T淋巴细胞的传递，可刺激机体的B淋巴细胞合成特异性IgE，并结合于肥大细胞和嗜碱性粒细胞表面的高亲和性的IgE受体，若变应原再次进入体内，可与肥大细胞和嗜碱性粒细胞表面的IgE交联，从而促发细胞内一系列的反应，使该细胞合成并释放多种活性介质导致平滑肌收缩，黏液分泌增加，血管通透性增高和炎症细胞浸润等，炎症细胞在介质的作用下又可分泌多种介质，使气道病变加重，炎症浸润增加，产生哮喘的临床症状。根据变应原吸入后哮喘发生的时间，可分为速发型哮喘反应（IAR）、迟发型哮喘反应（LAR）和双相型哮喘反应（OAR）。IAR几乎在吸入变应原的同时立即发生反应，15～30min达高峰，2h后逐渐恢复正常。LAR约6h左右发病，持续时间长，可达数天，而且临床症状重，常呈持续性哮喘表现，肺功能损害严重而持久。LAR的发病机制较复杂，不仅与IgE介导的肥大细胞脱颗粒有关，主要是气道炎症反应所致，现在认为哮喘是一种涉及多种炎症细胞相互作用，许多介质和细胞因子参与的慢性气道炎症疾病。

（二）气道炎症

气道慢性炎症被认为是哮喘的基本的病理改变和反复发作的主要病理生理机制，不管哪一种类型的哮喘，哪一期的哮喘，都表现为以肥大细胞、嗜酸性粒细胞和T淋巴细胞为主的多种炎症细胞在气道的浸润和聚集，这些细胞相互作用可以分泌出数十种炎症介质和细胞因子，这些介质、细胞因子与炎症细胞互相作用，构成复杂的网络，相互作用和影响，使气道炎症持续存在。当机体遇到诱发因素时，这些炎症细胞能够释放多种炎症介质和细胞因子，引起气道平滑肌收缩，黏液分泌增加，血浆渗出和黏膜水肿，已知多种细胞，包括肥大细胞、嗜酸性粒细胞、嗜中性粒细胞、上皮细胞、巨噬细胞和内皮细胞都可产生炎症介质。主要的介质有：组胺、前列腺素（PG）、白三烯（LT）、血小板活化因子（PAF）、嗜酸性粒细胞趋化因子（ECF-A）、嗜中性粒细胞趋化因子（NCF-A）、主要碱基蛋白（MBP）、嗜酸性粒细胞阳离子蛋白（ECP）、内皮素-1（ET-1）、黏附因子（abhesion molecules，AMs）等。总之，哮喘的气道慢性炎症是由多种炎症细胞、炎症介质和细胞因子参与的，相互作用形成恶性循环，使气道炎症持续存在，其相互关系十分复杂，有待进一步研究。

（三）气道高反应性（AHR）

表现为气道对各种刺激因子出现过强或过早的收缩反应，是哮喘患者发生发展的另一个重要因素，目前普遍认为气道炎症是导致气道高反应性的重要机制之一，气道上皮损伤和上皮内神经的调控等因素亦参与了 AHR 的发病过程。当气道受到变应原或其他刺激后，由于多种炎症细胞释放炎症介质和细胞因子，神经轴索反射使副交感神经兴奋性增加，神经肽的释放等，均与 AHR 的发病过程有关。AHR 为支气管哮喘患者的共同病理生理特征，然而出现 AHR 者并非都是支气管哮喘，如长期吸烟、接触臭氧、病毒性上呼吸道感染、慢性阻塞性肺疾病（COPD）等也可出现 AHR，从临床的角度来讲，极轻度 AHR 需结合临床表现来诊断，但中度以上的 AHR 几乎可以肯定是哮喘。

（四）神经机制

神经因素也认为是哮喘发病的重要环节，支气管受复杂的自主神经支配，除胆碱能神经、肾上腺素能神经外，还有非肾上腺素能非胆碱能（NANC）神经系统。支气管哮喘与 β - 肾上腺素能受体功能低下和迷走神经张力亢进有关，并可能存在有 α - 肾上腺素能神经的反应性增加。NANC 能释放舒张支气管平滑肌的神经介质，如血管肠激肽（VIP）、一氧化氮（NO），以及收缩支气管平滑肌的介质，如 P 物质、神经激肽等，两者平衡失调，则可引起支气管平滑肌收缩。

三、临床表现

儿童哮喘起病可因不同年龄、不同诱因有所不同，婴幼儿哮喘多数在上呼吸道病毒感染后诱发，起病较缓，而儿童哮喘多由吸入变应原诱发，起病较急。哮喘发病初期主要表现为刺激性干咳，随后出现喘息症状，喘息轻重不一，轻者无气急，双肺仅闻散在哮鸣音和呼气时间延长；重者出现严重的呼气性呼吸困难，烦躁不安，端坐呼吸，甚至出现面色苍白，唇、指甲端发绀以及意识模糊等病情危重表现。体检时可见三凹征，呼气时肋间饱满，叩音两肺呈鼓音，肝上界下移，心界缩小，表现有明显的肺气肿存在，全肺可闻及哮鸣音，如支气管渗出较多，可出现湿性啰音，严重病例由于肺通气量极少，两肺哮鸣音可以消失，甚至听不到呼吸音。哮喘一般自行或给予药物后缓解，本病为反复发作，部分病人有明确的季节性，夜间发病较多，发作间歇期，多数患儿症状可完全消失，少数患儿有夜间咳嗽，自觉胸闷不适。

四、检查

（一）血常规检查

发作时可有嗜酸性粒细胞增高，但多数不明显；如与病毒感染有关，一般白细胞计数正常或减低；如并发感染可有白细胞数增高，分类嗜中性粒细胞比例增高。

（二）痰液检查

涂片在显微镜下可见较多嗜酸性粒细胞，可见嗜酸性粒细胞退化形成的尖棱结晶（Charcort-Leyden 结晶体），黏液栓（Curschmann 螺旋）和透明的哮喘珠 (Laennec 珠)，如合并呼吸道细菌感染，痰涂片革兰染色、细胞培养及药物敏感试验有助于病原菌诊断及指导治疗。

（三）血气分析

哮喘严重发作可有缺氧，PaO_2 和 SaO_2 降低，由于过度通气可使 $PaCO_2$ 下降，pH值上升，表现呼吸性碱中毒。如重症哮喘，病情进一步发展，气道阻塞严重，可有缺氧及 CO_2 潴留，$PaCO_2$ 上升，表现呼吸性酸中毒，如缺氧明显，可合并代谢性酸中毒。

（四）特异性变应原的检测

可用放射性变应原吸附试验（RAST）测定特异性 IgE，过敏性哮喘患者血清 IgE可较正常人高 2~6 倍，在缓解期可做皮肤过敏试验判断相关的变应原，但应防止发生过敏反应。

（五）胸部 X 线检查

早期在哮喘发作时可见两肺透亮度增加，呈过度充气状态；在缓解期多无明显异常，如并发呼吸道感染，可见肺纹理增加及炎症性浸润阴影，同时要注意肺不张、气胸或纵隔气肿等并发症的存在。

（六）肺功能检查

缓解期肺通气功能多数在正常范围，在哮喘发作时，由于呼气流速受限，表现为第 1s 用力呼气量（FEV1）、一秒率（FEV1/FVC%）、最大呼气中期流速（MMER）、呼出 50% 与 75% 肺活量时的最大呼气流量（MEF50% 与 MEF75%）以及呼气峰值流量（PEFR）均减少，可有用力肺活量减少，残气量增加，功能残气量和肺总量增加，残气占肺总量百分比增高，经过治疗后可逐渐恢复。

（七）其他

必要时可做 CT 或 MRI 检查或纤维支气管镜检查以明确诊断。

五、诊断

（一）婴幼儿哮喘的特点

1. 日间或夜间咳喘明显，运动后加重。

2. 病理上以黏膜肿胀、分泌亢进为主，哮鸣音调较低。

3. 对皮质激素反应相对较差。

4. 易患呼吸道感染。

（二）儿童哮喘的特点

1. 多在 2 岁以后逐渐出现呼吸道过敏。

2. 发病季节与变应原类型有关。

3. 有明显的平滑肌痉挛，哮鸣音调高。

4. 对糖皮质激素反应较好。

（三）咳嗽变异性哮喘的特点

1. 长期咳嗽，无喘息症状。

2. 咳嗽在夜间或清晨以及剧烈运动后加重。

3. 抗生素治疗无效。

4. 支气管扩张药及糖皮质激素有特效。

5. 部分患儿存在呼吸道过敏。

6. 一些患儿最终发展成支气管哮喘。儿童支气管哮喘根据年龄和临床表现不同分成 3 种：婴幼儿哮喘、儿童哮喘和咳嗽变异性哮喘。

（四）婴幼儿哮喘诊断标准

1. 年龄＜3 岁，喘息≥3 次。

2. 发作时肺部有哮鸣音，呼气延长。

3. 有特应性体质（湿疹，过敏性鼻炎）。

4. 有哮喘家族史。

5. 排除其他喘息性疾病。

有以上第 1、2、5 条即可诊断婴幼儿哮喘；喘息发作 2 次，并具有第 2、5 条，诊断为可疑哮喘或喘息性支气管炎，如同时具有第 3 条和第 4 条时，可考虑给予治疗性诊断。

（五）儿童哮喘诊断标准

1. 年龄＞3 岁，喘息反复发作。

2. 发作时两肺有哮鸣音，呼气延长。

3. 支气管舒张剂有明显疗效。

4. 排除其他原因的喘息、胸闷和咳嗽。

5. 对各年龄组疑似哮喘同时肺部有哮鸣音者，可做以下任何一项支气管舒张试验：用 β2 受体激动药的气雾剂或溶液雾化吸入；1‰肾上腺素皮下注射 0.01mL/kg，最大量不大于 0.3mL/ 次，15min 后，观察有无明显疗效。

（六）咳嗽变异性哮喘诊断标准

1. 咳嗽持续或反复发作（夜间，清晨，运动，痰少，无感染）。

2. 气管舒张剂治疗有效（必须标准）。

3. 皮肤变应原试验阳性，有过敏史或家族史。

4. 气道呈高反应性，支气管激发试验阳性。

六、鉴别诊断

由于哮喘的临床表现并非哮喘特有，所以，在建立诊断的同时，需要排除其他疾病所引起的喘息、胸闷和咳嗽。

（一）心源性哮喘

心源性哮喘常见于左心心力衰竭，发作时的症状与哮喘相似，但心源性哮喘多有高血压，急性肾炎并发严重循环充血，冠状动脉粥样硬化性心脏病，风心病和二尖瓣狭窄等病史和体征，常咳出粉红色泡沫痰，两肺可闻广泛的水泡音和哮鸣音，左心界扩大，心率增快，心尖部可闻奔马律，胸部 X 线检查时，可见心脏增大，肺淤血征，心脏 B 超和心功能检查有助于鉴别，若一时难以鉴别可雾化吸入选择性 β2 激动药或注射小剂量氨茶碱缓解症状后进一步检查，忌用肾上腺素或吗啡，以免造成危险。

（二）气管内膜病变

气管的肿瘤，内膜结核和异物等病变，引起气管阻塞时，可以引起类似哮喘的症状和体征，通过提高认识，及时做肺流量容积曲线，气管断层 X 光摄片或纤维支气管镜检查，通常能明确诊断。

（三）喘息型慢性支气管炎

实际上为慢性支气管炎合并哮喘，多见于中老年人，有慢性咳嗽史，喘息长年存在，有加重期，有肺气肿体征，两肺可闻及水泡音。

（四）支气管肺癌

中央型肺癌导致支气管狭窄或伴感染时或类癌综合征，可出现喘鸣或类似哮喘样呼吸困难，肺部可闻及哮鸣音，但肺癌的呼吸困难及哮鸣症状进行性加重，常无诱因，咳嗽可有血痰，痰中可找到癌细胞。胸部 X 线摄片、CT 或 MRI 检查或纤维支气管镜检查常可明确诊断。

（五）变态反应性肺浸润

见于热带性嗜酸性细胞增多症、肺嗜酸粒细胞增多性浸润、多源性变态反应性肺泡炎等，致病原因为寄生虫、原虫、花粉、化学药品、职业粉尘等，多有接触史，症状较轻，可有发热等全身性症状，胸部 X 线检查可见多发性、此起彼伏的淡薄斑片浸润阴影，可自行消失或再发，肺组织活检也有助于鉴别。

七、并发症

哮喘患者若出现严重急性发作，救治不及时时可能致命。控制不佳的哮喘患者对日常工作及日常生活都会发生影响，可导致误工、误学，导致活动、运动受限，使生命质量下降，并带来经济上的负担及对家人的生活发生负面影响。发作时可并发气胸、纵隔气肿、肺不张；长期反复发作和感染或并发慢性支气管炎、肺气肿、支气管扩张、间质性肺炎、肺纤维化和肺源性心脏病，可导致慢性阻塞性肺疾病、肺心病、心功能衰竭、呼吸衰竭等并发症。

八、治疗

（一）喷射雾化方案

1. 应用原理

通过高压气体冲击液体，产生雾滴，它具有雾滴直径均匀、大小适中（1~5μm）、对液体中药物成分无影响等优点。

2. 应用原则

（1）平喘药物可用拟肾上腺素和抗胆碱能药物合用，拟肾上腺素药物主要作用于小气道，起效快，但维持时间短；抗胆碱能药物主要作用于小气道，起效相对较慢，但维持时间较长，因而两者合用有互补作用。

（2）如要用雾化吸入糖皮质激素，最好先吸入平喘药物，再吸糖皮质激素，以增加糖皮质激素的吸入量。

（3）要严格掌握用药剂量，用药期间注意心血管方面副作用的产生。

（二）GINA 治疗方案

1. 制定的 GINA

1994 年在美国国立卫生院心肺血液研究所与世界卫生组织的共同努力下，共有 17 个国家的 30 多位专家组成小组，制定了关于哮喘管理和预防的全球策略。即《全球哮喘防治的创议》(Global Initiative for Asthma，GINA)，用来规范缓解期哮喘的治疗：

（1）首先需要对哮喘患者的哮喘发作次数、夜间症状及肺功能状态进行分级。

（2）随后根据哮喘分级确定吸入性糖皮质激素用量。

（3）然后每间隔 3 个月，对哮喘患者重新进行评估分级，根据新的分级情况重新确定吸入性糖皮质激素用量，病情加重者加量，好转者减量，直到最小维持量；因而这一方案又称阶梯式治疗。

（4）除吸入性糖皮质激素外，还可用白三烯受体拮抗药、细胞膜稳定药减轻气道炎症，减少糖皮质激素用量。

（5）用长效或缓释支气管解痉药缓解咳喘症状。

2. 吸入性糖皮质激素（GCS）种类

吸入性 GCS 治疗哮喘的高效性和局部选择性的主要化学基础是在于 GCS 甾体核的 16α 和 17α 或 17β 位置上有一个亲脂基团的置换。

（1）重要特性：当 GCS 甾体核的 D 环上用亲脂基团替代可得到 3 种重要特性：①与 GCS-R 有非常高度的亲和性，这是在呼吸道黏膜发挥作用所必需的。②吸入 GCS 后能增加局部摄取（浓度）和延长在组织中储存时间。③全身吸收后，易被肝脏转化而快速灭活。但一定程度的水溶性也十分重要，GCS 必须首先溶解在气道黏液中，然后才能作用于气道组织，因而一个理想的吸入性 GCS 除了较强的脂溶性外，还需要一定的水溶性。

（2）GCS 的局部 / 全身作用的比例取决于这几个方面：①药物在气道中的局部活性。②下呼吸道与口咽部药物沉积之比。③药物经肺或胃肠道吸收和首过代谢的周身活性。

（3）吸入性 GCS：目前临床上常用的吸入性 GCS 有以下三大类：①倍氯米松（丙酸倍氯米松、可酮、必酮蝶、贝可乐、BDP）：水溶性小，肝脏灭活速度慢（比 BUD 慢 2～4 倍），因而全身不良反应相对较大，吸入药物后要注意反复漱口，以减少药物从胃肠道进入机体。②布地奈德（丁地曲安西龙、普米克都保、英福美、BUD）：

比倍氯米松有较高的受体亲和性和水溶性。肝脏灭活速度较倍氯米松快，肝脏通过两种代谢途径进行代谢，首过代谢为90%，半衰期2.8 h。③氟替卡松(Fluticasone Propionate，FP)：水溶性低，但受体亲和力高，只通过一种代谢途径，首过代谢为100%，半衰期8～14h。长半衰期增加了反复用药的危险性，可导致组织内药物高浓度；长半衰期可能与其高亲脂性有关，可增加组织结合和分布容积。应用吸入糖皮质激素应注意根据年龄选择合适的吸入装置，以增加吸入效率。

3. 白三烯受体拮抗药

白三烯是人体三种必需脂肪酸之一的花生四烯酸的脂氧化酶代谢产物，包括LTA4、LTB4、LTC4、LTD4和LTE4；其中LTC4、LTD4和LTE4被称为"硫醚肽白三烯"或"半胱氨酰白三烯"，因为它们都包含一个硫醚连接的肽，是20世纪70年代末发现的所谓"慢反应物质（SRS-A）"，主要由嗜酸细胞、肥大细胞、巨噬细胞、单核细胞和嗜碱性细胞产生。半胱氨酰白三烯是引起哮喘慢性气道炎症的重要炎性介质之一。孟鲁司特钠和扎鲁司特是口服的选择性白三烯受体拮抗药，能特异性抑制半胱氨酰白三烯（CysLT1）受体，以阻断白三烯引起的气道炎症；与糖皮质激素合用，可减少激素用量。

（1）孟鲁司特钠（顺尔宁咀嚼片）：每片 5mg；6～14岁 5mg，2～6岁 4mg 每晚服。

（2）扎鲁司特（安可来）：每片 20mg，12岁以上儿童使用 20mg，1～2 次 /d。

4. 肥大细胞膜稳定剂

肥大细胞膜稳定剂是一种非糖皮质激素类抗炎制剂，可抑制肥大细胞释放介质，对其他炎症细胞释放介质也有选择性抑制作用；主要用于轻中度哮喘病人。

（1）色甘酸钠（disodium cromoglycate）：5mg/ 喷；每次 5～10mg，3～4 次 /d。

（2）尼多酸钠（nedocromil sodium）：2mg/ 喷；每次 4mg，3～4 次 /d。

（3）酮替芬（ketotifen）：1mg/ 片；< 1 岁每天 0.08～0.12mg/kg，> 1 岁 1mg，2 次 /d。

5. 长效或缓释支气管扩张药

长效或缓释支气管扩张药主要用于缓解阶梯式治疗期间的轻中度咳喘症状，特别是夜间咳喘以及运动后咳喘。部分长效 β 受体激动药有抗炎作用。

（1）长效或控释 β2 受体激动药。有以下几种常见的药：①沙丁胺醇控释片（全特宁）：每片 4mg，4mg/ 次，12 h 吞服。②沙丁胺醇缓释片（爱纳灵）：每片 4mg，3～12岁 4mg，12 h 一次。③丙卡特罗（美喘清）：每片 25μg。< 6 岁每次 1μg/kg；

> 6 岁每次 25μg, 12 h 一次。④班布特罗（帮备, Banbec）1mg/mL × 100mL。2～6 岁 5mL; > 6 岁 10mL, 每晚服。⑤福莫特罗（Oxis 都保）: 4.5μg/ 喷。每次 4.5μg, 1 次 /d 或 12 h 一次吸入。

（2）氨茶碱控释片。分别为两种：①茶碱（舒弗美）：每片 100mg。3～6 岁 50mg, > 6 岁 100mg, 2 次 /d。②茶碱（优喘平）：每片 400mg。200～400mg, 1 次 /d。

（三）特异性免疫治疗（脱敏治疗）

脱敏治疗是通过使用高效、标准化的纯化抗原，使机体对变应原反应性降低，减轻气道过敏性炎症脱敏。与成人哮喘相比，呼吸道过敏在儿童哮喘中更为突出，使脱敏成为一种重要的治疗儿童哮喘方法。天然变应性原制剂疗法有几十年的历史，是 IgE 介导的过敏疾患的唯一对因疗法。这种疗法的唯一缺点是需要多次注射才能达到（个体）最大剂量，而且由于 IgE 介导的（B 细胞抗原决定族引起的）不良反应，每次注射的变应原剂量不能随意增大。目前主要通过对变应原加工，进行化学修饰（如使用甲醛），改变蛋白结构，制成类变应原。这种类变应原，变应原性减弱（B 细胞抗原决定簇丧失），而大多数 T 细胞抗原决定簇保留下来，免疫原性也得以保留。对类变应原的进一步开发使类变应原吸附在氢氧化铝上，与类变应原水溶剂相比，不良反应进一步减轻，作用持续时间延长，注射次数减少。目前认为脱敏治疗对下列物质过敏治疗有效：

1. 花粉引起的哮喘和过敏性鼻炎。桦属和桦木科植物花粉、禾本科植物花粉、豚草属植物花粉、Parietaria 植物花粉。

2. 屋尘螨引起的哮喘和过敏性鼻炎。

3. 猫皮屑引起的哮喘。

4. 真菌引起的哮喘。链格孢属、支孢霉属真菌。现强调脱敏治疗应从早期开始进行，它可以抑制已形成的变应原过敏状态的进一步发展，还能阻止机体对其他变应原过敏的形成。脱敏治疗之前应进行特异性诊断试验，以明确机体对什么过敏，以及过敏的强度，特异性诊断试验包括皮肤试验、变应原支气管激发试验、血清变应原特异性 IgE 测定等方法，现多采用皮肤挑刺试验。脱敏治疗包括两个阶段：递增阶段和维持阶段。递增阶段是一个逐渐增加变应原浓度的过程，目的是在减少机体反应性同时，使 IgE 介导的不良反应降到最低程度。维持阶段的时间至少需要 3～5 年。

（四）哮喘的长期管理计划

哮喘的长期管理是哮喘防治的重要环节之一，由于哮喘是一种慢性呼吸道疾病，治疗时间长，而且大部分时间在家中治疗，因而对患儿进行病情的随访、监控，及时接受患儿及家长的咨询，对于控制疾病尤为重要。

1. 哮喘的长期管理计划

（1）教育病人与医生发展成伙伴关系。

（2）尽可能应用肺功能评估和监测哮喘的症状的严重程度。

（3）避免和控制哮喘的触发因素。

（4）建立长期管理计划。

（5）建立哮喘发作时的计划。

（6）提供定期的随访。

2. 哮喘长期管理的目标

（1）达到并维持症状的控制。

（2）防止哮喘的发作。

（3）最低限度（理想是不需要）应用快速缓解药 β2 激动药治疗。

（4）不需要再上急诊或住院。

（5）维持正常的活动水平，包括运动。

（6）尽可能地维持肺功能的正常。

（7）最少的（或无）药物副作用。

九、预后

哮喘的转归和预后与疾病的严重程度有关，更重要的是与正确的治疗方案有关。多数患者经过积极系统的治疗后，能够达到长期稳定。尤其是儿童哮喘，通过积极而规范的治疗后，临床控制率可达 95%。青春期后超过 50% 的患者完全缓解，无须用药治疗。个别病情重，气道反应性增高明显，或合并有支气管扩张等疾病，治疗相对困难。个别病人长期反复发作，易发展为肺气肿，肺源性心脏病，最终导致呼吸衰竭。从临床的角度来看，不规范和不积极的治疗，使哮喘长期反复发作是影响预后的重要因素。

十、预防及护理

（一）预防

只要能够合理、规范地长期治疗，绝大多数患者能够使哮喘症状得到理想的控制，减少复发乃至不发作，与正常人一样生活、工作和学习。吸入疗法是达到较好疗效和减少不良反应的重要措施。哮喘患者的教育和管理是提高疗效、减少复发、提高患者生活质量的重要措施，根据不同的对象和具体情况，采用适当的、灵活多样的、为患者及其家属乐意接受的方式对他们进行系统教育，提高积极治疗的主动性、提高用药的依从性，才能保证疗效。对哮喘患者进行长期系统管理，包括以下部分：

1．避免和控制哮喘促（诱）发因素，减少复发。

2．制定哮喘长期管理的用药计划。

3．制定发作期处理方案。

4．定期随访保健。

5．增强体质，增强抗病能力。

（二）护理

1．居室宜空气流通，阳光充足。冬季保暖，夏季要凉爽通风。避免接触特殊气味。

2．饮食宜清淡而富有营养，忌进生冷油腻、辛辣酸甜以及海鲜鱼虾等可能引起过敏的食物。

3．注意心理护理，关心、安慰患儿，减少心理压力及恐惧感，增强战胜疾病信心。

4．注意呼吸、心率变化，防止哮喘持续发作。

第五节 急性呼吸窘迫综合征

急性呼吸窘迫综合征（acute respiratory distress syndrome，ARDS）又名休克肺综合征，是在抢救或治疗的过程中发生以肺微循环障碍为主的急性呼吸窘迫和低氧血综合征。它是肺对不同情况下严重损伤时的非特异性反应，其特征是严重的进行性呼吸衰竭，尽管吸入高浓度氧仍不能纠正。近年来，虽由于对本征的早期诊断及呼气末正压呼吸器的应用，使预后有所改善，但病死率仍很高。引起 ARDS 的原发病或基础病很多，其发生常与一种或多种高危因素有关。儿科最常见的因素是婴幼儿肺炎、败血症、心肺复苏后、感染性休克、误吸和溺水。

一、病因

（一）原发病因（35%）

引起 ARDS 的原发病或基础病很多，其发生常与一种或多种高危因素有关，如感染性或出血性休克、头部创伤和其他神经性肺水肿、烫伤、药物中毒，胰腺炎和大量输血等间接原因引起。

（二）环境因素（25%）

由于小儿抵抗力免疫力都比成人低，特别是患病后，正常成人处于的环境没有问题，但患儿可由于吸烟或吸入化学物质导致该症状的发生。

（三）疾病因素（18%）

很多时候患儿患有其他肺部疾病，导致该症状出现，如小儿吸入性肺炎、肺部感染、肺栓塞，肺挫伤和放射性肺炎等直接原因引起。

（四）其他因素（12%）

患儿自身免疫力低下，呼吸系统主要器官可能发育不够完善导致作用力量不足够，从而呼吸困难至呼吸窘迫。

上述原因的最终结果是肺毛细血管上皮通透性弥漫性增加，最终造成肺水肿、肺泡和小气道内充满水肿液、黏液、血液等渗出，而致肺透明膜形成，引起明显的右到左的肺内分流，使肺变得僵硬。同时，由于肺表面活性物质的大量消耗和破坏，Ⅱ型肺泡上皮细胞增生，最终肺泡间隔增厚伴炎症和纤维增生所致。

二、临床表现

起病急，多见于严重外伤、休克、重症感染的病人突然出现呼吸增快，在24~48 h可出现严重呼吸窘迫，呼吸时常带鼻音或呻吟，有明显发绀及胸凹陷现象，但多无咳嗽和血沫痰，肺部体征极少，有时可闻支气管呼吸音及偶闻干湿啰音，晚期才有肺部实变体征，如叩浊、呼吸音减低及明显管状呼吸音，典型的临床经过可分为以下4期：

（一）急性损伤期

ARDS如系创伤诱发，急性损伤期的时间较为明确，如系氧中毒所引起则难以确定损伤的时间，此期并无肺或ARDS特征性体征。虽然某些患儿有通气过度、低碳酸血症和呼吸性碱中毒，但动脉血氧分压（PaO_2）仍正常，胸部听诊及X射线检查正常，原发性损伤在肺部者例外。

（二）潜伏期

亦称表面稳定期，继上期之后持续6~48 h，此期患儿心、肺功能稳定，但通气过度持续存在，胸片可见细小网状浸润和肺间质性积液。通过连续观察，发现最终发展为 ARDS 患儿在此期的血细胞比容，动脉血氧分压，肺血管阻力和 pH 与不发生 ARDS 者有明显区别。因此，在此期患儿虽然表面稳定，但有可能发展成为 ARDS，需提高警惕。

（三）急性呼吸衰竭期

突然气促、呼吸困难、刺激性咳嗽、咳出白色泡沫痰或血痰、心率增快、恐惧感伴有发绀、鼻翼扇动、三凹征，肺部有时可闻及哮鸣音，吸氧及增加通气量后，缺氧状态不见好转。

（四）严重生理障碍期

从急性呼吸衰竭期过渡至本期的界线不明显，如患儿出现 ARDS 不常见的高碳酸血症时，表明病情转重，但并非不可逆，严重 ARDS 的慢性肺部病变，需要为时数月的呼吸支持才能消失。但有一些低氧血症及高碳酸血症的患儿对通气治疗毫无反应，最终死于难治性呼吸衰竭合并代谢紊乱，因此，也称此期为终末期。

三、检查

血气分析早期可见进行性低氧血症和代谢性酸中毒，当病情逐渐发展，可发生二氧化碳潴留。早期 PaO_2 小于 8.0kPa（60mmHg）及动脉氧饱和度（SO_2）降低，$PaCO_2$ 小于 4.7kPa（35mmHg）。晚期 PaO_2 继续下降，$PaCO_2$ 可高于正常，计算肺泡动脉氧分压差（$A-aDO_2$）可急骤增加，主要反映肺内右到左分流增加。由于明显肺水肿和表面活性物质缺乏，肺变得僵硬，肺功能检查显示肺潮气量减少和肺活量明显下降，X 线表现早、中期可无异常或呈轻度间质性改变，表现为肺纹理增多、边缘模糊、继之出现斑片状阴影；中晚期，斑片状阴影增多、呈磨玻璃样、或见散在小片状肺泡性实变的阴影；晚期两肺普遍密度增高，可见两肺广泛不同程度的融合性实变，间质水肿加重，肺泡性水肿亦较前明显，支气管气相明显。

四、诊断及鉴别诊断

（一）诊断标准

1. 有严重感染或休克等基础病变。

2. 上述病人在发病 24~48 h 突然出现呼吸窘迫，并进行性加重（成人呼吸 > 35 次 /min，小儿可达 50~80 次 /min）。

3. 严重发绀和胸凹陷，吸氧难以纠正。

4. 肺部体征较少，临床症状，肺部体征和 X 线表现不成比例。

5. 血气除严重低氧血症外，有进行性 A-aDO$_2$ 增加，一般 A-aDO$_2$ > 26.6 kPa（200mmHg）其肺内分流量超过 10%。

6. 肺嵌入压正常，表明肺毛细血管静脉压不高，根据原发疾病抢救治疗过程中发生的进行性低氧血症，通常的氧疗法不能纠正，及血气分析和 X 线改变可做出诊断。

（二）鉴别诊断

ARDS 尚需与急性心源性肺水肿、阻塞性肺不张、原发性肺部感染、吸入性肺炎和其他全身性疾病引起的发绀、呼吸困难等症相鉴别。

五、治疗

治疗原则是纠正低氧血症，尽快消除肺间质和肺泡内水肿，保证通气，维持心肾脑等脏器正常功能和治疗原发病。

（一）给氧

PaO$_2$ 在 9.33～10.66kPa（70～80mmHg）时即可开始鼻管给氧。但随病情进展，用普通给氧方法不能纠正低氧血症，而需正压给氧。一般在 PaO$_2$ 低于 7.99kPa（60mmHg），使用鼻导管输氧无效的情况下，而呼吸窘迫明显，应及时采用正压给氧。鼻塞 CPAP 对新生儿、小婴儿尤其适用。如吸氧浓度需 50% 才能使 PaO$_2$ 达理想水平时，应改用呼气末期正压通气（PEEP）。治疗 ARDS 时呼吸机应用要注意以下几点：选用定容型呼吸机为宜，可使潮气量保持相对恒定。呼吸机顺应性要小 [治疗小婴儿 ARDS 时宜小于 0.098kPa/m^2（1cmH$_2$O/m^2）]。选择频率稍快，适当延长吸气时间，以利肺泡内气体分布均匀，呼吸比宜选 1：（1～1.25）。宜及早应用镇静药或肌松弛剂以减少肺部气压伤发生率。

（二）控制液体入量

严格限制液量十分重要。由于 ARDS 时肺毛细血管通透性增高，加之休克治疗时常需扩容。体内液体较多，故必须严格控制液量，一般可按生理需要量的 70% 给予，每天 1000～1200mL/m^2，并注意给一定比例的胶体液，宜将血细胞比容维持在 40% 左右，以提高胶体渗透压，可输血浆、人血白蛋白、新鲜血。应尽量避免用库存血，否则会加重肺水肿。

对 ARDS 患儿提供足够热量和营养物质十分重要。可遵循危重 - 高代谢状态时的代谢营养支持原则，婴儿每日 50～60kcal/kg，儿童 35～40kcal/kg。

（三）改善微循环和心血管功能

当有血管痉挛、血流灌注不良时可用胆碱能神经阻滞药和 α 受体阻滞药，如阿托品、山莨菪碱、酚妥拉明等；肝素和低分子右旋糖酐，某些活血化瘀的中药对改善微循环和防止微血栓形成有益；利尿药对消除肺水肿有显著作用；如患儿伴有心功能不全时，可用快速洋地黄制剂以改善心功能。酚妥拉明 5～10mg 加入 10% 葡萄糖液500mL，静滴，每 12h 一次，可扩张肺血管、降低肺楔压、减轻肺淤血；有 DIC 存在时可用肝素。

（四）肾上腺皮质激素

其对本病的作用尚有争论，但激素可改善毛细血管通透性、减轻肺水肿、消除炎症反应，并可促进表面活性物质的形成。一般用氢化可的松 10～30mg/（kg·d），每6h/ 次，原则是大剂量、短时间，一般不超过 48h，有时可取得良好疗效。重症 ARDS可用甲泼尼龙 20～30mg/kg 冲击，每 6h 一次，48h 后停用。也有主张长疗程应用甲泼尼龙，每日 2mg/kg，共 2 周，然后逐渐减量。

（五）糖皮质激素

糖皮质激素以早期、大量、短程为原则。地塞米松 40mg，1 次 /6h，静注，或甲泼尼龙 200～400mg，1 次 /6h，静注。维持 48～72h。ARDS 伴有败血症或严重感染者糖皮质激素应忌用或慎用。

（六）其他药物

1. 利尿剂

呋塞米（速尿）1～2mg/kg，1次 /4～6h，合并心力衰竭时可予 1mg/（kg·h）持续静点。呋塞米通过利尿或直接作用于心血管系统，有降低毛细血管静水压，减少肺间质液生成和促进其回吸收的作用。

2. 肝素

小剂量肝素可改善肺局部或全身微循环，减轻弥漫性肺血栓形成。剂量10～20μg/kg，静脉或皮下给予，每日 4～6 次。

3. 强心剂

肺楔压＞3.3kPa（25mmHg）时应给予快速洋地黄制剂静注。

（七）其他治疗

其他治疗包括积极治疗基础病变及控制感染、精心护理、加强呼吸道管理，维持营养、密切注意应用机械通气的并发症等。近年来在抢救 ARDS 时成功应用的疗法尚有：

1. 高频通气（HFV）和常频／高频混合通气（C-HFV），体外膜氧疗法（ECHO）。疗效均未完全肯定，且前者易引起 CO_2 潴留，后者可破坏血液的有形成分，故都只能在有心功能不全时短时间应用。

2. 外源性表面活性物质应用，血液过滤法清除血液内血管活性物质和自由基等。

六、预后

本病起病急骤，发展迅猛，如不及早诊治，其病死率高达 50% 以上（25%～90%），常死于多脏器功能衰竭。严重感染所致的败血症得不到控制，则预后极差。骨髓移植并发 ARDS 死亡率几乎 100%，持续肺血管阻力增加，示预后不良。脂肪栓塞引起的 ARDS，经积极处理，机械通气治疗可获得 90% 存活。刺激性气体所致的急性肺水肿和 ARDS，治疗及时亦能取得较好的疗效。ARDS 能迅速得到缓解的病人，大部分能恢复正常。虽然存活者肺容量和肺顺应性可接近正常，但大多数 ARDS 病人仍可能遗留不同程度肺间质性病变。

七、预防及护理

（一）预防

防止发生各种意外。防止药物中毒或其他中毒。做好各种预防接种。积极防治小儿肺炎和各种感染性疾病。及时发现和正确积极治疗原发疾病，防止交叉感染，保持口腔清洁，预防食物或药物反流。

治疗 ARDS 最有效的措施莫过于预防，及时发现和正确积极治疗原发疾病，心功能稳定后抬高患儿头胸部，可改善肺功能残气及氧合作用；经常改变体位以减少肺不张，应用人工呼吸器患儿应进行重点监护；防止交叉感染，保持口腔清洁，预防食物或药物反流；供给富有营养易消化食物等。

（二）护理

1. 遵医嘱

给予高浓度氧气吸入或使用呼气末正压呼吸（PEEP），并根据动脉血气分析值变化调节氧浓度。根据医嘱使用利尿剂，以减轻肺间质及肺泡水肿。

2. 协助

翻身、拍背，每 2h 一次，以促进分泌物的排泄。保持床单干燥、平整、清洁。必要时给气垫床或在骨隆突处放气圈。

3. 安慰病人，解除病人的焦虑

应用松弛疗法、按摩等。在晨起、睡前、餐前、餐后做好口腔护理，以保证最佳的口腔卫生状况和良好的食欲。

第六节　支气管肺炎

支气管肺炎是小儿的一种主要常见病，尤多见于婴幼儿，也是婴儿时期主要死亡原因。支气管肺炎又称小叶肺炎，肺炎多发生于冬春寒冷季节及气候骤变时，但夏季并不例外。甚至有些华南地区反而在夏天发病较多，患病后免疫力不持久，容易再受感染。支气管肺炎由细菌或病毒引起。

一、病因及发病机制

（一）好发因素（35%）

婴幼儿时期容易发生肺炎是由于呼吸系统生理解剖上的特点，如气管、支气管管腔狭窄、黏液分泌少、纤毛运动差、肺弹力组织发育差、血管丰富易于充血、间质发育旺盛、肺泡数少、肺含气量少、易为黏液所阻塞等。在此年龄阶段免疫学上也有弱点，防御功能尚未充分发展，容易发生传染病、营养不良、佝偻病等疾患，这些内在因素不但使婴幼儿容易发生肺炎，并且比较严重。1 岁以下婴儿免疫力很差，故肺炎易于扩散，融合并延及两肺，年龄较大及体质较强的幼儿，机体反应性逐渐成熟，局限感染能力增强，肺炎往往出现较大的病灶，如局限于一叶则为大叶肺炎。

（二）病原菌感染（35%）

凡能引起上呼吸道感染的病原均可诱发支气管肺炎（bronchopneumonia），但以细菌和病毒为主，其中肺炎链球菌、流感嗜血杆菌、RSV 最为常见。20 世纪 90 年代以后美国等发达国家普遍接种 b 型流感嗜血杆菌（Hib）疫苗，因而流感嗜血杆菌所致肺炎已明显减少，一般支气管肺炎大部分由于肺炎球菌所致，占细菌性肺炎的 90% 以上。其他细菌，如葡萄球菌、链球菌、流感杆菌、大肠埃希杆菌、肺炎杆菌、铜绿假单胞菌则较少见，肺炎球菌至少有 86 个不同血清型，都对青霉素敏感，所以目前分型对治疗的意义不大，较常见肺炎球菌型别是第 14、18、19、23 等型。

有毒力的肺炎球菌均带荚膜，含有型特异性多糖，因而可以抵御噬菌作用。而无症状的肺炎球菌致病型的携带者在散播感染方面起到比肺炎病人更重要的作用，此病一般为散发，但在集体托幼机构有时可有流行。β溶血性链球菌往往在麻疹或百日咳病程中作为继发感染出现，凝固酶阳性的金黄色葡萄球菌是小儿重症肺炎的常见病原菌，但白色葡萄球菌肺炎近几年来有增多趋势，流感杆菌引起的肺炎常继发于支气管炎，毛细支气管炎或败血症，3岁以前较为多见。大肠埃希杆菌所引起的肺炎主要见于新生儿及营养不良的婴儿，但在近年来大量应用抗生素的情况下，此病与葡萄球菌肺炎一样，可继发于其他重病的过程中，肺炎杆菌肺炎及铜绿假单胞菌肺炎较少见，一般均为继发性，间质性支气管肺炎大多数由于病毒所致，主要为腺病毒、呼吸道合胞病毒、流感病毒、副流感病毒、麻疹病毒等，麻疹病程中常并发细菌性肺炎，但麻疹病毒本身亦可引起肺炎，曾自无细菌感染的麻疹肺炎早期死亡者肺内分离出麻疹病毒，间质性支气管肺炎也可由于流感杆菌、百日咳杆菌、草绿色链球菌中某些型别及肺炎支原体所引起。

（三）发病机制

由于气道和肺泡壁的充血，水肿和渗出，导致气道阻塞和呼吸膜增厚，甚至肺泡填塞或萎陷，引起低氧血症和（或）高碳酸血症，发生呼吸衰竭，并引起其他系统的广泛损害，如心力衰竭、脑水肿、中毒性脑病、中毒性肠麻痹、消化道出血、稀释性低钠血症、呼吸性酸中毒和代谢性酸中毒等。一般认为，中毒性心肌炎和肺动脉高压是诱发心力衰竭的主要原因，但近年来有研究认为，肺炎患儿并无心肌收缩力的下降，而血管紧张素Ⅱ水平的升高，心脏后负荷的增加可能起重要作用，重症肺炎合并不适当抗利尿激素分泌综合征亦可引起非心源性循环充血症状。

二、临床表现

（一）一般肺炎

典型肺炎的临床表现包括：

1. 一般症状

起病急骤或迟缓，骤发的有发热、呕吐，烦躁及喘憋等症状。发病前可先有轻度的上呼吸道感染数天，早期体温多在38～39℃，亦可高达40℃左右，大多为弛张型或不规则发热，新生儿可不发热或体温不升，弱小婴儿大多起病迟缓、发热不高、咳嗽与肺部体征均不明显，常见呛奶、呕吐或呼吸困难，呛奶有时很显著，每次喂奶时可由鼻孔溢出。

2. 咳嗽

咳嗽及咽部痰声，一般在早期就很明显，早期为干咳，极期咳嗽可减少，恢复期咳嗽增多、有痰，新生儿、早产儿可无咳嗽，仅表现为口吐白沫等。

3. 气促

多发生于发热，咳嗽之后，呼吸浅表，呼吸频率加快（2个月龄内＞60次/min，2～12个月＞50次/min，1～4岁＞40次/min），重症者呼吸时呻吟，可出现发绀，呼吸和脉搏的比例自1:4上升为1:2左右。

4. 呼吸困难

常见呼吸困难，口周或指甲青紫及鼻翼扇动，重者呈点头状呼吸、三凹征、呼气时间延长等，有些病儿头向后仰，以便较顺利地呼吸，若使患儿被动地向前屈颈时，抵抗很明显，这种现象应和颈肌强直区别。

5. 肺部固定细湿啰音

胸部体征早期可不明显或仅呼吸音粗糙或稍减低，以后可闻及固定的中、细湿啰音或捻发音，往往在哭闹、深呼吸时才能听到，叩诊正常或有轻微的叩诊浊音或减低的呼吸音，但当病灶融合扩大累及部分或整个肺叶时，可出现相应的肺实变体征，如果发现一侧肺有明显叩诊浊音和（或）呼吸音降低则应考虑有无合并胸腔积液或脓胸。

（二）重症肺炎

重症肺炎除呼吸系统严重受累外，还可累及循环、神经和消化等系统，出现相应的临床表现：

1. 呼吸衰竭

早期表现与肺炎相同，一旦出现呼吸频率减慢或神经系统症状应考虑呼吸衰竭可能，及时进行血气分析。

2. 循环系统

较重肺炎病儿常见心力衰竭，表现为以下几点：

（1）呼吸频率突然加快，超过60次/min。

（2）心率突然加快，超过160次/min。

（3）骤发极度烦躁不安，明显发绀，面色发灰，指（趾）甲微血管充盈时间延长。

（4）心音低钝，奔马律，颈静脉怒张。

（5）肝脏显著增大或在短时间内迅速增大。

（6）少尿或无尿，颜面眼睑或双下肢水肿，以上表现不能用其他原因解释者即应考虑心力衰竭，指端小静脉网充盈，或颜面、四肢水肿，则为充血性心力衰竭的征象，有时四肢发凉、口周灰白、脉搏微弱，则为末梢循环衰竭。

3．神经系统

轻度缺氧常见表现为烦躁、嗜睡，很多幼婴儿在早期发生惊厥，多由于高热或缺钙所致，如惊厥之同时有明显嗜睡和中毒症状或持续性昏迷，甚至发生强直性痉挛、偏瘫或其他脑征，则可能并发中枢神经系统病变如脑膜脑炎或中毒性脑病，脑水肿时出现意识障碍、惊厥、呼吸不规则、前囟隆起、脑膜刺激征等，但脑脊液化验基本正常。

4．消化系统

轻症肺炎常有食欲不振、呕吐、腹泻等，重症可引起麻痹性肠梗阻，表现为腹胀、肠鸣音消失。腹胀可由缺氧及毒素引起，严重时膈肌上升，可压迫胸部，可更加重呼吸困难，有时下叶肺炎可引起急性腹痛，应与腹部外科疾病鉴别，消化道出血时可呕吐咖啡渣样物，大便隐血阳性或排柏油样便。

三、检查

（一）血象

外周血白细胞计数和分类计数对判断细菌或病毒有一定价值，细菌感染以上指标大多增高，而病毒感染多数正常。支原体感染者外周血白细胞总数大多正常或偏高，分类以中性粒细胞为主，但在重症金黄色葡萄球菌或革兰阴性杆菌肺炎，白细胞可增高或降低。

（二）特异性病原学检查

1．鼻咽部吸出物或痰标本

（1）病毒检测：病毒性肺炎早期，尤其是病程在 5d 以内者，可采集鼻咽部吸出物或痰（脱落上皮细胞），进行病毒检测，目前大多通过测定鼻咽部脱落细胞中病毒抗原、DNA 或 RNA 进行早期快速诊断。

（2）细菌检查：肺炎患儿的细菌学检查则较为困难，由于咽部存在着大量的正常菌群，而下呼吸道标本的取出不可避免地会受到其污染，因而呼吸道分泌物培养结果仅供参考，从咽拭或消毒导管吸取鼻咽部分泌物做细菌培养及药物敏感试验，可提供早期选用抗生素的依据。

2．血标本

血和胸腔积液培养阳性率甚低，如同时还有败血症的症状，应做血培养，病程相对较长的患儿则以采集血标本进行血清学检查，测定其血清特异 IgM 进行早期快速病毒学诊断，病毒分离与急性期 / 恢复期双份血清抗体测定是诊断病毒感染最可靠的依据，但因费时费力，无法应用于临床。

3. 胸腔积液检查

出现胸腔积液时，可作胸穿，取胸腔积液培养及涂片检查，一般有 30% 肺炎双球菌肺炎病例。

4. 其他

通过纤维支气管镜取材，尤其是保护性毛刷的应用，可使污染率降低至 2% 以下，有较好的应用前景，肺穿刺培养是诊断细菌性肺炎的金标准。但患儿和医生均不易接受，最近 Vuori Holopainen 对肺穿刺进行了综述评价，认为该技术有着其他方法无法比拟的优点，而且引起的气胸常无症状，可自然恢复，在某些机构仍可考虑使用。

（三）支原体检测

支原体检测与病毒检测相似，早期可直接采集咽拭子标本进行支原体抗原或 DNA 检测，病程长者可通过测定其血清特异 IgM 进行诊断。

（四）非特异性病原学检查

如外周血白细胞计数和分类计数、血白细胞碱性磷酸酶积分、四唑氮蓝试验等，对判断细菌或病毒可能有一定的参考价值。细菌感染以上指标大多增高，而病毒感染多数正常，支原体感染者外周血白细胞总数大多正常或偏高，分类以中性粒细胞为主，血 C 反应蛋白（CRP）、前降钙素（PCT）、白细胞介素 -6（IL-6）等指标，细菌感染时大多增高，而病毒感染大多正常，但两者之间有较大重叠，鉴别价值不大，如以上指标显著增高，则强烈提示细菌感染，血冷凝集素试验> 1∶32 对支原体肺炎有辅助诊断价值。

（五）血气分析

对肺炎患儿的严重度评价、预后判断及指导治疗具有重要意义。

（六）X 线检查

支气管肺炎的病因不同，因此在 X 线上所表现的变化，既有共同点，又各有其特点，早期见肺纹理增粗，以后出现小斑片状阴影，以双肺下野、中内带及心膈区居多，并可伴有肺不张或肺气肿，斑片状阴影亦可融合成大片，甚至波及整个节段。

1. 病灶的形态

支气管肺炎主要是肺泡内有炎性渗出，多沿支气管蔓延而侵犯小叶、肺段或大叶。

X 线征象可表现为非特异性小斑片状肺实质浸润阴影，以两肺、心膈角区及中内带较多，这种变化常见于 2 岁以下的婴幼儿。小斑片病灶可部分融合在一起成为大片状浸润影，甚至可类似节段或大叶肺炎的形态，若病变中出现较多的小圆形病灶时，就应考虑可能有多种混合的化脓性感染存在。

2. 肺不张和肺气肿征

由于支气管内分泌物和肺炎的渗出物阻塞，可产生部分性肺不张或肺气肿，在小儿肺炎中肺气肿是早期常见征象之一，中毒症状越重肺气肿就越明显，在病程中出现泡性肺气肿及纵隔气肿的机会也比成人多见。

3. 肺间质 X 线征

婴儿的肺间质组织发育好，患支气管肺炎时，可以出现一些肺间质的 X 线征象，常见两肺中内带纹理增多、模糊，流感病毒性肺炎、麻疹病毒性肺炎、百日咳杆菌肺炎所引起的肺间质炎性反应都可有这些 X 线征象。

4. 肺门 X 线征

肺门周围局部的淋巴结大多数不肿大或仅呈现肺门阴影增深，甚至肺门周围湿润。

5. 胸膜的 X 线征

胸膜改变较少，有时可出现一侧或双侧胸膜炎或胸腔积液的现象，尽管各种不同病因的支气管肺炎在 X 线表现上有共同点，但又不尽相同，因此，必须掌握好各种肺炎的 X 线表现，密切结合临床症状才能做出正确诊断。

（七）B 超及心电图检查

B 超检查：有肝脏损害或肝瘀血时，可有肝脏肿大。心电图检查：有无心肌损害。

四、诊断及鉴别诊断

（一）诊断

根据典型临床症状，结合 X 线胸片所见，诊断多不困难，根据急性起病，呼吸道症状及体征，必要时可做 X 线透视、胸片或咽拭、气管分泌物培养或病毒分离。白细胞明显升高时能协助细菌性肺炎的诊断，白细胞减低或正常，则多属病毒性肺炎。

（二）鉴别诊断

需与肺结核、支气管异物、哮喘伴感染相鉴别，同时应对其严重度、有无并发症和可能的病原菌做出评价。

1. 肺结核

活动性肺结核的症状及 X 线胸片，与支气管肺炎有相似之处，鉴别时应重视家庭结核病史，结核菌素试验及长期的临床观察，同时应注意肺结核多见肺部病变而临床症状较少，二者往往不成比例。

2. 发生呼吸困难的其他病症

喉部梗阻的疾病一般表现为嘶哑等症状，如病儿的呼吸加深，应考虑是否并发酸中毒，哮喘病的呼吸困难以呼气时为重，婴儿阵发性心动过速虽有气促、发绀等症状，但有心动过速骤发骤停的特点，还可借助于心电图检查。

五、并发症

若延误诊断或病原体致病力强者（如金黄色葡萄球菌感染）可引起并发症，如心肌炎、心包炎、溶血性贫血、血小板减少、脑膜炎、肝炎、胰腺炎、脾肿大、消化道出血、肾炎、血尿、蛋白尿等，如在肺炎治疗过程中，中毒症状或呼吸困难突然加重，体温持续不退或退而复升，均应考虑有并发症的可能，如脓胸、脓气胸、肺大疱等。

六、治疗

（一）氧气疗法

氧气疗法是纠正低氧血症，防止呼吸衰竭和肺、脑水肿的主要疗法之一。因此，有缺氧表现时应及时给氧。最常用鼻前庭导管持续吸氧，直至缺氧消失方可停止。新生儿或鼻腔分泌物多者，以及经鼻导管给氧后缺氧症状不缓解者，可用口罩、鼻塞、头罩或氧帐给氧。给氧浓度过高，流量过大，持续时间过长，容易导致不良副作用，如弥漫性肺纤维化或晶体后纤维增生症等。严重缺氧出现呼吸衰竭时，应及时用呼吸器间歇正压给氧或持续正压给氧以改善通气功能。

（二）抗菌药物治疗

抗生素主要用于细菌性肺炎、支原体肺炎、衣原体肺炎及有继发细菌感染的病毒性肺炎。治疗前应做咽部分泌物或血液、胸腔穿刺液培养加药敏试验，以便于针对性选用有效药物。在病原菌未明时，对未用过抗生素治疗的患儿，应首选青霉素，每次20～40万U，每日肌内注射2次，直至体温正常后5～7d为止。重症者可增加剂量2～3倍，静脉给药。年龄小或病情严重者需用广谱抗生素联合治疗，可用氨苄西林，每日50～100mg/kg，分2次肌内注射或静脉注射，加用庆大霉素或卡那霉素等。青霉素疗效不佳或对青霉素过敏的患儿改用红霉素，每日15～30mg/kg，用10% 葡萄糖溶液稀释成0.5~1mg/mL，分2次静滴。疑为金葡菌感染可用新青霉素Ⅱ，Ⅲ加庆大霉素或氯霉素等，亦可应用头孢菌素、万古霉素等。疑为革兰阴性杆菌感染可用加氨苄西林庆大霉素，或卡那霉素等。病原体已明确者，根据药敏试验选择有效抗生素治疗。支原体、衣原体感染首选红霉素。真菌感染应停止使用抗生素及激素，选用制霉菌素雾化吸入，每次 5 万 U，4～6h/ 次，亦可用克霉唑、氟康唑或两性霉素 B。

（三）抗病毒药物治疗

国内用利巴韦林治疗早期腺病毒肺炎有一定疗效，对晚期的病例疗效不明显。该药尚可试用于流感病毒性肺炎。对呼吸道合胞病毒上药疗效不明显。

近年来国内运用免疫制剂治疗病毒性肺炎，如特异性马血清治疗腺病毒肺炎，对早期无合并感染者疗效较好。干扰素（interferons）可抑制细胞内病毒的复制，提高巨噬细胞的吞噬能力，治疗病毒性肺炎有一定疗效。

用乳清液雾化剂气雾吸入治疗合胞病毒性肺炎，对减轻症状缩短疗程均有一定作用。

（四）对症治疗

咳嗽有痰者，不可滥用镇咳剂，因抑制咳嗽而不利于排痰。为避免痰液阻塞支气管，可选用祛痰剂如复方甘草合剂、10% 氯化铵溶液、吐根糖浆、敌咳糖浆等。

痰液黏稠可用 n- 糜蛋白酶 5mg 加生理盐水 15～20mL 超声雾化吸入，也可用鱼腥草雾化吸入。干咳影响睡眠和饮食者，可服用 0.5% 可待因糖浆，每次 0.1mL/kg，每日用 1～3 次，该药能抑制咳嗽反射，亦能抑制呼吸，故不能滥用或用量过大。右美沙芬（dextromethorphan）每次 0.3mg/kg，每日 3～4 次，有镇咳作用，但不抑制呼吸。

七、预防及护理

（一）预防

1. 加强护理和体格锻炼

婴儿时期应注意营养，及时增添辅食，培养良好的饮食及卫生习惯，多晒太阳。防止佝偻病及营养不良是预防重症肺炎的关键。从小锻炼体格，室内要开窗通风，经常在户外活动或在户外睡眠，使机体耐寒及对环境温度变化的适应能力增强，就不易发生呼吸道感染及肺炎。

2. 防止急性呼吸道感染及呼吸道传染病

对婴幼儿应尽可能避免接触呼吸道感染的病人，尤以弱小婴儿受染后易发展成肺炎。注意防治容易并发严重肺炎的呼吸道传染病，如百日咳、流感、腺病毒及麻疹等感染。尤其对免疫缺陷性疾病或应用免疫抑制剂的患儿更要注意。

3. 预防并发症和继发感染

已患肺炎婴幼儿抵抗力弱，易染他病，应积极预防可能引起的并发症，如脓胸、脓气胸等。在病房中应将不同病原患儿尽量隔离。恢复期及新入院患儿也应尽量分开。医务人员接触不同患儿时，应注意消毒隔离操作。近年来有用苍术、艾叶等中药香薰烟以减少空气中病原体的报道，此法可用以预防交叉感染。

（二）护理

1. 保持室内空气新鲜

经常通风换气，温度以 20℃左右为宜，相对湿度为 55%～60% 为宜。

2. 注意患儿休息

尽量使患儿安静，呼吸困难者取半卧位并经常更换体位，以减少肺部淤血和防止肺不张。

3. 保持呼吸道通畅

保持呼吸道通畅，及时清除口鼻腔分泌物，适时转换体位，拍背排痰。

4. 卫生

保持皮肤和口腔的清洁，注意体温的变化。

5. 高热

患儿因高热、呼吸增快、液体丢失增加，随时注意补充足够的液体，高热患儿补充水分应达 800～1500mL。

第七节　大叶性肺炎

大叶性肺炎是整个肺叶发生的急性炎症过程。因其炎性渗出物主要为纤维素，故又称纤维素性肺炎或格鲁布性肺炎。临床上以高热稽留、肺部广泛浊音区和病理定型经过为特征。

一、病因

大叶性肺炎病的发生是由于感染或变态反应等原因所引起。感染主要由肺炎双球菌、链球菌和葡萄球菌感染所致。有些传染病可继发大叶性肺炎。变态反应大叶性肺炎是一种变态反应性疾病，同时具有过敏性炎症。受寒感冒、长途运输、劳役过度、环境卫生不良、吸刺激性气体等，均是本病的诱因。

上述病原菌通过气源、血源或淋巴源途径，侵入到肺组织，并迅速繁殖，沿着淋巴径路向支气管周围和肺泡间隙的结缔组织扩散，引起肺间质发炎，逐渐侵害肺泡并扩散进入胸膜。部分被溶解了的细菌放出内毒素，细菌毒素和组织的分解产物被吸收后，又引起高热、心血管系统紊乱以及特异性免疫抗体的产生。

二、临床表现

体温迅速升高到 40℃ 左右，呈稽留热。脉搏增速到 100～150 次/min，呼吸频率可达 50～80 次/min，呈混合性呼吸困难。黏膜充血、黄染，精神沉郁，时时发出短痛咳，常流出红黄色或铁锈色的鼻液。肺部叩诊，病变部呈浊音或半浊音，周围肺组织呈过清音。肺部听诊，在充血和渗出期，出现肺音减弱、湿性啰音和捻发音。肝变期出现支气管呼吸音。溶解期又出现湿性啰音和捻发音。血液学检查，可见白细胞增多、核左移。淋巴细胞减少、血小板减少、红细胞减少、红细胞沉降反应加速。尿液检查，在肝变期尿量减少，尿比重增加。溶解期尿量增多，比重下降。X 线检查，病变部呈现明显而广泛的阴影。

三、诊断

根据本病的定型经过、临床特征如 X 线检查，不难确诊。但须与胸膜炎、支气管肺炎相区别。

四、治疗

1. 治疗方法

基本上同小叶性肺炎。

2. 抗菌消炎

以青霉素 G 为主，2～4 万 U/kg，每天 4 次肌肉注射，用至体温恢复正常，再用 3～4h。病情较重者可加用链霉素，或改用红霉素、庆大霉素、卡那霉素、四环素等。

3. 磺胺甲基异恶唑和甲氧苄啶合用

对本病有良效。

4. 抗休克

除应用缩血管或扩血管药物外，特别要全面注意血容量、水和电解质平衡、酸碱平衡等重要环节。

5. 对症处理

咳嗽时可用镇咳、祛痰药；高热时可用物理降温或小量退热药；呼吸困难时应氧气吸入。当伴发胸膜炎时，则须反复抽液，同时胸腔内注入抗生素。

第八节　结核性胸膜炎

结核性胸膜炎是结核病的一种类型，系结核菌由临近胸膜的原发病灶直接侵入胸膜，或经淋巴管和血管播散至胸膜而引起的渗出性炎症。分为干性胸膜炎和浆液性胸膜炎。小儿结核性胸膜炎多为肺结核病灶直接浸润引起。在治疗上应早期诊断、积极抽液、早期正规全程抗结核治疗，可减少包裹性积液及胸膜肥厚的发生。

一、病因及发病机制

（一）病因

原发性结核病是结核杆菌首次侵入机体所引起的疾病，结核杆菌有 4 型：人型、牛型、鸟型和鼠型，而对人体有致病力者为人型结核杆菌和牛型结核杆菌，我国小儿结核病大多数由人型结核菌所引起，结核杆菌的抵抗力较强，除有耐酸、耐碱、耐酒精的特性外，对于冷、热、干燥、光线以及化学物质等都有较强的耐受力，湿热对结核菌的杀菌力较强，在 65℃ 30min、70℃ 10min、80℃ 5min 即可杀死，干热杀菌力较差，干热 100℃需 20min 以上才能杀死。因此干热杀菌，温度需高，时间需长，痰内的结核菌在直接太阳光下 2h 内被杀死，而紫外线仅需 10min，相反在阴暗处可存活数月之久，痰液内的结核菌如用 5% 的石炭酸（苯酚）或 20% 漂白粉液消毒，则需 24 h 方能生效。

（二）发病机制

引起结核性胸膜炎的途径有：

1. 肺门淋巴结核的细菌经淋巴管逆流至胸膜。

2.. 邻近胸膜的肺结核病灶破溃，使结核杆菌或结核感染的产物直接进入胸膜腔内。

3. 急性或亚急性血行播散性结核引致胸膜炎。

4. 机体的变应性较高，胸膜对结核毒素出现高度反应引起渗出。

5. 胸椎结核和肋骨结核向胸膜腔溃破，以往认为结核性胸腔积液系胸膜对结核毒素过敏的观点是片面的，因为针式胸膜活检或胸腔镜活检已经证实 80% 结核性胸膜炎壁层胸膜有典型的结核病理改变，因此，结核杆菌直接感染胸膜是结核性胸膜炎的主要发病机制。

早期胸膜充血，白细胞浸润，随后为淋巴细胞浸润占优势，胸膜表面有纤维素性渗出，继而出现浆液性渗出，由于大量纤维蛋白沉着于胸膜，可形成包裹性胸腔积液或广泛胸膜增厚，胸膜常有结核结节形成。

二、临床表现

（一）症状

起病可急可缓，多较急，起病多有发热，开始高热，1~2 周后渐退为低热，同时有患侧胸痛、疲乏、咳嗽和气促等，咳嗽时积液侧胸痛加剧，如针刺样，待积液增多后胸痛即可减轻或消失，呼吸困难和发憋的有无与积液的多少有关，大量积液时可有呼吸困难、胸闷。

（二）体征

积液少时可无明显体征，早期纤维素渗出阶段可有胸膜摩擦音，积液较多时，患侧胸廓饱满、肋间隙消失、呼吸运动减弱、触诊语颤减低、叩诊浊音、听诊呼吸音明显低于健侧、偶可闻少许水泡音、大量积液时气管移向健侧、慢性期广泛胸膜增厚、粘连、包裹，可出现病侧胸廓凹陷，呼吸运动及呼吸音减弱。

（三）查体

可见患侧胸廓较健侧膨隆，肋间隙变宽或较饱满，病例胸廓呼吸动度减弱，叩诊浊或实音，听诊呼吸音减低或消失，当渗出液刚出现或消退时可听到胸膜摩擦音。

三、检查

结核性胸膜炎初期，血中白细胞总数可增高或正常，中性粒细胞占优势，白细胞计数正常，并转为淋巴细胞为主，红细胞沉降率增快。

胸液外观多呈草黄色、透明或微浊，或呈毛玻璃状，少数胸液可呈黄色、深黄色、浆液血性乃至血性，比重 1.018 以上，Rivalta 试验阳性，pH 约 7.00~7.30，有核细胞数 $(0.1~2.0)\times10^9$/L，急性期以中性粒细胞占优势，而后以淋巴细胞占优势，蛋白定量 30g/L 以上，如大于 50g/L，更支持结核性胸膜炎的诊断。葡萄糖含量 < 3.4mmol/L、乳酸脱氢酶（LDH） > 200U/L、腺苷脱氨酶（ADA） > 45U/L、干扰素 - γ > 3.7μ/mL、癌胚抗原（CEA） < 20μg/L、流式细胞术细胞呈多倍体。目前有报道测定胸腔积液的结核性抗原和抗体，虽然结核性胸膜炎者其胸腔积液的浓度明显高于非结核性者，但

特异性不高，限制其临床应用。胸腔积液结核杆菌阳性率低于 25%，如采用胸腔积液离心沉淀后涂片，胸腔积液或胸膜组织培养，聚合酶链反应（PCR）等，可以提高阳性率，胸腔积液间皮细胞计数＜5%。

（一）胸膜活检

针刺胸膜活检是诊断结核性胸膜炎的重要手段。活检的胸膜组织除了可行病理检查外，还可行结核菌的培养，如壁层胸膜肉芽肿改变提示结核性胸膜炎的诊断。虽然其他的疾病如真菌性疾病、结节病、土拉菌病（tuaremia）和风湿性胸膜炎均可有肉芽肿病变，但 95% 以上的胸膜肉芽肿病变系结核性胸膜炎，如胸膜活检未能发现肉芽肿病变，活检标本应该做抗酸染色，因为偶然在标本中可发现结核杆菌，第 1 次胸膜活检可发现 60% 的结核肉芽肿改变，活检 3 次则为 80% 左右，如活检标本培养加上显微镜检查，结核的诊断阳性率为 90%，也可用胸腔镜行直视下胸膜活检，阳性率更高。

（二）X 线检查

胸腔积液在 300mL 以下时，后前位 X 线胸片可能无阳性发现，少量积液时肋膈角变钝，积液量多在 500mL 以上，仰卧位透视观察，由于积聚于胸腔下部的液体散开，复见锐利的肋膈角，也可患侧卧位摄片，可见肺外侧密度增高的条状影。中等量积液表现为胸腔下部均匀的密度增高阴影、膈影被遮盖、积液呈上缘外侧高，内侧低的弧形阴影。大量胸腔积液时，肺野大部呈均匀浓密阴影，膈影被遮盖，纵隔向健侧移位。结核性胸腔积液有些可表现为特殊类型，常见的有：

1. 叶间积液

液体积聚于一个或多个叶间隙内，表现为边缘锐利的梭形阴影或圆形阴影，在侧位胸片上显示积液位置与叶间隙有关。

2. 肺下积液

液体主要积聚于肺底与膈肌之间，常与肋胸膜腔积液同时存在，直立位时，表现为患侧膈影增高，膈顶点由正常的内 1/3 处移到外 1/3 处，中部较平坦，左侧肺底积液表现为膈影与胃泡之间的距离增大，患侧肋膈角变钝，如怀疑肺下积液，嘱患者患侧卧位 20min 后做胸透或胸片检查，此时液体散开，患侧肺外缘呈带状阴影，并显出膈肌影，带状阴影越厚，积液越多。

3. 包裹性积液

包裹性积液是胸膜粘连形成的局限性胸腔积液，肋胸膜腔包裹性积液常发生于下部的后外侧壁。少数可发生在前胸壁，X 线征象直立位或适当倾斜位时可显示底边贴附于胸壁，内缘向肺野凸出的边界锐利，密度均匀的梭形或椭圆形阴影，阴影边缘与胸壁呈钝角。

4. 纵隔积液

纵隔积液是纵隔胸膜腔的积液，前纵隔积液表现为沿心脏及大血管边沿的阴影，右前上纵隔积液阴影颇似胸腺阴影或右上肺不张阴影，取右侧卧位，左前斜30°位置20～30min后，摄该体位的后前位胸片，显示上纵隔阴影明显增宽，前下纵隔积液须与心脏增大阴影或心包积液相鉴别，后纵隔积液表现为沿脊柱的三角形或带状阴影。

（三）超声波检查

超声探测胸腔积液的灵敏度高，定位准确，并可估计胸腔积液的深度和积液量，提示穿刺部位，亦可以和胸膜增厚进行鉴别。

四、诊断及鉴别诊断

（一）诊断

根据病史和临床表现，结核性胸膜炎一般可确诊。临床表现主要为中度发热、初起胸痛以后减轻、呼吸困难、体格检查、X线检查及超声波检查可做出胸液的诊断。诊断性胸腔穿刺、胸液的常规检查、生化检查和细菌培养等为诊断的必要措施，这些措施可对75%的胸液病因做出诊断。

（二）鉴别诊断

不典型的结核性胸膜炎应与下列疾病鉴别：

1. 细菌性肺炎合并脓胸

患儿年龄较小，多见于5岁以下的幼儿，而结核性胸膜炎多见于5岁以上之少年儿童，肺部体征及X线检查，胸腔穿刺液检查可助鉴别。

2. 病毒性肺炎合并胸腔积液

多见于婴幼儿，临床表现较重，咳嗽、喘憋明显，严重者合并心脏功能衰竭。

3. 风湿性胸膜炎

多见于年长儿，且发生在风湿热极期，血沉往往较高。

4. 恶性肿瘤合并胸腔积液

胸腔积液多为漏出液或为血性，抽出积液后胸腔积液增长较快，胸腔积液病理检查找到肿瘤细胞的阳性率较高，可作为诊断的重要依据。

5. 支原体肺炎合并胸膜炎

近年也不少见，如及时做冷凝集试验及支原体抗体测定，可鉴别。

五、并发症

可形成叶间胸膜炎、纵隔胸膜炎、包裹性积液和肺底积液等。治疗不及时或治疗不当，会很快发展为包裹性积液。单纯性结核性胸膜炎治疗不当或未完成规定的疗程，5年内约2/3的患者发生其他部位结核或重症结核，如播散性结核、肺结核、胸壁结核等。肺内空洞及干酪样病变靠近胸膜部位破溃时，可引起结核性脓气胸。亦可逐渐干酪化甚至变为脓性，成为结核性脓胸。一侧胸膜肥厚形成纤维板束缚肺功能可并发对侧肺气肿，亦可导致慢性肺源性心脏病，甚至心肺功能衰竭。

六、治疗

（一）一般治疗

体温38℃以上可卧床休息，一般患者可以适当起床活动。总的休息时间大约以体温恢复正常、胸液消失后仍须持续2～3个月。

（二）胸腔穿刺抽液

由于结核性胸膜炎胸液蛋白含量和纤维蛋白含量高，容易引起胸膜粘连，故原则上应尽快抽尽胸腔内积液，每周2～3次。首次抽液不要超过700mL，以后每次抽取量约1000mL，最多不要超过1500mL。如抽液过多、过快，可由于胸腔内压力骤降发生复张后肺水肿和循环衰竭。

若出现头晕、出汗、面色苍白、脉搏细弱、四肢发冷、血压下降等反应，立即停止抽液，皮下注射0.5%肾上腺素0.5mL，同时静脉内注射地塞米松5～10mg，保留静脉输液导管，直至症状消失。如发生肺复张后肺水肿，应进行相应的抢救。胸腔抽液有以下作用：

1. 减轻中毒症状，加速退热。

2. 解除肺脏和心脏血管受压，改善呼吸及循环功能。

3. 防止纤维蛋白沉着所致胸膜粘连肥厚。目前也有学者主张早期大量抽液或胸腔插管引流可减少胸膜增厚和胸膜粘连等并发症。

（三）抗结核药物治疗

一般采用链霉素（SM）、异烟肼（INH）和利福平（RFP）或链霉素（SM）异烟肼（INH）乙胺丁醇（EMB）联合治疗。链霉素（SM）0.75～1.0g/d，肌内注射，疗程2～3个月。异烟肼（INH）0.3g/d，顿服，利福平（RFP）0.45～0.6g/d，顿服，乙胺丁醇（EMB）0.75g/d，顿服，上述口服药物均连续服用1.0～1.5年。治疗过程必须注意抗结核药物的副作用，如听力的变化、视觉的变化和肝功能等，发生时应根据情况减量或停用。

结核性胸膜炎不主张常规使用糖皮质激素，因为有许多副作用。当大量胸腔积液、吸收不满意或结核中毒症状严重时可用泼尼松30mg/d，至胸液明显减少或中毒症状减轻时每周减少5～10mg，一般4～6周停药。减药太快或用药时间太短，容易产生胸液或毒性症状的反跳。胸腔内注射抗结核药物或皮质激素没有肯定意义。抗结核药物在胸液的浓度已经足够，胸腔内注射药物对胸液的吸收及预防胸膜增厚与不用药物者没有显著差异。

（四）外科治疗

经过内科治疗，临床症状消失，胸膜明显增厚，影响病儿的发育及呼吸功能，宜做胸膜剥脱术。此外包裹性结核性脓胸，内科治疗疗效不佳，应及早手术治疗。

（五）预后

及时正确治疗预后多良好，如病程迁延至胸膜粘连、包裹，造成营养不良等，影响预后。

七、预防及护理

（一）预防

1. 控制传染源，减少传染机会

结核菌涂片阳性病人是小儿结核主要传染源，早期发现和合理治疗涂片阳性结核病人，是预防小儿结核病的根本措施。婴幼儿患活动性结核，其家庭成员应做详细检查（摄胸片、PPD等），对小学和托幼机构工作人员应定期体检，及时发现和隔离传染源，能有效地减少小儿感染结核的机会。

2. 普及卡介苗接种

实践证明，接种卡介苗是预防小儿结核病的有效措施，卡介苗为法国医师Calmette和Guerin在1921年所发明，故又称BCG，我国规定在新生儿期接种卡介苗，按规定卡介苗接种于左上臂三角肌上端，皮内注射，剂量为0.05mg/次，划痕法现已很少采用，卫计委1997年通知取消7岁和12岁的卡介苗复种计划，但必要时，对该年龄结素试验阴性儿童仍可给予复种，新生儿期卡介苗可与乙肝疫苗分手臂同天注射。

接种卡介苗禁忌证：阳性结素反应；湿疹或皮肤病患；急性传染病恢复期（1个月）；先天性胸腺发育不全症或严重联合免疫缺陷病患者。

3. 预防性化疗

（1）3岁以下婴幼儿未接种过卡介苗而结素试验阳性者。

（2）与开放性肺结核病人（多系家庭成员）密切接触者。

（3）结素试验新近由阴性转为阳性者。

（4）结素试验呈强阳性反应者。

（5）结素试验阳性：小儿需较长期使用肾上腺皮质激素或其他免疫抑制剂者。

用于化学预防药物主要为异烟肼，剂量为10mg/（kg/d），疗程6～9个月，父母新患肺结核家中之6岁以下儿童和患结核病产妇所娩出的新生儿，不管结素试验结果如何，均应给予异烟肼治疗，剂量同上，用药3个月后再做毒素试验，若呈阳性，则持续用异烟肼到9个月；若结素试验阴性（<5mm），则停用异烟肼。

抗HIV阳性儿童有结核接触史者不管结素试验结果如何均应接受异烟肼治疗12个月。

儿童接触之结核病人若系抗异烟肼株，则化疗药物应改为利福平，15mg/（kg·d），6～9个月；若系耐异烟肼又耐利福平株，则建议给吡嗪酰胺加氧氟沙星6～9个月，或吡嗪酰胺加乙胺丁醇6～9个月。

（二）护理

1. 痰菌阳性病人应隔离

若家庭隔离，病人居室应独住，饮食、食具、器皿均应分开。被褥、衣服等可在阳光下曝晒2h消毒，食具等煮沸1min即能杀灭结核杆菌。

2. 空气流通

居室应保持空气流通、阳光充足，每日应打开门窗3次，每次20～30min。一般在痰菌阴性时，可取消隔离。

3. 饮食

饮食以高蛋白、糖类、维生素类为主，宜食新鲜蔬菜、水果及豆类，应戒烟禁酒。

第九节　肺脓肿

肺脓肿（abscess of lung）是指由各种细菌感染引起的肺实质炎性病变，坏死液化，形成内含脓液的洞腔，主要继发于肺炎，其次并发于败血症。偶自邻近组织化脓病灶，如肝脓肿，膈下脓肿或脓胸蔓延到肺部，此外，肿瘤或异物压迫可使支气管阻塞而继发化脓性感染，肺吸虫，蛔虫及阿米巴等也可引起肺脓肿。原发性或继发性免疫功能低下和免疫抑制药的应用均可促使其发生。

一、病因及发病机制

（一）发病原因

本病的病原以金黄色葡萄球菌、厌氧菌最多见，其次为肺炎链球菌、流感嗜血杆菌、溶血性链球菌、克雷白杆菌、大肠埃希杆菌、铜绿假单胞菌等，后者往往与厌氧菌混合感染。

（二）发病机制

肺脓肿多继发于肺炎，其次为败血症，少数病例可由邻近组织化脓性病灶，如肝脓肿、膈下脓肿或脓胸蔓延至肺部。气道异物继发感染，细菌污染的分泌物，呕吐物在某种情况下被吸入下呼吸道，以及肺吸虫，蛔虫及肺胸膜阿米巴所引起，吸入性肺脓肿多见于年长儿，血源性肺脓肿、继发性肺脓肿多见于婴幼儿。

二、临床表现

起病较急、发热无定型、有持续或弛张型高热，可伴寒战、咳嗽，可为阵发性，有时出现呼吸增快或喘憋，胸痛或腹痛，常见盗汗、乏力、体重下降，婴幼儿多伴呕吐与腹泻。如脓肿与呼吸道相通，咳出臭味脓痰，则与厌氧菌感染有关，可咳血痰，甚至大咯血。如脓肿破溃，与胸腔相通，则成脓胸及支气管胸膜瘘，症状可随大量痰液排出而减轻，一般患侧胸廓运动减弱，叩诊呈浊音，呼吸音减低。如脓腔较大，并与支气管相通，局部叩诊可呈空瓮音，并可闻及管状呼吸音或干湿啰音，语音传导增强，严重者有呼吸困难及发绀，慢性者可见杵状指（趾）。

三、检查

（一）实验室检查

1. 急性期

白细胞总数高达（20～30）×10⁹/L 或更高，中性粒细胞增高，核左移；慢性期白细胞接近正常，可见贫血。

2. 病原学检查

脓痰或气管吸取分泌物培养可得病原菌，痰涂片革兰染色，痰液普通培养可找到致病菌，由于本病多为厌氧菌为主的混合感染，故若疑为本病应同时做厌氧菌培养。

3. 痰液显微镜检

脓痰可多至数百毫升，镜检时见弹力纤维，证明肺组织有破坏。

（二）辅助检查

1. X线检查

早期可仅见炎性浸润影，脓肿形成显示团片状浓密阴影，如与支气管相通其内可见液平面，周围环以炎性浸润阴影，慢性肺脓肿的腔壁变厚，周围为密度增高的纤维索条，可伴支气管扩张、胸膜增厚，血源性肺脓肿在两肺可见多个团片状浓密阴影。

2. B超和CT检查

可协助鉴别肺脓肿和脓胸。

四、诊断及鉴别诊断

（一）诊断

除病史、症状和实验室检查资料外，主要依靠X线后前位及侧位胸片，可以测定脓肿的数目、大小及部位，空洞的边缘较厚，其周围的肺组织有炎性浸润，脓肿的大小比较稳定，在短时间内变化不大。

（二）鉴别诊断

1. 肺大疱

合并金葡肺炎或病毒性肺炎后的肺大疱应与本病鉴别，X线胸片上肺大疱壁薄，形成迅速，并可在短时间内自然消失。

2. 支气管扩张继发感染

根据既往严重肺炎或结核病等病史，典型的清晨起后大量咳痰，结合X线胸片及支气管造影所见，可以鉴别。

3. 肺结核

肺脓肿可与结核瘤、空洞型肺结核和干酪性肺炎相混，应做结核菌素试验，痰液涂片或培养寻找结核菌，在X线片上，肺结核空洞周围有浸润影，一般无液平面，常有同侧或对侧结核播散病灶。

4. 先天性肺囊肿

其周围肺组织无浸润，液性囊肿呈界限清晰的圆形或椭圆形阴影，全气囊肿呈圆形或椭圆形薄壁透亮囊腔影。

五、治疗

（一）一般疗法

注意休息和营养，加强支持疗法。对症疗法包括供氧、祛痰和体位引流。

（二）抗生素疗法

主要依靠抗生素治疗，早期可用青霉素 10 万 U/（kg/d），疗程 4～6 周。对青霉素过敏或无效者，可根据痰细菌培养及敏感试验选用敏感抗生素，如头孢菌素、万古霉素及亚胺培南/西司他丁钠（泰能）等治疗。除全身用药外，又可用抗生素液雾化吸入或自气管滴注抗生素，使在脓腔内达到较高的药物浓度。疗程因脓肿吸收的速度、脓肿的程度及临床表现的严重程度而定，一般疗程 3～4 周。

（三）手术疗法

多无须手术。对慢性肺脓肿，纤维组织大量增生，并发支气管扩张；或有反复感染，大量咯血者应考虑外科手术，一般手术在发病后 4 个月到 1 年之内施行为宜。

（四）预后

一般预后良好。吸入异物所致者，在取出异物后迅速痊愈。有时脓肿经支气管排脓，偶可自愈。并发支气管扩张症、迁徙性脓肿或脓胸时预后较差。

六、预防及护理

（一）预防

对急性肺炎和败血症应及时彻底治疗，有呼吸道异物吸入时，须迅速取出异物，在腭扁桃体切除及其他口腔手术过程中，应避免组织吸入肺部。

（二）护理

1. 一般护理

对于起病急骤的高热患者应予卧床休息，病室内要保持空气流通，及时排除痰液腥臭气味。最好与其他病种患者分室住或安置在病房一角靠近窗口，以减少对其他患者的不良影响。

2. 口腔护理

做好口腔护理，可用生理盐水或朵贝尔氏液漱口，清除口臭，及时倾倒痰液，痰杯加盖并每日清洗消毒一次，痰杯内可放置消毒液，以达到消毒和去除臭味的目的。对体温持续不降的患者，给予物理降温或药物降温，要防止因出汗过多导致虚脱。

3. 饮食护理

由于脓肿的肺组织，在全身消耗严重情况下，修复困难，机体需要较强的支持疗法，除给予必需的输血、补液外，主要应依靠患者自身加强营养，给予高蛋白、高维生素、高热量、易消化的食物，食欲欠佳者可少量多餐。

4. 抗感染护理

早期患者全身应用大剂量有效的抗生素，青霉素为首选的抗生素。有条件可根据痰液细菌培养和药物敏感试验结果选用抗生素。病灶局部应用抗生素，可采取经支气管或鼻导管置入气管内，行抗生素滴入，可提高药物在病灶局部的浓度，控制耐药菌生长。

第四章　小儿呼吸系统急危重症

第一节　心肺复苏

小儿心肺复苏（Cardiopulmonary Resuscitation，CPR）是指在心跳呼吸骤停，患儿突然呼吸及循环功能停止，这时需要心肺复苏（Cardiopulmonary Resuscitation，CPR），包括采用一组简单的技术，使生命得以维持的方法。

一、概述

（一）基本生命支持

基本生命支持（basiclifesupport）：儿童基本生命支持包括一系列支持或恢复呼吸或心跳呼吸停止儿童的有效的通气或循环功能的技能。任何一个受过训练的医务人员或非医务人员都可以进行基本生命支持，它对伤病儿童的最终恢复是非常重要的。当心跳呼吸停止或怀疑停止时，同样需要迅速将患儿送到能给以进一步生命支持的医疗机构。

（二）高级生命支持

高级生命支持（advancedlifesupport）为心肺复苏的第二阶段，有经验的医护人员参与此时的抢救工作，并且常有明确的分工，协调处理呼吸、胸外心脏按压、辅助药物应用、输液、监护及必要的记录。

（三）稳定及复苏后的监护

稳定及复苏后的监护指为使复苏后的病人稳定而进行的进一步处理及监护。

二、小儿心跳呼吸骤停病因

（一）常见病因

引起小儿心跳呼吸骤停的原因甚多，如新生儿窒息、婴儿猝死综合征、喉痉挛、喉梗阻、气管异物、胃食管反流、严重肺炎及呼吸衰竭、药物、严重心律失常、中毒、代谢性疾病、心肌炎、心肌病、心力衰竭、心血管介入治疗操作过程、各种意外损伤等。心跳呼吸骤停难以预料，但触发的高危因素应引起足够的重视，其中最危险因素包括：

1. 心血管系统的状态不稳定，如大量失血、难治性心衰、低血压和反复发作的心律失常。

2. 急速进展的肺部疾病，如严重的哮喘、喉炎、重症肺炎、肺透明膜病等。

3. 外科手术后的早期，如应用全身麻醉及大量镇静剂足以使患儿对各种刺激的反射能力改变。

4. 安有人工气道的患儿气管插管发生堵塞或脱开。

5. 患儿神经系统疾病有急剧恶化时，如昏迷病人常无足够的呼吸驱动以保证正常的通气。另外，临床的一些操作对于有高危因素的患儿能加重或触发心跳呼吸骤停，包括：

（1）气道的吸引：能引起低氧、肺泡萎陷及反射性心动过缓。

（2）不适当的胸部物理治疗（如拍背、翻身、吸痰等），可使更多的分泌物溢出，阻塞气道，也可使患儿产生疲劳。

（3）任何形式的呼吸支持（如人工呼吸机的应用）的撤离：使病人必须从以前的人工呼吸转变为自主呼吸做功，如降低吸入氧浓度、撤离 CPAP 或机械通气、拔除气管插管等。

（4）镇静剂的应用：如麻醉剂、镇静药和止咳药的应用所致的呼吸抑制。

（5）各种操作：如腰穿时使呼吸屏住，可使心搏骤停。

（6）迷走神经的兴奋性增加：一些临床操作可引起迷走神经的兴奋性增加，如鼻胃管的放置、气管插管操作等。

此外，高危婴儿喂养时由于吞咽和呼吸不协调也可引起心跳呼吸骤停。应特别注意循环的失代偿表现，包括外周循环不良、心动过缓、呼吸形式的改变或呼吸暂停、发绀、对刺激的反应性下降等。有上述表现时应尽可能停止相关的操作，并给以生命支持。

三、诊断

（一）临床表现症状

症状为突然昏迷，部分有一过性抽搐、呼吸停止、面色灰暗或发绀、瞳孔散大和对光反射消失。大动脉（颈、股动脉）搏动消失，听诊心音消失。如做心电图检查可见等电位线、电机械分离或心室颤动等。心跳呼吸骤停的诊断并不困难，一般在患儿突然昏迷及大血管搏动消失即可诊断，而不必反复触摸脉搏或听心音，以免延误抢救时机。

（二）抢救

年长儿心率< 30 次 /min，新生儿心率< 60 次 /min 为胸外心脏按压的指征。

新生儿无自主呼吸或为无效喘息，有自主呼吸但心率< 100 次 /min 及用 80% 浓度的氧仍有中心性发绀时即可进行正压通气复苏。

四、治疗

对于心跳呼吸骤停，现场抢救（first aid）十分必要，应争分夺秒地进行，以保持呼吸道通畅、建立呼吸及建立人工循环的顺序进行，以保证心、脑等重要脏器的血液灌流及氧供应。

（一）保持呼吸道通畅（Airway，A）

小儿低氧血症和呼吸停止可能引起或造成急剧恶化和心跳呼吸停止。因此建立和维持气道的开放和保持足够的通气是基本生命支持最重要的内容。首先应去除气道内的分泌物、异物或呕吐物，有条件时予以口、鼻等上气道吸引。将患儿头向后仰，抬高下颌，一只手置于患儿的前额，将头向背部倾斜处于正中位，颈部稍微伸展。用另一只手的几个手指放在下颌骨的颏下，提起下颌骨向外上方，注意不要让嘴闭上或推颌下的软组织，以免阻塞气道。当颈椎完全不能运动时，通过推下颌来开通气道。也可放置口咽导管，使口咽部处于开放状态。

（二）建立呼吸（Breathing，B）

当呼吸道通畅后仍无自主呼吸时应采用人工辅助通气，维持气体交换。常用的方法有：

1. 口对口人工呼吸

此法适合于现场急救。操作者先深吸一口气，如患者是 1 岁以下婴儿，将嘴覆盖婴儿的鼻和嘴；如果是较大的婴儿或儿童，用口对口封住，拇指和食指紧捏住患儿的鼻子，保持其头后倾；将气吹入，同时可见患儿的胸廓抬起。停止吹气后，放开鼻孔，使患儿自然呼气，排出肺内气体。重复上述操作，儿童 18～20 次 /min，婴儿可稍加快。口对口呼吸即使操作正确，吸入氧浓度也较低（<18%），操作时间过长，术者极易疲劳，故应尽快获取其他辅助呼吸的方法替代。

2. 复苏囊的应用

在多数儿科急诊中，婴幼儿可用气囊面罩进行有效的通气。常用的气囊通气装置为自膨胀气囊，递送的氧浓度为 30%～40%。气囊尾部可配贮氧装置，保证输送高浓度的氧气。带有贮氧装置的气囊可以提供 60%～95% 浓度氧气。气囊常配有压力限制活瓣装置，压力水平在 35～40cmH₂O。将连接于复苏皮囊的面罩覆盖于患儿的口。正确的面罩大小应该能保证将空气密闭在面部，从鼻梁到下颌间隙盖住口鼻，但露出眼睛。用一只手将面罩固定在脸上并将头或下颌向上翘起。对婴幼儿，术者 4、5 指钩住下颌角向上抬，第 3 指根部抵住下颌，保证面罩与面部紧密接触。在面罩吸氧时，一定程度的头部伸展能保证气道通畅。婴儿和幼儿要最好保持在中间的吸气位置，而不要过度伸展头部，以免产生气道压迫梗阻。

3. 气管内插管人工呼吸法

当需要持久通气时，或面罩吸氧不能提供足够通气时，就需要用气管内插管代替面罩吸氧。小于 8 岁的患儿用不带囊气管内插管，大于 8 岁的患儿用带囊插管。插管内径的大小可用公式进行估算：内径 =（16+ 患儿年龄）/4。插管后可继续进行皮囊加压通气，或连接人工呼吸机进行机械通气。

（三）循环支持（Circulation，C）

当气道通畅，呼吸建立后复苏仍不理想时应考虑做胸外心脏按压。对新生儿或小婴儿按压时可用一手托住患儿背部，将另一手两手指置于乳头线下一指处进行按压，或两手掌及四手指托住两侧背部，双手大拇指按压。对于 1～8 岁的儿童，可用一只手固定患儿头部，以便通气；另一手的手掌根部置于胸骨下半段（避开剑突），手掌根的长轴与胸骨的长轴一致。对于年长儿（＞8 岁），胸部按压方法与成人相同，应将患儿置于硬板上，将一手掌根部交叉放在另一手背上，垂直按压胸骨下半部。每次按压与放松比例为 1∶1，按压深度约为胸部厚度的 1/3，频率在新生儿为100 次 /min、年长儿为 80 次 /min。胸外心脏按压与呼吸的配合在新生儿为 3∶1，年长儿为 5∶1。按压后 1min 判断有无改善，观察颈动脉（对于 1～8 岁儿童）、股动脉搏动，瞳孔大小及皮肤颜色等。在临床上当触及大动脉搏动提示按压有效；如有经皮血氧饱和度监测，其值上升也提示有效。

（四）进一步处理

大多数患儿，尤其是新生儿在呼吸道通畅，呼吸建立后心跳可恢复。如胸外心脏按压仍无效，可试用药物。在心跳骤停时，最好静脉内给药，但由于很难建立静脉通路，有些药物可在气管内给入，如阿托品、肾上腺素、利多卡因等。儿童气管内用药最佳剂量尚不肯定，气管内用药剂量应比静脉内用量大，才能达到同样的疗效。药物从骨髓腔注入能很好地被吸收，骨髓腔内注射与静脉内注射效果相同。常用药物有：

1. 肾上腺素

儿科病人最常见的心律失常是心跳停止和心动过缓，肾上腺素有调节正性肌力和正性频率作用。剂量：0.0lmg/kg，（1:10000溶液0.1mL/kg），静脉或骨髓腔内给药，或气管内给药0.1mg/kg。间隔5min可重复1次。

2. 碳酸氢钠

儿科病人中，心脏骤停的主要病因是呼吸衰竭，快速有效的通气对于控制心跳呼吸骤停引起的酸中毒和低氧血症很必要。碳酸氢钠应用可促进CO_2生成，而CO_2比HCO_3^-更易通过细胞膜，可以引起短暂的细胞内酸中毒，从而导致心肌功能不全。鉴于这些潜在毒性，轻、中度酸中毒、特别是有通气不足存在时，不宜使用碳酸氢钠。改善通气和扩容一般可以解决酸中毒。碳酸氢钠剂量为lmL/kg，可经静脉或骨髓腔给予。

3. 阿托品指针

阿托品指针为低灌注和低血压性心动过缓、预防气管插管引起的迷走神经性心动过缓、房室传导阻滞所引起的少见的症状性心动过缓。剂量：0.02mg/kg，静脉、气管内或骨髓腔给药，间隔5min可重复使用。最大剂量儿童不能超过lmg，青少年不超过2mg。

4. 葡萄糖

在婴幼儿心脏复苏时，应快速进行床边的血糖检测，有低血糖时应立即给葡萄糖。剂量：0.5～1.0g/kg，以25%葡萄糖液静脉注射。

5. 钙剂

仅在疑有低钙血症时才可给钙剂，在治疗高钾血症、高镁血症、钙通道阻滞剂过量时，也可考虑使用。剂量：葡萄糖酸钙100～200mg/kg（10%葡萄糖酸钙1～2mL/kg）；氯化钙20～50mg/kg（10%氯化钙0.2～0.5mL/kg）。

6. 利多卡因

当存在室颤时可用利多卡因。剂量：负荷量为1mg/kg，负荷量给以后即给静脉维持，剂量为20～50μg/（kg/min）。

（五）其他治疗

对复苏后患儿出现的低血压、心律失常、颅内高压等应分别给以预防及处理。

第二节　呼吸衰竭

呼吸衰竭（respiratory failure）是一种重危的临床综合病征，为儿科常见的急症之一，也是引起死亡的多见原因，简称呼衰。呼衰是指由于各种原因导致中枢和（或）外周性呼吸生理功能障碍，使动脉血氧分压（PaO_2）＜8kPa（60mmHg）或伴有动脉二氧化碳分压（$PaCO_2$）＞6.67kPa（50mmHg），并存在呼吸困难症状的临床综合征。小儿多见急性呼吸衰竭。

一、病因

（一）根据年龄分类（20%）

1. 新生儿阶段

一般指出生后28d内出现的呼吸系统或其他系统疾病导致的呼吸衰竭，多因窒息、缺氧、肺发育不成熟、吸入羊水胎粪、肺部或全身感染导致。此外，先天性畸形和发育障碍导致上下呼吸道梗阻，膈疝使肺部受压迫等，也可以导致呼吸衰竭。

2. 婴幼儿阶段

多为支气管肺炎、中枢感染等导致，也可以因气道和肺部免疫系统发育不完善，容易感染细菌和病毒，导致肺炎和呼吸衰竭。

3. 儿童阶段

多可因肺炎、先天性心脏病、哮喘持续状态、感染性疾病、肺外脏器功能衰竭等发展而来。此外，外伤、手术创伤、气道异物、溺水、中毒等也会严重影响到呼吸功能，导致急性呼吸衰竭。

（二）根据中枢性和外周性病因的分类（20%）

1. 中枢性

原发病对脑部的伤害，脑水肿或颅内高压影响呼吸中枢的正常功能，导致中枢呼吸运动神经元的冲动发放异常，而出现呼吸频率和节律异常，临床主要为通气功能异常，如颅内感染、出血、头颅创伤、窒息和缺氧等，药物中毒、酸中毒、肝肾功能障碍也可以导致中枢性呼吸衰竭。

2. 外周性

原发于呼吸器官，如气道、肺、胸廓和呼吸肌病变，或继发于肺部及胸腔以外脏器系统病变的各种疾病。

（三）根据感染和非感染性病因的分类（20%）

1．感染性疾病

如细菌、病毒、真菌、原虫性肺炎并发呼吸衰竭，或败血症等全身性感染导致急性肺部炎症、损伤、水肿、出血等病变，中枢感染也是导致呼吸衰竭的重要原因。

2．非感染性

如手术、创伤、吸入、淹溺、中毒等导致的中枢性和外周性呼吸衰竭。

3．脑膜炎合并呼吸衰竭或者多脏器功能衰竭合并呼吸衰竭。

（四）根据病理生理特点的分类（20%）

1．急性呼吸衰竭

多为急性发作并出现持续低氧血症，依赖紧急复苏抢救。

2．慢性呼吸衰竭

多表现为肺部基础疾病进行性损害，导致失代偿，出现高碳酸血症和酸中毒。

3．血氧和二氧化碳水平

也有临床根据血气分析诊断呼吸衰竭为Ⅰ型（低氧血症型）和Ⅱ型（低氧血症伴高碳酸血症）。

呼衰的病因可分为3个大类：即呼吸道梗阻、肺实质病变和呼吸泵异常，三者又相互关联。

二、发病机制

其病因由上下呼吸道梗阻，肺部疾病和中枢神经系统疾病或肌病所引起，使呼吸功能发生严重损害，不能有效地进行气体交换而导致缺氧、CO_2 正常或降低（Ⅰ型），或过多（Ⅱ型），产生肺容量减少，顺应性降低和呼吸功能增加等一系列生理功能紊乱和代谢障碍。通气和换气的正常进行，有赖于呼吸中枢的调节、健全的胸廓、呼吸肌及神经支配、畅通的气道、完善的肺泡及正常的肺循环，任何原因只要严重损害其中一个或更多的环节，均可使通气换气过程发生障碍，而导致呼衰。由于其病因和病理基础不同，仅采用一种标准作为全部呼衰的指导是不够全面的，根据临床表现，结合血气分析等，可将其分为换气和通气功能衰竭两个类型。

（一）Ⅰ型呼衰

以换气功能衰竭为主，主要由于肺实质病变引起，即是肺泡与血液间气体弥散障碍和通气与血流比值失常引起，使肺不能有足量的 O_2 到肺毛细血管，发生动脉血低 O_2，而 CO_2 排出正常甚至增高，$PaCO_2$ 正常或降低，个别可因代偿性呼吸增快而导致呼吸性碱中毒，此常发生于广泛性的肺部病变，包括细菌、病毒、真菌感染等，吸入性肺炎、间质性肺炎、刺激性气体吸入、呼吸窘迫综合征、休克肺、肺水肿和广泛性肺不张等也属此型。当海平面大气压下静息状态吸入室内空气时，血气改变的特征为 $PaO_2 < 8kPa$（60mmHg），$PaCO_2$ 可正常或降低，其发病机制为：

1. 气体弥散障碍

由于肺充血、肺水肿、肺泡炎等造成肺泡毛细血管的严重改变及有效毛细血管减少，肺气肿、肺栓塞等情况，致气体弥散功能障碍，因 CO_2 弥散能力较 O_2 大 20～25 倍，故血流充盈区域内不仅不发生 CO_2 潴留，而在低 O_2 的刺激下，肺泡过度通气，排出较多的 CO_2，结果 pH 值升高，但不能摄取较多的 O_2，表现为机体缺 O_2，若同时有心率加快，则更无充分时间进行弥散，从而导致呼衰。

2. 通气不均与血流比值（V/Q）失常

肺泡气体交换率高低，取决于肺泡每分通气量与肺泡周围毛细血管每分钟血流量的比值。若患呼吸道疾病，肺泡通气量不足的区域内，通气 / 血流小于 0.8，肺组织仍保持血流充盈，静脉血未经充分氧合，即进入动脉，形成肺内分流而产生低 O_2 血症，此多见于肺不张。若通气 / 血流大于 0.8，即病变部位通气保持尚好，而血流减少，吸入气体进入该区不能进行正常的气体交换，形成无效通气，增加了无效腔气量，使肺泡气量减少，造成缺 O_2，须增加呼吸次数来增加通气量进行代偿，使 $PaCO_2$ 维持正常甚或降低，常见于肺弥漫性血管病。

（二）Ⅱ型呼衰

以通气衰竭为主，由于肺内原因（呼吸道梗阻、生理无效腔增大）或肺外原因（呼吸中枢、胸廓、呼吸肌的异常）所致。有低氧血症伴有高碳酸血症，凡使肺动力减弱或阻力增加的病变均可引起，由于总通气量的降低，肺泡通气量也减少，即使有时总通气量不减少，但因残气量增加，肺泡通气量也会下降，结果导致缺 O_2 和 CO_2 潴留。临床表现为呼吸窘迫、喘憋、重度发绀、呼吸道分泌物黏稠或有大量分泌物堵塞，可伴有阻塞性肺气肿或区域性肺不张，患儿有烦躁不安或意识障碍，血气分析 $PaCO_2$ 大于 $6.67kPa$（50mmHg），PaO_2 降低至小于 $8kPa$（60mmHg），此型可分为 2 个主要组别：

1. 限制性呼吸功能衰竭

见于胸廓畸形、胸膜增厚、胸腔积液或积气、肺硬变等引起的胸壁或肺组织弹性减退，此外也可因神经肌肉疾病如多发性神经炎、脊髓灰质炎、呼吸肌麻痹等引起，呼吸中枢抑制或丧失功能，如吗啡类、巴比妥类、麻醉剂等中毒、严重的脑缺氧、脑炎、脑膜炎、颅内压增高等，使呼吸动作受限，外界进入肺泡的 O_2 减少，排出 CO_2 也减低，导致缺 O_2 和 CO_2 潴留。

2. 阻塞性呼吸功能衰竭

阻塞性呼吸功能衰竭主要指下呼吸道有阻塞所造成的呼吸不畅或困难。最常见于毛细支气管炎，肺气肿，支气管哮喘和纵隔肿瘤等压迫或阻塞，使呼气阻力加大、肺泡通气不足，有些区域甚至呈无气状态，肺总容量和肺活量正常，甚至有所增加。但残气量与肺总容量相比则有明显的增大，最大通气量减少，时间肺活量明显延长，有时两组相混合，均具有低氧血症，由于其发病迅速，使已增高的 CO_2 分压不能及时从肾脏保留的碳酸氢根得到代偿，结果发生呼吸性酸中毒，高碳酸血症使肺动脉阻力增加，脑血管扩张，致颅内压增高和脑水肿。上述两型呼衰都有缺 O_2，而 CO_2 潴留仅见于Ⅱ型，但Ⅰ型的晚期也可出现，中枢神经及神经肌肉疾病仅能出现Ⅱ型呼衰，而肺及支气管受累的疾病不仅可产生Ⅰ型，也可引起Ⅱ型，如仅现Ⅰ型者，则肺部必然受累。

三、临床表现

小儿临床多见急性呼吸衰竭，除有原发病的表现外，出现低氧血症，或合并高碳酸血症，出现多种临床异常情况。

（一）呼吸系统

由于小儿肺容量小，为满足代谢需要，肺代偿通气主要依靠呼吸频率加快获得。当呼吸频率>40次/min，有效肺泡通气量呈下降趋势，因此呼吸困难多表现为浅快，婴幼儿甚至可以达到80～100次/min，出现三凹征，当呼吸肌疲劳后，呼吸速度变慢，同时伴严重低氧和高二氧化碳潴留，出现多种临床异常表现。当血氧饱和度<80%时（PaO_2<6.67kPa）出现发绀；但如果患儿贫血，发绀可以不明显，高碳酸血症时，可以出现皮肤潮红，口唇樱桃红色，并不反映循环改善，须加以区别。若 $PaCO_2$>12.0kPa（90mmHg）时，可对呼吸中枢产生麻醉作用，仅能靠缺氧对化学感受器的刺激来维持呼吸运动，此时如给高浓度氧，反而可抑制呼吸。

（二）神经系统

低氧血症时出现烦躁不安、意识不清、嗜睡、昏迷、惊厥，中枢性呼吸衰竭出现呼吸节律不齐，潮式呼吸；呼吸衰竭后期出现视神经受到压迫时，可出现瞳孔不等大改变。

（三）心血管系统

低氧血症早期心率加快，心排出量提高，血压上升；后期出现心率减慢，心音低钝，血压下降，心律失常。

（四）其他脏器系统

低氧可以导致内脏血管应激性收缩、消化道出血和坏死，肝功能损害出现代谢酶异常增高，肾脏功能损害可出现蛋白尿、少尿和无尿等症状。

（五）酸碱平衡失调和水盐电解质紊乱

低氧血症和酸中毒使组织细胞代谢异常，加上能量摄入不足，限制补液，利尿药应用等，可以使患儿血液生化检查出现高血钾、低血钾、低血钠、高血氯及低钙血症，小儿肾脏对酸碱，水盐电解质平衡的调节作用有限，特别在低氧血症时，肾脏血流下降，进一步限制了肾脏的调节作用，可以加重全身性酸碱平衡失调和水，盐电解质紊乱。

四、检查

怀疑患儿有呼衰时，应作血尿常规、血尿素氮或血清肌酐测定，血氯、钠测定，血液气体测定，化验室检查能客观反映呼衰的性质和程度。对指导氧疗、机械通气各种参数的调节，以及纠正酸碱平衡和电解质均有重要价值。

（一）尿常规及血清肌酐

正常者，可排除肾性酸中毒。

（二）血气分析

血气分析能准确反映呼衰时体内缺氧和酸中毒的具体情况。方法简单，自应用微量测定以来，可多次重复进行，以观察其动态变化，同时还可了解机体对酸中毒的代偿程度和循环功能，与临床现象、简易通气量测定、电解质检查等做综合判断，对指导治疗具有重要意义。

1. 低氧血症的分析

（1）动脉氧分压改变的意义：

①呼吸空气时血氧分压的改变：若 PaO_2 在正常范围，表示患儿肺的换气功能正常。一般 PaO_2 在 8.0kPa（60mmHg）以上，不会造成缺氧状态，血氧分压下降的数值与严重程度不是直线的关系。这是由氧解离曲线所决定的：PaO_2 在 10.6kPa（80mmHg），

相当于 SO_2 94%，这是正常成人 PaO_2 的下限，PaO_2 在 8.0kPa（60mmHg），相当于 SO_2 90%，这是氧解离曲线的开始转折部位，在此以下，随着 PaO_2 的下降，SO_2 下降较明显，PaO_2 在 5.3kPa（40mmHg），相当于 SO_2 75%，动脉血达此值时临床已有明显的发绀，在此以下时将有严重的缺氧，5.3kPa（40mmHg）也是混合静脉血氧分压的正常平均值，代表循环功能正常时，经过全身组织消耗后的血液内氧的水平，PaO_2 在 2.7kPa（20mmHg），SO_2 32%，动脉血达此值已近能够存活的极限。PaO_2 低于正常，表示肺脏有换气功能障碍或通气不足，二者的区别方法：若 $PaCO_2$ 正常或偏低，而 PaO_2 偏低，则肯定为换气功能障碍，而非通气不足。若 $PaCO_2$ 增高，PaO_2 下降则表示通气不足，但也可能同时合并换气功能障碍，进一步确定要结合临床有无肺部病变，并计算肺泡 - 动脉氧压差。肺泡 - 动脉氧压差在正常范围，表示换气功能正常，肺部无重要病变。若肺泡 - 动脉氧压差增大，表示有肺的换气功能障碍，对 PaO_2 下降者，可用下列简便方法推断其原因：计算 $PaCO_2$ 与 PaO_2 之和，此值在 14.6～18.6kPa（110～140mmHg）提示通气不足，此值小于 14.6kPa（110mmHg）（包括吸氧患者），提示换气功能障碍，此值大于 18.6kPa（140mmHg），提示可能有技术误差，

②吸氧时氧分压改变的意义：通过吸入不同浓度的氧后 PaO_2 的改变，可对引起 PaO_2 下降的原因做出初步的判断。吸低浓度氧时（吸入氧浓度在 30% 左右），根据 PaO_2 升高的情况分为 3 种：吸氧后 PaO_2 改善明显，为因弥散功能障碍所致的氧分压下降。吸氧后 PaO_2 有一定程度的改变，为通气/血流比例失调所致换气功能障碍。因病理的肺内分流引起者，吸氧后血氧分压升高不明显，在同一患儿身上，可能 3 种换气功能障碍的原因都存在，而患儿的病变与 PaO_2 下降的程度也不相同，故以上判断方法，只能粗略推算，吸高浓度氧时（吸入氧浓度可在 30%～60%）大多数患儿的 PaO_2 均可升到正常 10.6～13.3kPa（80～100mmHg）或近于正常 8.0～10.6kPa（60～80mmHg）的水平，若 PaO_2 仍在 8.0kPa（60mmHg）以下，表示肺内有严重病变或给氧方法上存在问题，若固定吸氧浓度不变，PaO_2 逐渐升高则表示肺内病变逐渐好转。

（2）缺氧的程度及类型：临床上缺氧与低氧血症并不是完全等同的定义，有的病儿可有缺氧，但并不一定有低氧血症，根据 PaO_2、SaO_2 可将低氧血症分为：

①轻度低氧血症：$SaO_2 > 80\%$，PaO_2 50～60mmHg（无发绀）。

②中度低氧血症：SaO_2 60%～80%，PaO_2 40～50mmHg（有发绀）。

③重度低氧血症：$SaO_2 < 60\%$，$PaO_2 < 40mmHg$（严重发绀）。

根据病因，可将缺氧分为呼吸性、循环性、贫血性及组织性四类，不同类型的缺氧，血氧在动脉和静脉内的变化各不相同，呼吸性缺氧系因肺换气，通气障碍，导致动脉内血氧不足（PaO_2，SO_2 及血氧含量均降低），而静脉血氧含量也随之降低，右向左分流的先天性心脏病，静脉血流入动脉内而使血氧下降，血氧的改变与呼吸原因所致相同，故也列为呼吸性缺氧。循环性缺氧则因循环过慢，以致组织供氧不足，且从血中摄取的氧在每毫升血为单位来讲，也相应增多，故表现为动脉与静脉氧含量差加大。贫血性缺氧主要因血红蛋白量减少或质的改变，虽然动脉氧分压和氧饱和度都无明显下降（血红蛋白质的异常、可有血氧饱和度的降低），但携氧有限，氧含量减少。组织性缺氧是因组织酶系统障碍，不能利用动脉供应的氧，故静脉氧含量增高。

2. 呼衰类型

（1）Ⅰ型呼吸衰竭：$PaO_2 < 6.67kPa$（50mmHg）。

（2）Ⅱ型呼吸衰竭：$PaO_2 < 6.67kPa$（50mmHg），$PaCO_2 > 6.67kPa$（50mmHg）。

①轻度：$PaCO_2$ 6.67～9.33kPa（50～70mmHg）。

②中度：$PaCO_2$ 9.33～12.0kPa（70～90mmHg）。

③重度：$PaCO_2 > 12.0kPa$（90mmHg）。

（三）心、肝、肾功能及电解质

血清心肌酶谱、尿素氮、肌酐、转氨酶、电解质测定等，有助于心脏、肾脏、肝脏功能受损及电解质紊乱的诊断。

（四）肺活量

床边测定肺活量，第 1s 时间肺活量或高峰呼气流速（PEER）可有助于了解通气损害的程度。如肺活量占预计值 1/2 者，须考虑机械呼吸，占预计值 1/3 以下者，应即行机械呼吸，应做心电图、胸片和 B 超、CT 等检查。

五、诊断及鉴别诊断

（一）诊断

根据以上呼吸系统表现，加上神经系统、心血管、内脏功能变化的表现，结合血气分析，可以初步做出呼吸衰竭的临床诊断。一般认为在海平面大气压水平，静息状态下吸入空气时，$PaO_2 < 8.0kPa$，$PaCO2 \geq 6.0kPa$，$SO_2 < 91\%$ 为呼吸功能不全。$PO_2 \leq 6.65kPa$，$PaCO_2 \geq 6.65kPa$，$SO_2 < 85\%$ 提示呼吸衰竭，根据 $PaCO_2 + PaO_2$ 值可推断呼衰原因，此值 14.6～18.6kPa（110～140mmμg），提示通气不足。若 < 14.6kPa

（＜110mmμg），提示换气障碍；若＞18.6kPa（＞140mmμg）（不吸氧）提示可能有技术误差，血气分析可以提供不同类型酸碱紊乱的指标。

（二）鉴别诊断

1. 呼吸功能不全

单纯使用血气值作为呼吸衰竭诊断依据并不准确，比如在吸入30%～40%氧后30～60min，患儿$PaCO_2$＞8kPa，有可能为呼吸功能不全。因此，在呼吸困难症状出现时，采用持续非介入性正压通气，或气道插管机械通气和气道清洗使黏稠分泌物导致气道阻塞复通后，呼吸困难症状迅速缓解。因此，需要与单纯性原发于肺部或肺外疾病演变发展的严重呼吸困难加以区别，动态检查血气，进行心率和呼吸监测。

2. 急性呼吸窘迫综合征（ARDS）

小儿ARDS多为急性起病，有肺部和其他脏器的感染病史，主要表现为呼吸窘迫症状。放射学检查为双侧肺弥漫性炎症和渗出改变，血气分析提示严重低氧血症，可以合并严重肺内分流和肺动脉高压，应用常规机械通气往往效果差，临床病死率可以高达60%以上。

3. 感染性休克和全身性炎症反应综合征

小儿感染性休克导致肺部严重损伤和呼吸功能障碍，应及时处理原发病因，采取抗感染和抗休克措施，解除导致呼吸功能障碍的主要原因。

六、并发症

主要有消化道出血、心律失常、气胸、DIC、浅层静脉血栓及肺栓塞、气管插管或切开的并发症，继发感染等。

1. 发展为严重肺损伤和急性呼吸窘迫综合征

中枢性呼吸衰竭可以发展为呼吸机相关性肺炎和肺损伤，持续机械通气时，呼吸管理不善，可以导致气道肺泡发育不良、呼吸道细菌感染，发展为肺炎，加重呼吸衰竭，化疗和免疫抑制时，肠道缺血缺氧－再灌注性损伤等可以导致严重肺部感染性损伤，并发展为ARDS。

2. 发展为肺外脏器功能衰竭

呼吸衰竭时持续低氧血症可以导致肺部和肺外脏器功能衰竭，主要由于肺部炎症细胞大量集聚，释放促炎症介质进入循环，攻击肺外脏器，导致肺外脏器的功能和结构损害，可以发展为多脏器功能障碍和衰竭。

七、治疗

（一）病因治疗

针对引起呼吸衰竭的直接病因，采取各种有效措施。特别是要促进那些引起呼吸衰竭的病变的恢复，如肺炎时的感染的控制、中枢神经疾患的脑水肿治疗、ARDS 患儿的肺水肿治疗等。原发病不能立即解除的，改善血气的对症治疗有重要作用；但呼吸功能障碍不同，侧重点亦异。呼吸道梗阻患儿的重点在改善通气，ARDS 患儿重点在换气的改善，而对肺炎则应兼顾两方面。因此，正确的诊断是合理治疗的前提，只有对患儿呼吸衰竭病理生理特点有明确的了解，才能把握不同病情特点，采取不同的治疗方案。

（二）氧疗

对于呼吸功能不全者，吸入低 — 中浓度氧（0.3～0.5）数小时，可以提高血氧饱和度（$SO_2 > 90\%$），急性缺氧用中等浓度氧（0.4～0.5），慢性缺氧给低浓度氧（0.3～0.4）。呼吸衰竭患者吸入氧 12～24 h，可以解除低氧血症，发绀和呼吸困难逐渐消退。长时间吸入低浓度氧一般不会产生严重不良反应。但吸入氧大于 80%，24～48 h 可以导致气道炎症和水肿，甚至严重的气道黏膜过氧化损伤。血氧水平过高，可以导致视网膜病变。动脉氧水平的提高必须和缺氧症状的改善相联系，因组织摄取氧的能力受到氧解离曲线、血红蛋白水平、心排出量等因素影响。

（三）气道管理

保持呼吸道湿化和雾化，防止气道上皮细胞过于干燥而变性坏死。清除气道分泌物可以采用拍背、气道雾化等方法，也可以使用沐舒坦等药物化痰。对于先天性或获得性气道发育导致通气障碍者，或二氧化碳潴留者，应给予气管插管、机械通气和必要的手术处理，目的为解除气道阻塞、修复瘘管等先天性畸形。气管插管后小儿应每隔 1～2h 向气管滴入生理盐水，然后行负压气道吸引。

（四）机械通气

1. 一般参数设置原则

调节潮气和通气频率，保持通气量相对稳定，控制 $PaCO_2$ 在 4.7～6kPa（35～45mmHg）。新生儿和小于 3 个月的婴儿通气频率 40～50 次 /min，幼儿为 30～50 次 /min，儿童为 20～40 次 /min。容量控制或压力控制时的通气潮气量在 6mL/kg。如果 $FiO_2 > 40\%$ 方能够维持 $SO_2 > 85\%$，应将呼气末正压（PEEP）设置在 2～4cmH$_2$O。

2. 械通气效果判断

对于肺泡通气量与血氧合状况是否合适，采用以下公式可以判断潜在通气和换气效率：a/A（PO_2）－PaO_2/PAO_2，其中 $PAO_2=FiO_2×（PB－PH_2O）－PaCO_2/R$，$PAO_2$ 为肺泡气氧分压，PB 为海平面大气压（760mmHg），PH_2O 为肺泡汽水蒸发分压（47mmHg），R 为呼吸商（0.8）。如果 a/A＞0.5，正常或轻度呼吸功能不全；a/A＜0.5，呼吸衰竭或严重呼吸功能不全；a/A＜0.3，严重呼吸衰竭，可以有呼吸窘迫。

3. 过度通气

目前不主张采用过度通气的方法，因可能对于新生儿和婴幼儿带来脑血流显著下降，诱发缺血缺氧性脑损伤。对于通气效果不佳者，可以容许存在高碳酸血症，即 $PaCO_2$ 能够保持在 7～9kPa（50～65mmHg），而不必调高通气潮气量和气道峰压。必要时可以考虑将通气频率加快到 50～70 次 /min，以增加分钟通气量。

（五）呼吸兴奋剂

对于中枢性急性呼吸衰竭，可以使用尼可刹米（可拉明）、盐酸洛贝林（山梗菜碱）等药物兴奋呼吸中枢，但疗效不持久，使用时必须确定气道通畅，新生儿一般不用。尼可刹米（可拉明）肌内、皮下或静注，小于 6 个月 75mg/ 次，1～3 岁 125mg/ 次，4～7 岁 175mg/ 次。盐酸洛贝林皮下或肌内 1～3mg/ 次，静注 0.3～3mg/ 次，必要时间隔 30min 可重复使用。

（六）降低颅内压

遇有脑水肿时，原则上采用"边脱边补"的方式，控制出入液量，达到轻度脱水程度。常用药为甘露醇，静脉推注每次 0.25～0.5g/kg，间隔 4～6h 重复应用。一般用药后 20min 颅内压开始下降。或采用甘露醇－甘油 / 氯化钠（复方甘油）（0.5～1.0g/kg）交替应用，间隔 4～6h，直至症状缓解可逐渐停药。利尿药多采用呋塞米，肌内或静脉注射，每次 1～2mg/kg，新生儿应间隔 12～24 h。主要不良反应为脱水、低血压、低血钠、低血钾、低血氯、低血钙等。已经存在水、盐电解质紊乱者应注意及时纠正。

（七）纠正酸中毒

1. 呼吸性酸中毒

呼吸衰竭时的主要代谢失平衡是呼吸性酸中毒。一般应保持气道通畅，兴奋呼吸，必要时采用机械通气方式，降低组织和循环血中的二氧化碳。

2. 代谢性酸中毒采用碱性药物

如碳酸氢钠，通过中和体内固定酸，提高血浆 HCO_3^-，纠正酸中毒。此外，酸中毒可以刺激气道痉挛和降低支气管扩张剂的作用，碳酸氢钠可以缓解支气管痉挛。低氧和酸中毒可以导致心肌麻痹及肺内小血管痉挛，补充碳酸氢钠可以起强心和舒张肺内血管作用，有利于改善肺内血液灌流。一般应用 5% 碳酸氢钠，1mL=0.6mmol，剂量约每天 2～3mmol（3～5mL）/kg，先用半量（1～1.5mmol/kg）。计算方法：HCO_3^-（mmol）$=0.3 \times BE \times$ 体重（kg）。静脉滴注或缓慢推注时，可以将 5% 碳酸氢钠用乳酸－林格液或葡萄糖生理盐水稀释为 1.4% 浓度，以降低碱性液对静脉血管的刺激。如果补充碱性液过快，或没有及时改善通气和外周循环，可能产生代谢性碱中毒，可以导致昏迷和心跳停止。在出现代谢性碱中毒时，可以迅速适当降低通气量产生呼吸性酸中毒、补充生理盐水，或给予口服氯化氨、静注或口服氯化钾纠正。

（八）强心药和血管活性药的应用

在持续低氧血症并发心力衰竭时可使用洋地黄制剂、利尿药、血管张力调节制剂等。

1. 毛花苷 C（西地兰）和地高辛

在呼吸衰竭时心肌缺氧，容易导致洋地黄中毒，应考虑减少其用量。

2. 多巴胺和多巴酚丁胺

兴奋心脏 β1 受体，扩张肾、脑、肺血管作用，增加肾血流量和尿量，为休克和难治性心力衰竭的主要药物。其半衰期非常短，必须连续静脉滴注。多巴胺 2～10μg/（kg·min），多巴酚丁胺 2～20μg/（kg·min），可以联合应用，从低剂量开始。

3. 酚妥拉明

为 α－受体阻滞药，可以直接扩张外周小动脉和毛细血管，显著降低周围血管阻力及心脏后负荷，提高心排出量。适用于低氧引起的肺血管痉挛、重症肺炎、急性肺水肿、充血性心力衰竭等疾病时的呼吸衰竭。剂量为静脉滴注 0.1～0.3mg/次，用 5%～10% 葡萄糖盐水稀释，每分钟 2～6μg 速度滴入。应用中注意纠正低血压和心律失常，在伴有中毒性休克时应补充血容量。

4. 一氧化氮（NO）吸入

新生儿低氧性呼吸衰竭伴持续肺动脉高压，可以吸入 NO 治疗。起始剂量为 10～20ppm，3～6h，随后改为 5～10ppm，可以维持 1～7d 或更长时间，直到缺氧状况根本缓解。

（九）利尿药

在呼吸衰竭伴急性肺水肿、急性心力衰竭时，可以应用呋塞米促进肺液吸收、减轻心脏负荷。

（十）预后

采取积极有效措施，治疗基础疾病及诱发因素，缓解缺氧与二氧化碳潴留，防止并发症。Ⅰ型呼吸衰竭旨在纠正缺氧，Ⅱ型呼吸衰竭还需提高肺泡通气量。因此，保持呼吸道通畅，积极控制感染和合理给氧是抢救呼吸衰竭患儿的主要措施，及时去除原发病或诱因，可以缓解病情。慢性呼吸衰竭经治疗一般可以缓解病情，关键是预防。合并两个以上脏器功能衰竭者、年轻幼小者、合并营养不良、伴有惊厥、昏迷者病死率高。

八、预防及护理

（一）预防

要积极治疗导致呼吸衰竭的疾病，治疗休克和严重感染时，要控制输液速度和出入量平衡，避免长时间吸入高浓度氧，是防止急性呼吸衰竭的有效措施，血液气体微量分析的临床应用，可借以观察其动态改变，有助于早期发现异常，分析病因，及时处理，以抢救生命。

（二）护理

1．密切观察病情

监测呼吸与心血管系统，包括观察全身情况、呼吸频率、节律、类型、心率、心律、血压及血气分析结果。观察皮肤颜色、末梢循环、肢体温度等变化。

2．保持呼吸道通畅

（1）协助排痰：鼓励清醒患儿用力咳痰，对咳嗽无力的患儿定时翻身拍背，边拍背边鼓励患儿咳嗽，使痰易于排出。

（2）吸痰：无力咳嗽、昏迷、气管插管或气管切开的患儿，应定时给予吸痰。吸痰前充分给氧。动作需轻柔，负压不宜过大，吸痰时间不宜过长。

（3）湿化与雾化吸入：可用加温湿化器，亦可用超声雾化器，湿化呼吸道，同时加入解痉、消炎、化痰药物，每日数次，每次 15～20min，有利于痰液排出。

3．合理给氧

一般采用鼻导管、口罩、头罩或面罩给氧，通常应给低流量（1～2l/min）、低浓度（25%～30%）持续吸氧。在严重缺氧、紧急抢救时，可用高浓度高流量吸氧。但持续时间以不超过 4～6h 为宜。

第三节　急性肺损伤

急性呼吸窘迫综合征（ARDS）是小儿较常见的危重症，病死率高达 60%，因此，一直是急诊医学关注的热点问题。随着研究不断深入，对 ARDS 的认识也在不断深化。近年提出的急性肺损伤（ALI），是对 ARDS 概念的更新。

一、病因

多种致病因素可引起 ALI 与 ARDS，按对肺的损伤方式不同可分为直接损伤和间接损伤两类。引起小儿 ALI 与 ARDS 的最常见原因是休克、败血症和淹溺。

二、发病机制

ALI 与 ARDS 发病机制相似，是多种致病因素，包括对肺的直接及间接损伤，引起的肺部炎症反应。这种炎症反应不一定局限在肺内，也可累及其他器官，甚至引起肺外器官功能衰竭。ALI 与 ARDS 的发病过程复杂，确切的发病机制尚未完全阐明。目前认为，各种致病因素可触发体内的炎症瀑布连锁反应，这一病理过程涉及多种循环的炎症细胞及介质。这些炎症细胞或介质既可直接引起肺和肺外器官损伤，也可通过不同方式加剧"炎症瀑布"连锁反应，如此形成恶性循环，使病情迅速进展恶化。一些炎症代谢产物能引起肺血管压力升高，气道阻力增加。对肺毛细血管内皮及肺泡上皮细胞的损伤可使肺泡－毛细血管膜的通透性改变，出现渗透性肺水肿。这是产生肺换气功能障碍或低氧血症的主要原因。肺泡内大量炎症渗出物可引起肺表面活性物质功能异常，使肺泡表面张力升高，结果进一步加重肺水肿、肺不张，进一步损害肺力学，降低肺的顺应性。

对炎症细胞及介质在 ALI 与 ARDS 发病过程中所起的作用应有正确认识。首先，这些细胞和介质对身体常有双重影响。在炎症过程中，它们可杀伤病原体，清除异物，对机体有保护作用；只有在数量过多、作用过强时，才产生有害作用。其次，不能过分强调某一种或某几种炎症介质的作用。例如，白细胞介素-1 血小板活化因子、肿瘤坏死因子等在 ALI 与 ARDS 发展过程中有重要作用，但单纯对抗某种介质并不能阻止病情的进展。白细胞介素-1 受体拮抗剂、血小板活化因子受体拮抗剂和肿瘤坏死因子抗体等已用于治疗 ALI 与 ARDS 患者，临床疗效并不满意，有抗炎作用的肾上腺皮质激素也未显示确实疗效。总之，对 ALI 与 ARDS 发病机制的认识虽有很大进步，但许多地方仍不清楚，需投入力量进行更深入的研究工作。

三、诊断标准

1. 有发病高危因素。

2. 急性起病，呼吸频数和（或）呼吸窘迫。

3. 低氧血症：ALI 时动脉血氧分压 $Pa(O_2)$ / 吸氧浓度（FiO_2）$\leqslant 300mmHg$（1mmHg=0.133kPa）；ARDS 时 $Pa(O_2)$ /$FiO_2 \leqslant 200mmHg$。

4. 胸部 X 线检查显示两肺有浸润阴影。

5. 肺毛细血管楔压（PCWP）$\leqslant 18mmHg$ 临床上能排除心源性肺水肿。

凡符合以上 5 条可诊断为 ALI 或 ARDS。

四、治疗

目前对 ALI 尚无特效疗法，纯属对症和支持治疗。不应把 ARI 仅作为急性肺损伤，应视为多器官功能障碍综合征（multiple organ dysfunction syndrome，MODS）一个组成部分。因此早期发现和及时治疗非常重要。对高危人群应加强监护，定期检测血气，特别控制感染、改善通气和组织供氧，防止肺损伤和肺水肿发展，是目前治疗主要原则。

尽快除去或妥善处理导致 ALI 的原发病或诱因，应是治疗和预防 ALI 的首要任务。由于严重感染是 ALI 首位高危因素，因此，在 ALI 的原发病治疗中，积极防治感染，对减少 ALI 发生、降低病死率有重要意义。液体管理是 ALI 治疗重要环节。对急性期患儿，应控制补液量，以免肺循环流体静压增加；此期胶体液不宜使用，以免通过渗透性增加的肺泡毛细血管基底膜，在肺泡和间质积聚，加重肺水肿。但肺循环灌注压过低，会影响心排出量，不利于组织氧合。有人提出理想的补液应以末梢器官灌注好坏为指标（如尿量、动脉血压和精神状态）来评估补液量。在血流动力学状态稳定情况下，可酌用利尿剂以减轻肺水肿。

机械通气是治疗 ALI/ARDS 的重要手段，其目的是改善患者的通气功能，减少呼吸做功，改善机体缺氧状况，延长患者生命，为综合治疗赢得时间。合理应用机械通气原则是：在改善肺通气 / 换气功能，提高组织氧合状态的同时，避免加重已存在的肺损伤或造成医源性肺损伤。近年来逐步形成 ALI/U 肺保护性通气策略：限制氧浓度（＜60%），应用低潮气量（4～7mL/kg），限制 PIP，用相对高的呼吸频率，采用允许性高碳酸血症 Pa（CO_2）45～60mmHg 通气，维持适度通气〔Pa（O_2）55～75mmHg，$SPO_2 \geqslant 88\%$〕，根据肺部病变设置呼气末正压通气（PEEP）等。持续呼吸道内正压通气（CPAP）或 PEEP 为首选，间歇正压通气（IPPV）为常用的通气模式。当呼吸机参数处于非安全范围时，应针对不同的病理生理机制及时应用或加用其他通气模式或支持方式，如高频通气（HFV）、俯卧位通气、肺表面活性物质、一氧化氮吸入等。目前，人们已用高频振荡、肺表面活性物质和一氧化氮吸入单独或联合应用较成功的抢救 ALI/ARDS 患儿，对部分液体通气和体外膜肺（ECMO）等治疗也已进行广泛深入的实验研究。

皮质激素因具有强大的抗感染作用，因而在早期的研究中，曾认为尽早给药可改善预后。但随机对照试验表明，大剂量甲泼尼龙既不能预防创伤和脓毒症等诱发，也不能降低 ARI 死亡率，相反却有增加二重感染或真菌感染可能。然而，皮质激素治疗 ARE6 纤维化期（发病 5～10d），似可缩短病程，提高存活率。目前主张早期不用皮质激素，晚期在积极防治感染前提下可适当应用，但不作为常规。所谓早期大剂量激素冲击疗法，国外已否定。多脏器功能障碍和衰竭常常是死亡主要原因，因此积极防治肺外脏器功能不全非常重要，保护心、脑、胃肠及肝肾脏功能，维持血气、血糖、血压正常，一旦发生功能不全或衰竭及时予相应治疗。

第四节　哮喘持续状态

哮喘是正常支气管对外源性或内源性刺激反应性过强的临床表现。过去认为哮喘持续发作 12～24h 不缓解即是哮喘持续状态。现在大量临床实践证明，一味强调时间概念，常错失处理的良机，造成不良后果，故目前不再强调时间概念了。

一、病因

（一）常见病因

1. 呼吸道感染尤其是病毒感染，诱发潜在的变态反应。

2. 接收到某些过敏原如花粉、药物或有毒气体的刺激。

3. 严重失水的患儿，因气道痰液变黏稠，引起支气管强烈痉挛。

4. 阿司匹林或吲哚美辛等前列腺合成酶抑制剂，使前列腺素 E2（PGE2）降低而引起支气管收缩。

5. 激素使用不当，尤其忽然停药可诱发哮喘。

6. 精神紧张、烦躁、哭闹或恐惧而导致哮喘持续状态。

7. 其他原因如电解质紊乱、酸碱失衡、消化道出血等均可致哮喘持续状态。

二、病理生理

气道高反应性、气道阻塞和炎症反应都与哮喘的发作相关，构成了病理生理学基础。

（一）气道反应性增高

患儿的支气管反应过强，呈高反应性。主要表现为支气管平滑肌收缩增强和黏液分泌亢进。安静时一旦吸入特殊抗原或特异性刺激，潜在的支气管高反应性便被激发出来。气道高反应性常与以下因素有关：

1. 肾上腺素受体兴奋异常

正常支气管平滑肌受副交感神经和交感神经双重支配，不过，支气管平滑肌张力几乎都取决于副交感神经胆碱能受体兴奋状态。但是，哮喘病人支气管平滑肌张力却与肾上腺素能受体密切相关。实验证明病人在缓解期应用 β－肾上腺素能受体兴奋剂后，气道阻力下降程度与正常人的效应差不多；然而若给予 β－受体阻滞剂（如普萘洛尔）则气道阻力很快升高，以至诱发哮喘，提示 β－受体处于持续被激活状态。因为哮喘病人淋巴细胞表面 β－受体的量比正常人明显减少，

β－受体要高于正常人的兴奋状态才能维持支气管平滑肌的功能。若达不到这种兴奋状态，就会发生哮喘。虽然哮喘病人安静状态下 α－受体也处于兴奋状态，但是支气管高反应性与 β－受体功能低下的关系至为密切。这在支气管高反应性形成过程中占有重要地位。

2. 变态反应

变态反应是抗原与肥大细胞的 IgE 分子结合后的抗原抗体反应，促使肥大细胞排出嗜酸性或嗜碱性颗粒、嗜中性粒细胞趋化因子释放出组织胺、缓激肽、慢反应物质等介质。从而引起支气管平滑肌痉挛、黏膜水肿、腺体分泌亢进等，造成支气管高反应性。目前已认识到肥大细胞的颗粒形成和释放是受环磷酸酰苷（cAMP）和环磷酸鸟苷（cGMP）的比值调节的。cAMP/cGMP 比值提高，便能抑制肥大细胞的颗粒形成和释放，并能直接作用于支气管平滑肌，使平滑肌松弛，反之则否。肾上腺素能药物和茶碱均可使 cAMP 增多，而抗胆碱能药物可抑制 cGMP 合成，都能提高 cAMP/cGMP 比值。因而，哮喘病儿的支气管高反应性，在细胞水平上又与 cAMP/cGMP 的代谢有关。

3. 刺激物影响

支气管黏膜上皮损伤后，吸入的特异性或非特异性刺激物容易渗入上皮细胞间隙，也容易引起咳嗽，能使支气管平滑肌收缩，这也是支气管高反应性的形成因素。

4. 精神因素

精神因素也可以引起哮喘的发作。情绪紧张、过度焦虑、精神压抑都可以通过交感和副交感神经造成 cAMP/cGMP 比值失调，成为支气管高反应性的重要原因。

（二）气道阻塞性改变

哮喘发作时，肺的气道狭窄是弥漫性的和不均匀的，以中小支气管阻塞性病变为主。主要由支气管痉挛、支气管黏膜上皮充血、水肿和管腔内黏稠分泌物堵塞造成，表现为气道阻力增加和最大呼气流速下降。在临床上，哮喘发作时，呼吸气流通过狭窄的气道，形成高音调哮鸣，这是哮喘特有的表现。

呼气时，由于胸腔内压增加，受机械压力作用使气道狭窄更加严重，所以呼气时的哮鸣音更强于吸气时，通常呼气时的哮鸣音与气道阻塞的程度平行。但临床不能单纯根据哮鸣音的增强来判断病情的严重。因为哮鸣音的强弱也取决于呼吸的力量。哮喘持续状态的病人气道严重阻塞，气流明显减少，呼吸的力量明显减弱时，哮鸣音可以明显减弱，甚至消失，肺泡呼吸音也明显降低，常提示病情危重，可危及生命，应积极处理。

（三）肺功能改变的特征

1. 肺顺应性改变

发作期间，肺的静态顺应性很少变化，但动态顺应性常下降。造成动态顺应性下降的主要因素是部分与狭窄气道相连接的肺泡未能充气。

2. 通气不均

用一口气测氮或同位素氙 133 吸入分布状态等方法，可以发现肺通气不均，可能与支气管狭窄或阻塞的程度和肺顺应性降低有关。

3. 呼吸无效腔增大

哮喘持续状态病人的气道阻塞不一致，部分小气道在呼气时可完全阻塞，呼气时的大量气体不能呼出，肺泡明显过度充气，以致该部毛细血管床受压减少；甚至完全关闭，造成无灌流区，无灌流区的肺泡通气是无效通气，即无效腔通气量（VD）增多。

4. 肺容量异常

所有静态肺容量包括残气量（RV）、功能残气量（FRC）、总肺容量（TLC）都增加。

闭合气量（CV）哮喘发作时不能测定，但在缓解期仍高于正常。

5. 最大呼气流速 – 容积（MEFV）曲线

在曲线上可见其上升支降低，75% 肺活量流速降低，其降支流速降低更明显。

6. 气道阻力增加和用力呼气流速（FEF）下降

哮喘发作时阻力肯定增加，呼气时气道阻力更明显，常伴有用力呼气流速下降。主要表现为最大呼气流速（MEFR）或呼气峰速（PEFR）下降。

7. 呼吸频率改变

哮喘发作时呼吸频率常增快，但哮喘持续状态晚期，呼吸频率可减慢，常提示病情危重。

8. 动脉血氧分压（PaO_2）下降

由于肺无效腔通气量（VD）增加，肺泡通气量不足，通气 / 灌流比值（VQ）变小，哮喘持续状态时 PaO_2 明显下降。因为 PaO_2 下降，容易发生意识模糊和烦躁不安，应尽早给氧缓解症状。

9. 动脉血二氧化碳分压（$PaCO_2$）改变

由于低氧血症，呼吸频率代偿性增快，常有通气过度，哮喘持续状态早期 $PaCO_2$ 可轻度下降，一般 $PaCO_2 < 5.332\,kPa$（40mmHg），晚期 $PaCO_2$ 可持续升高，此时病人常有严重缺氧，神志改变，应采取紧急措施。

（四）心血管功能改变

哮喘持续状态病人，由于缺氧引起肺小血管收缩，过度扩张的肺泡对血管的机械压力作用，使肺血流阻力显著增加，形成肺动脉高压。因气道阻塞，胸腔压力增加，低氧血症等因素，可引起心动过速，心电图电轴右偏和高尖 P 波。若严重低氧血症损害心肌，心率减慢甚至可心搏停止而死亡。所以哮喘持续状态出现心率缓慢是一个凶兆。若静脉回心血量过低，心肌收缩无力，则血压下降，提示病情严重有致死危险。此外，奇脉为气道严重阻塞的征象之一。

（五）失水与酸碱失衡

哮喘发作后，呼吸频率加快，出现过度换气，从肺部丧失的水分增加，加之病人大量出汗导致失水，使痰液更为黏稠，更易造成支气管阻塞，导致哮喘持续发作。

哮喘持续发作初期 PaO_2 可正常。$PaCO_2$ 因肺泡过度通气而轻度降低，主要为轻度呼吸性碱中毒。随着支气管阻塞加重，肺内通气 / 灌流下降，肺通气不足趋于加重，PaO_2 降低出现低氧血症，而 $PaCO_2$ 反接近正常或轻度升高，可出现轻度呼吸性酸中毒。

哮喘持续状态晚期，PaO_2 下降更明显，且 $PaCO_2$ 明显上升，发生严重的代谢性酸中毒。同时缺氧也可以伴有一定程度的代谢性酸中毒。此时，pH 酸碱度可明显下降，导致严重的酸血症。

三、病理

哮喘致死者的气道被黏液、渗出物和细胞所阻塞，气道表面上皮损伤脱落，有时可见上皮化生。上皮基底膜增厚、网状层增厚明显，可有透明性变，小血管扩张、充血和水肿。支气管壁细胞浸润，以嗜酸性细胞和淋巴细胞为主。支气管平滑肌肥大，杯状细胞增多，支气管壁增厚。

四、临床表现

小儿哮喘发作时可有前驱症状（如上感），多数起病急，主要表现为呼吸困难，被迫端坐前俯位。呼吸频率加快、鼻翼扇动、颈静脉呼气时怒张，胸廓饱满但可见呼气性三凹征。叩诊二肺呈鼓音，心浊音界不明显或缩小，肝浊音区下降。双肺可闻广泛哮鸣音和较多湿啰音。

哮喘发作 12～24 h 以上出现哮喘持续状态时，病人极度呼吸困难，焦虑不安或意识障碍，大量出汗有脱水表现。缺氧征明显，呼吸可由快变慢，由深变浅。咳嗽明显减少，双肺呼吸音降低，甚至几乎听不到呼吸音，哮鸣音也趋于很弱，可有奇脉。此为哮喘持续发作的危险情况，也即呼吸衰竭的出现。这种情况有时可被误认为是情况好转，而忽略抢救的机会。

哮喘持续状态是小儿呼吸系统疾病的主要危重症之一，可根据以下指标及时判断病情危重：①意识障碍；②明显脱水；③严重呼、吸气三凹征；④哮鸣音和呼吸音减弱或消失；⑤血压明显下降；⑥吸入 0.4 氧后仍有发绀；⑦ $PaCO \geqslant 50mmHg$；⑧ Ph < 7.25。此外，急性哮喘可并发气胸、纵隔气肿、肺不张或肺部感等并发症。

五、诊断标准

1. 临床喘息发作突然，有呼吸困难、缺氧征、呼气性三凹征。

2. 肺部早期广泛哮鸣音，晚期哮鸣音变弱或消失，肺呼吸音降低。病人极度烦躁或逐渐意识模糊，大汗淋漓。

3. 胸部 X 线以肺气肿为主要表现，可有肺纹理增多，伴感染时可见少量片絮状阴影。经使用拟交感神经药物和常规剂量的茶碱类药物仍不能缓解者，即可做出诊断。

为了更能及时准确地诊断此症，目前仍然将全国儿童哮喘防治协作组制定的《儿童哮喘诊断、治疗常规（试行方案）》作为诊断的参考。

六、附儿科哮喘诊断标准

（一）婴幼儿哮喘诊断标准（计分法）

凡是年龄＜3岁，喘息反复发作计分原则：①喘息发作≥3次（3分）；②肺部出现哮鸣音（2分）；③喘息突然发作（1分）；④有其他特应性病史（1分）；⑤一、二级亲属中有哮喘病史（1分）。评分原则：

1. 总分≥5分者诊断为婴幼儿哮喘。

2. 喘息发作2次或总分≤4分者初步诊断为可疑哮喘（喘息性支气管炎），如肺部有喘鸣音可做以下任意一实验：

（1）1%肾上腺素0.01/kg皮下注射，15～20min后若喘息缓解或喘鸣音明显减少者加2分。

（2）以沙丁胺醇气雾剂，沙丁胺醇水溶液雾化吸入后观察喘息和喘鸣音改变情况，如明显减少者可加2分。

（二）3岁以上儿童哮喘诊断标准

1. 喘息呈反复发作者（或可追溯与某种变应原刺激因素有关）。

2. 发作时肺部闻及哮鸣音。

3. 平喘药有明显疗效，疑似病例可选用1%肾上腺素皮下注射0.01mL/kg，最大剂量不超过0.3mL，或以沙丁胺醇气雾剂或溶液雾化吸入15min，观察无明显疗效。

（三）鉴别诊断

1. 心源性哮喘心脏病人

尤其充血性心力衰竭者因肺间质、支气管黏膜水肿、反射性支气管收缩或心脏扩大后压迫支气管，可产生与哮喘持续状态相似的呼吸困难、喘息等症状。根据以下几点不难鉴别：①既往有心脏病史（如先天性心脏病）；②有心悸、心音低钝、心脏杂音、下肢浮肿等心脏症状；③心尖区可闻舒张期奔马律；④肺底部可闻细湿啰音；⑤无哮喘发作病史；⑥心电图或彩色超声波有心脏病相应表现；⑦胸部X线片可见心影扩大，肺门动脉段突出或胸腔积液表现。

2. 毛细支气管炎

①发病年龄常在 6 个月左右；②首次喘息发作；③发作与呼吸道感染有关；④发病均有较严重的咳嗽；⑤症状发作与缓解都较缓慢；⑥胸部 X 线片以间质改变为主，部分可伴有气肿征；⑦肾上腺素皮下注射不能缓解喘息。

3. 支气管异物

①有进食后呛咳病史；②喘息发作在剧烈咳嗽之后发生；③呼吸困难主要表现为吸气性三凹征；④肺部哮鸣音较少量，左右肺部有明显差异；⑤胸部 X 线可见部分肺叶或肺段不张；⑥纤维支气管镜见到异物。

4. 其他

临床上还应与先天性喉鸣（喉软骨软化病）、支气管肺发育不良、肺栓塞等疾病鉴别。

七、治疗

小儿哮喘发作治疗越早，病情越容易控制。早期重点主要是支气管解痉问题和合理给氧。哮喘发作呈持续状态时，由于发生严重的脱水、酸中毒、低氧血症、甚至意识障碍、血压降低，病情就趋于危重。晚期发生呼吸衰竭，病情复杂，矛盾重重，且多种措施不易奏效，需进行人工机械通气方能缓解症状。

（一）合理给氧

哮喘发作早期病人就可以出现低氧血症，哮喘持续状态病人 PaO_2 下降更明显，机体严重缺氧，缺氧又可引起肺毛细血管、小动脉痉挛，更可引起支气管痉挛，使症状不能改善，可发生呼吸衰竭。此外，单纯给予缓解支气管痉挛的药物，疗效会受到很大影响，应及时给予氧疗。鼻导管经鼻前庭给氧是一种简单实用的方法给氧浓度可以用公式计算，即氧浓度（FiO_2）=0.21 + 0.04 × 每分钟流量（升）。鼻导管直径越大，氧浓度越高，给氧效果使 PaO_2 维持在（70~80mmHg）以上即可。若此法给氧效果仍不理想，可用面罩给氧。FiO_2 应≤ 0.4，不宜长时间吸入高浓度的氧。

（二）纠正水、电解质与酸碱失衡

病儿由于呼吸加快、张口呼吸，肺部丧失的体液增加。加之发热、出汗以及进食较少，常引起明显失水。体液丧失又能使呼吸道分泌物变黏稠，呼吸道阻塞加重，支气管平滑肌痉挛，病情更趋严重。容易造成严重的呼吸性酸中毒和代谢性酸中毒，发生严重的酸血症而危及生命。应给予足够重视和积极处理。

1. 补充水、电解质

第一个 24h 输入液体量，可按 80~120mL/（kg·d）计算。年龄越大补液量计算时应偏小。为了及时补充丧失的水分，第一小时补液量可增加，年龄小于 3 岁可以按 10~15mL/kg 给予，年龄大于 3 岁按 10mL/kg 计算。以后进行维持补液。输入液体以 1/3~1/5 张含钠液即可。应注意适时纠正低钾、低钙或低镁血症。

2. 纠正酸中毒

哮喘发作初期，呼吸加快、过度换气，可以没有酸中毒，有时常表现为轻度的呼吸性碱中毒。此时，不能盲目补碱性液体，若补入大量碱性液体，则可造成呼吸性和代谢性双重碱中毒，称为混合性碱中毒。严重的碱血症，可导致氧与血红蛋白的解离曲线左移，氧与血红蛋白的亲和力增强，最终组织缺氧加重。哮喘持续发作下去，呼吸道阻塞加重，低氧血症更明显，$PaCO_2$ 也升高，发生呼吸性酸中毒。

呼吸性酸中毒主要通过改善通气量和保持气道通畅来降低 $PaCO_2$。若 pH 值＞7.20，仍以不给予碱性液体为好。若 pH 值＜7.20 或 HCO_3＜13mmol/L，可补充少量碳酸氢钠。哮喘持续发作晚期，可伴有明显的代谢性酸中毒。此时，可产生双重酸中毒，应给予积极处理。首先应改善通气功能，使升高的 $PaCO_2$ 尽快恢复到正常，同时应给予碳酸氢钠纠正代酸。补入碳酸氢钠的量按以下公式计算：5% 碳酸氢钠毫升数 =0.3×kg×（－BE）×1.7，再稀释至 1.4% 碳酸氢钠等渗液，先滴入半量，再根据血气分析结果调整。不宜短时大量补入 5% 碳酸氢钠。

（三）缓解支气管痉挛

1. β 受体兴奋剂应用

β 受体兴奋剂是缓解支气管痉挛首选药物，作用优于茶碱类药物。但是应选用对心脏作用较小的 β 受体兴奋剂。此类药物经气雾吸入和静脉滴入效果没有多大差异。哮喘持续状态病人因吸气困难，尤其发生呼吸衰竭者吸进药物较少，并且容易被呼吸道黏稠的痰液阻挡，疗效会受较大影响，用静脉给药方法疗效可能更好。

（1）沙丁胺醇：β2 受体兴奋剂，对心脏副作用小，仅为异丙基肾上腺素的 1/10。常为首选解支气管痉挛的药物之一。可采用静脉滴入，起效时间 5~15min，维持作用时间 4~6h。静脉滴注剂量为 5μg/（kg/ 次），滴入速度 5~8μg/min，症状缓解不理想 6h 后可重复用药。

（2）喘乐宁气雾剂：为沙丁胺醇的气雾剂，吸入作用与静脉作用无明显差异。是临床常用平喘的气雾剂。每次 0.1mg~0.2mg，每日 3~4 次。

（3）喘乐宁雾化溶液：适用于哮喘持续状态、喘息性支气管炎等引起的严重支气管痉挛的抢救。本品可被气流雾化成微粒，无须病人做出配合动作，经面罩或咬着雾化管嘴吸入肺部。5% 喘乐宁雾化溶液 0.5mL 加生理盐水 1.5mL，放入雾化器中雾化，8～10min 吸完。每日 3～4 次。

（4）喘康速气雾剂：又名特布他林、博利康尼。系选择性 β2 受体兴奋剂。扩张支气管作用强度较沙丁胺醇稍弱，但兴奋心脏作用较沙丁胺醇少 7～10 倍仅为异丙肾上腺素的 1‰，气雾吸入 5～15min 起效维持时间达 3～4h，每次吸入 0.25～0.5mg，每日 3～4 次。

（5）异丙基肾上腺素（喘息定）：β 受体兴奋剂。平喘效果肯定，不论气雾吸入或注射给药均起到明显扩张支气管作用。气雾吸入显效快，30～60s 钟即能奏效，作用持续 1～2h。静脉可以 0.1μg/（kg/min）滴入，若效果不理想，可在 10～15min 增加剂量，每次增加 0.1μg/（kg/min），直到症状缓解，但最大剂量应小于 0.4μg/（kg/min）。因容易导致心动过速，甚至可引起室性心动过速故静脉给药应在心电监护下进行。气雾剂为 0.25% 的浓度，使用时每次 1.25～2.5μg，至少 2h 后才可重复一次。每日 2～4 次。长期反复使用可产生耐药性。

2. 氨茶碱

茶碱主要通过抑制磷酸二酯酶使环磷酸腺苷（cAMP）分解减少，血液中的相对浓度增高，致使支气管平滑肌内的 cAMP 水平也增高。提高了 cAMP/cGMP（环磷酸鸟苷）值，抑制肥大细胞释放活性物质，从而解除支气管痉挛。茶碱的给药方法应根据临床调整。

（1）近期未使用过茶碱类药物的病人，首剂量为 5～10mg/kg，以 30min 静脉滴完作为负荷量。以后可按 1mg/（kg/h）持续滴入，使茶碱的血浓度维持在 10～20mg/L。应用时需每天检测一次氨茶碱血浓度。当血浓度＞30～40mg/L，有时会出现抽搐、昏迷、心律失常，甚至死亡。氨茶碱不能进入脂肪组织，肥胖病人的剂量应有所减少，以免造成过量。

（2）以往 24h 内用量不足者，按 3mg/kg 计算负荷量，仍然 30min 滴完。

（3）以往 24h 内用量足够者，或者氨茶碱已达有效血浓度者，不能再用负荷量。只给予维持量。

3. 硫酸镁

可激活低下的肾上腺素能 β 受体，缓解支气管平滑肌痉挛，同时可使哮喘时缺氧而发生的毛细血管及小动脉扩张，改善呼吸功能。硫酸镁 50～100mg/（kg/次），Qd，应配为 2.5% 硫酸镁溶液静脉滴入或以 25% 硫酸镁 50～100mg/（kg/次），深部肌肉注射，Qd。

4. 酚妥拉明

能阻断 α 受体，保留增加 β 受体的作用。能抑制过敏因素释放的组织胺、5-色胺的作用，扩张支气管。酚妥拉明阻断 α 受体可使肺循环和体循环的小动脉扩张，也轻度扩张小静脉。通过肺血管的扩张改善肺循环，改善肺内分流，有益于肺功能的恢复。过去，曾经一度使用较大剂量静脉缓慢推注，因可导致心率加快、低血压，甚至严重心律失常和心脏停搏，目前已不使用。现临床常用静脉滴入。剂量为 5～40μg/（kg/min），以小剂量开始，每次可先静滴 1～2h，每日 3～4 次。在心电监护下，每次滴入时间尚可根据临床需要增加。

5. 山莨菪碱（654-2）

能解除血管平滑肌痉挛，减轻肺淤血，增加肺循环血流速度，减轻黏膜水肿，使 cAMP/cGMP 值增高，直接解除气管、支气管平滑肌痉挛。降低气道阻力，改善肺泡通气。剂量为 0.5～2mg/（kg/次）加入 5% 葡萄糖溶液中静滴。因 654-2 具有类似阿托品促使支气管腺体分泌物黏稠的作用，容易使痰液阻塞，气道不通畅，故使用时应加强呼吸道的湿化。目前此法已较少应用。

（四）肾上腺皮质激素

主要作用：提高 β 受体兴奋性、强大的抗炎作用、对抗肥大细胞所释放的活性物质。对支气管哮喘或哮喘持续状态都有明显的疗效。氢化可的松发挥作用最快，其次为，甲泼尼龙地塞米松发挥作用慢，约 4h 后显效。

1. 氢化可的松：10～20mg/（kg/d），分 2～4 次静脉滴入。

2. 甲泼尼龙：1～2mg/（kg/次），每日 2～4 次静滴或静注。

3. 地塞米松：0.3～0.5mg（kg/d），分 1～2 次滴或静注。

4. 丙酸倍氯美松气雾剂（必可酮）

过去曾先后用氢化可的松、泼尼松和地塞米松制成气雾剂，因局部作用不强或出现全身副作用而摒弃。目前使用人工合成的丙酸倍氯美松手控式定量气雾剂（BDA），治疗哮喘取得良好效果。小儿每次 2～4 掀（每掀 50μg），每日 2～4 次。若效果不理想，剂量可逐渐加大，但每日吸入不超过 800μg，症状缓解后再减量停药。

（五）支气管肺泡灌洗（BAL）

对于因黏液阻塞导致的哮喘持续状态，使用各种解痉剂和激素等治疗无效时，可做灌洗治疗，有一定疗效。方法为先用纤维支气管镜吸出黏液，再以生理盐水 50～100mL 内加入地塞米松 5mg 以及庆大霉素 2 万～4 万单位，分数次灌洗两侧肺叶，使原来堵塞气道的黏液排出，降低气道阻力，改善肺通起气功能。但是，此方法需要特殊设备和熟练技术。

（六）人工机械通气

哮喘持续状态经多种治疗病情仍然不缓解，出现下列情况者，提示气道严重阻塞和极度缺氧，可考虑进行人工机械通气。①持续严重呼吸困难；②呼吸音降低到几乎听不到哮鸣或呼吸音；③因肺过度充气以及呼吸肌疲劳而使胸廓运动受限；④意识障碍，烦躁或抑制甚至昏迷；⑤吸入氧浓（FiO_2）0.4，发绀仍无改善；⑥ $PaCO_2 \geqslant 8kPa$（65mmHg）。也可以根据儿科哮喘诊断标准来判断呼吸衰竭，作为机械通气的参考。小儿机械通气的部分参数调节如下：

1. FiO_2

开始时可用 0.5，但仍以 0.4 为安全。使 $PaO_2 > 8.9kPa$（60mmHg）即可，不过宜尽快将 PaO_2 提高到 10.6kPa（80mmHg）以上为佳。若 PaO_2 不理想，可加用呼气末正压（PEEP）。

2. 气道峰压（PIP）

气道峰压控制在 2.0～4.0kPa（20～40cmH$_2$O），应尽可能使用较低 PIP，不能使用过高的 PIP，以免造成气压伤。

3. 通气频率（VR）

常选择各年龄组小儿正常自主呼吸频率。

4. 潮气量（VT）

潮气量 7～15mL/kg，应由少达到多逐步增加到临床满意为止，潮气量过大，也可造成气压伤。呼吸参数调节应根据呼吸机类型和临床情况进行适时调节。病人一般情况改善，哮喘缓解，应尽早在 24～72h 内停机。

（七）镇静剂

哮喘持续状态患儿时有烦躁不安临床常用安定、苯巴比妥等药物镇静，但往往会加重呼吸困难。其原因是病人镇静后会抑制呼吸运动和痰液不能排出，故镇静剂应慎用或不用。重要的是尽快缓解支气管痉挛，改善肺功能。不过机械通气者，在气管插管情况下，应尽早使用如安定、苯巴比妥、水合氯醛等镇静剂。

（八）促进排痰

痰液阻塞气道可增加呼吸困难。排痰、通畅呼吸道，可选用①祛痰剂如溴己新、乙酰半胱胺酸、竹沥水等；②雾化吸入，常用高频超声雾化和普通超声雾化吸入稀释痰液，雾化液中常加入地塞米松 2mg，每日 3～4 次雾化。

（九）抗生素

儿科哮喘发作常是病毒感染诱发，故可用利巴韦林、干扰素等抗病毒治疗。若合并有细菌感染，可选用青霉素类或头孢菌素等抗生素。

第五节　肺栓塞

肺栓塞（pulmonary embolism，PE）是以各种栓子阻塞肺动脉系统为其发病原因的一组疾病或临床综合征的总称。既往观点一直认为儿童 PE 在临床少见，但国内外大量资料及尸检证实本病并非罕见病，在原发病的基础上存在 PE 发生的高危因素，是造成儿童 PE 的主要病因，如先心病合并感染性心内膜炎，肾病综合征合并高凝状态等。

一、病因及发病机制

（一）发病原因

儿童 PE 的栓子来源与成人不同，由于儿童的下肢 DVT 和盆腔血栓较少见，故来自这些部位的栓子脱落引起的 PE 并非常见原因。小儿的栓子来源较为分散，与成人相比，因先天性疾病（如先天性心脏病，镰状细胞贫血等）或医源性因素（如留置静脉导管，胃肠外营养）引起者更为常见。

肺栓塞 90% 起源于下肢静脉（股静脉及盆腔静脉）的血栓，某些疾病如细菌性心内膜炎、心肌炎、肾病综合征激素治疗后，白血病、红细胞增多症、血小板减少症或五官、尿路、肠道感染后的并发症，以及静脉点滴。心内插管检查、外科手术后的并发症等，还可见于长期卧床、营养不良、腹泻脱水的患儿，偶可发生于镰刀状细胞性贫血，脂肪性栓塞多见于骨折后。

（二）发病机制

1. 静脉血流淤滞。

2. 血管内皮或上皮细胞受损伤。

3．血液的凝度增高。

血栓形成后由于某种原因致凝块脱落，从周围静脉系统顺着血流入右心室腔，再入肺动脉，并嵌入与阻塞大小不等的肺动脉，由于血流的阻断，导致局部肺组织发生肺泡无效腔，肺萎陷及表面活性物质的丧失。

二、临床表现

小儿 PE 的临床表现与成人相似，症状和体征缺乏特异性，且变化颇大，可以从无症状到血流动力学不稳定，甚至发生猝死。

（一）肺栓塞症状学

肺栓塞症状学有呼吸困难及气促，尤以活动后明显，胸痛，包括胸膜炎性胸痛或心绞痛样胸痛；晕厥可为肺栓塞的唯一或首发症状，烦躁不安、惊恐或濒死感；常为小量咯血，大咯血较少见，咳嗽、心悸；大块或广泛肺栓塞可引起急性肺心病。

（二）体征

体征有呼吸急促，心动过速，血压变化，严重时可出现血压下降甚至休克，发绀、发热，多为低热，少数患者可有中度以上的发热；颈静脉充盈或搏动、肺部可闻及哮鸣音和（或）湿 Up 音，偶可闻及血管杂音，肺动脉瓣第二音亢进或分裂，P2 > A2，三尖瓣区收缩期杂音；可有胸腔积液的相应体征。

三、检查

（一）实验室检查

1．非特异性检查

包括血常规等。

2．动脉血气分析

血气常表现为低氧血症和低碳酸血症，肺泡 - 动脉血氧分压差（PA-α O$_2$）升高，部分病人可正常。

3．血浆 D- 二聚体（D-dimer）

该检查已经成为临床诊断 PE 的重要的初步筛选试验。D- 二聚体是交联纤维蛋白在纤溶系统作用下产生的可溶性降解产物，为一个特异性的纤溶过程标记物，在血栓栓塞时，因血栓纤维蛋白溶解使其血中浓度升高，D- 二聚体对急性 PE 的诊断敏感性达 92%～100%，但其特异性较低，仅为 40%～43%，手术、肿瘤、炎症、感染、组织坏死等均可使其升高，若其含量低于 500μg/L，可基本除外急性 PE，心电图，肺功能，超声心动图等均有一定的提示意义，但不能作为确诊依据。

（二）辅助检查

1．肺部 X 线检查

多有异常发现，例如：区域性肺血管纹理变细、稀疏或消失，肺野透亮度增加；肺野局部浸润性阴影，尖端指向肺门的楔形阴影；肺不张或肺膨胀不全等。

2．心电图

约 30% 出现异常，常见 V1～V4 的 T 波改变和 ST 段异常，右束支传导阻滞，电轴右偏，顺钟向转位等，但其改变无特异性，X 线和心电图早期改变往往不明显，易漏诊。

3．核素肺通气 / 灌注显像

核素肺通气 / 灌注显像是 PE 的重要诊断方法，典型征象可作为确诊依据，放射性核素的分布与肺血流成比例，表现为肺叶，肺段或多发亚肺段放射性分布稀疏或缺损，而通气显像正常或接近正常。

4．螺旋 CT 和电子束 CT 造影

由于其无创性引起重视，能够发现段以上肺动脉内的栓子，为确诊检查之一。

5．磁共振成像（MRI）

MRI 对段以上肺动脉内栓子诊断的敏感性和特异性均较高，患者更易接受，MRI 具有潜在的识别新旧血栓的能力，有可能成为将来确定溶栓方案依据。

6．肺动脉造影

肺动脉造影仍为诊断 PE 的"金标准"，敏感性为 98%，特异性为 95%～98%，但因其有创性，故不作为一线检查方法。

四、诊断及鉴别诊断

（一）诊断

对具备 PE 危险因素的患儿应高度警惕。当突然发生呼吸困难、胸痛、咳嗽、咯血、休克、晕厥、发作性或进行性充血性心力衰竭时要高度怀疑肺栓塞。结合胸片、心电图、动脉血气等检查可初步疑诊或排除其他疾病。尽快快速检测 D- 二聚体（ELISA 法），如小于 5000μg/L，可基本排除急性 PE; 如大于或等于 500μg/L，可先行超声心动图检查，如无明显异常，继续行核素肺通气 / 灌注扫描或 CT 动脉造影确诊。

上述方法不能确诊者，仍应行肺动脉造影检查，临床上怀疑大面积栓塞的患者，由于存在休克或低血压，病情危重，可首先行超声心动图检查。如为急性大面积PE，可显示急性肺动脉高压及右心室超负荷的征象，如高度怀疑，可根据超声结果先行治疗，待患者病情稳定后，再做其他检查，如核素灌注通气和CT动脉造影以明确诊断。

（二）鉴别诊断

鉴别诊断包括大叶肺炎、吸入性肺炎、肺不张、气胸、胸膜炎、哮喘、夹层主动脉瘤及心肌梗死、心包填塞、限制性心肌病、缩窄性心包炎及右心衰竭等。肺栓塞，如继发细菌感染，可形成肺脓肿。

五、并发症

肺栓塞本身常为细菌性心内膜炎、心肌炎，肾病综合征激素治疗后、白血病、红细胞增多症、血小板减少症或五官、尿路、肠道感染后的并发症，以及静脉点滴、心内插管检查、外科手术后、长期卧床、营养不良、腹泻脱水等患儿的并发症，极大或广泛的肺栓塞病例、急性呼吸衰竭及心力衰竭等，是肺栓塞常见的并发症。

六、治疗

（一）内科治疗

1. 一般处理

对高度疑诊或确诊PE的患儿，应进行严密监护，对大面积PE可收入ICU病房；为防止栓子再次脱落，要求绝对卧床、保持大便通畅，避免用力。对于有明显烦躁的患儿适当镇静；胸痛者可给止痛剂；对于发热、咳嗽症状可给予相应的对症治疗。

2. 呼吸和循环支持治疗

有10%的急性PE病例在疾病出现的1h内死亡，因此在抗凝和溶栓治疗之前，快速稳定血流动力学、维持恰当的氧疗和通气是非常必要的，任何怀疑PE的患儿都有实施心肺复苏措施的可能。但应避免做气管切开，以免在抗凝或溶栓过程中局部大量出血。

3. 溶栓治疗

溶栓治疗适用于新鲜血栓或5d内的肺血栓栓塞，适用于大面积PE患者、有休克和低血压的患者。常用的溶栓药物有尿激酶（UK）、链激酶（SK）和重组织型纤溶酶原激活剂（rtPA）。

4. 抗凝治疗

抗凝治疗为 PE 和 DVT 的基本治疗方法，可以有效地防止血栓再形成和复发，同时机体自身纤溶机制溶解已形成的血栓。目前临床上应用的抗凝药物主要有普通肝素，安全性高，临床用药时可不用实验室常规监测凝血功能。

（二）外科治疗

1. 外科血栓切除术

适用于以下 3 类病人：①急性大面积 PE 患者；②有溶栓禁忌证者；③经溶栓和其他积极的内科治疗无效者。

2. 静脉滤器的适用

用于预防 PE，适用于有下肢静脉血栓者，防止栓子脱落入肺；儿童应用经验不多。Cahn 等对放置下腔静脉滤器的儿童长期随访显示，其预防 PE 的有效性及安全性较好，与成人相似。

七、预防及护理

（一）预防

预防肺部发生栓塞及梗死，主要是对长期患病者，特别在手术后应注意早期作主动与被动活动，按摩疗法，以减少血流停滞的机会，应注意液体摄入量，避免血液循环的停滞或郁积，维持营养亦属重要。预防 PE 可用静脉滤器，适用于有下肢静脉血栓者，防止栓子脱落入肺。

（二）护理

1. 患者的房间应该舒适、安静、空气新鲜。

2. 绝对卧床休息，防止活动促使静脉血栓脱落，发生再次肺栓塞。

3. 注意保暖。

4. 止痛：胸痛轻，能够耐受，可不处理；但对胸痛较重、影响呼吸的患者，应给予止痛处理，以免剧烈胸痛影响患者的呼吸运动。

第六节　气胸

气胸（pneumothorax）指胸膜腔内蓄积有气体，若同时有脓液存在，则称为脓气胸（pyopneumothorax），二者病因与临床表现大同小异，故合并叙述，从早产婴到年长儿均可见，可为自发性气胸或继发于疾病、外伤或手术后。

一、病因及发病机制

（一）穿透性或非穿透性外伤（25%）

穿透性或非穿透性外伤，由于支气管或肺泡破裂，小儿胸外伤多发生于车祸或自高处摔下，外伤伴有肋骨骨折及穿透性损伤，累及脏层胸膜时多伴有血胸。

（二）吞咽腐蚀性药物（15%）

吞咽腐蚀性药物可致食管溃烂使空气逸入胸腔，如支气管裂口处形成活瓣机制，空气能吸进胸腔而不能排出，形成张力性气胸，在整个呼吸周期，胸腔内压力均高于大气压，对心肺功能影响极大，不只有严重通气障碍，更因正压传到纵隔引起静脉回流心脏的血流量减少。由于有严重缺氧及休克，张力性气胸属小儿严重急症，应立即正确诊断及治疗，气胸继发于脓胸者，称为脓气胸，多发生于金黄色葡萄球菌感染之后。

（三）各种穿刺（10%）

各种穿刺如胸膜穿刺或肺穿刺时，针灸时进针太深均可引起气胸发生。

（四）手术后（10%）

可发生支气管胸膜瘘伴发气胸。施行气管切开术时如部位过低穿破胸壁时。

（五）机械通气（15%）

机械通气特别是终末正压比间歇正压更易引起气胸，那些有广泛肺泡损伤伴肺顺应性严重减低的新生儿，用人工机械通气最易合并气胸，同时空气进入纵隔引起纵隔气肿及皮下气肿，严重者同时合并腹腔或心包积气。

（六）呼吸道严重梗阻（5%）

呼吸道严重梗阻时（如新生儿窒息、百日咳、气道异物吸入、哮喘等）也可使肺组织破裂发生气胸。

（七）肺部感染（5%）

肺部感染继发于肺部感染之气胸，最多见为金黄色葡萄球菌性肺炎，其次为革兰阴性杆菌肺炎，又可继发于肺脓肿、肺坏疽，都是由于感染致肺组织坏死穿破脏层胸膜发生气胸或脓气胸。

（八）肺弥漫病变（10%）

继发于肺弥漫病变，如粟粒型肺结核、空洞性肺结核、郎汉斯组织细胞增生症及先天性肺囊肿等病，北京儿童医院曾见1例先天性肠源性肺囊肿（胃重复畸形）由于溃疡破溃，与肺及胸膜相通，引起双侧气胸。偶见气胸并发于恶性肿瘤，如恶性淋巴瘤、小儿成骨肉瘤、肺结核等。

当胸膜腔和外界大气有交通时如胸廓外伤或手术，空气经壁层胸膜进入胸腔时，以及任何原因引起的肺泡破裂或支气管胸膜瘘，空气从气道或肺泡逸入胸膜腔均可造成气胸。

自发性气胸：原因不明，较常见于青年及年长儿童，容易复发，有报告复发率高，约有 1/3～1/2 病人在同侧再次自发气胸，偶可呈家族性。

（九）发病机制

肺内压力持续性增高致新生儿肺泡破裂；年长儿童肺表面干酪样病灶，肿瘤所致肺组织坏死，液化等因素，均可导致肺泡破裂，形成支气管胸膜瘘而发生气胸，胸壁穿透性创伤与胸外科手术损伤，引起气胸。由于大量的或持续不断的气体漏出，增加了胸膜腔内的压力，如超过大气压时，则称谓"张力性气胸"，此时患侧肺受压而萎陷，而对侧肺则过度膨胀，从而导致一系列严重后果。

二、临床表现

气胸的症状与起病急缓，胸腔内气量多少，原先肺部病变范围大小，气胸的类型等有关。一般而言，气胸大多是突然发生、症状较凶险，气胸症状及体征依胸腔内气量大小及是否张力性而异，多在原有疾病基础上突然恶化，出现呼吸加快及窘迫。因缺氧小儿表情惶恐不安，婴幼儿气胸发病多较急重，大都在肺炎病程中突然出现呼吸困难，小量局限性气胸可全无症状，只有 X 线检查可以发现，如果气胸范围较大，可致胸痛、持续性咳嗽、发憋和青紫、出现呼吸减弱、胸部叩诊鼓音及病侧呼吸音减弱或消失等，如果用两个钱币在背上相击，在胸前听诊可闻空性响音，如果支气管瘘管继续存在，呼吸音可呈空瓮性，胸腔内大量积气，特别为张力性气胸时，可见肋间饱满，膈肌下移，气管与心脏均被推移至健侧，同时气促加重、严重缺氧、脉甚微、血压降低、发生低心搏出量休克，都是张力性气胸所致的危象。脓气胸与气胸的症状基本相似，但有明显中毒症状、发热较高，若脓液较薄，则在听诊的同时，摇动小儿上半身，可听到拍水声，但若胸膜已有粘连物发生，此症不易查见。

三、检查

由于大多气胸因感染所致，故血白细胞多较高，脓气胸时更为显著。胸部摄片，可发现无临床症状的小量积气，若气量较多，则显示患侧肺被压缩，纵隔及心脏移向健侧，脓气胸可见有脓液平，体位变动时透视，变化更为明显。X 线正及侧位透视和拍片可协助诊断，可见萎陷之肺边缘即气胸线，压迫性肺不张的肺组织被推向肺门呈一团状，气胸部分呈过度透明，不见任何肺纹理，但在新生儿气胸可位于前及内方而将肺组织推向后方，后前位照不见气胸线，或仅在肺尖可见肺外线有少许气胸影像，而气胸呈一透明弧形影，凸面向外，在透亮弧形圆边外，可见到致密的萎陷肺阴影，张力性气胸时可见气管及心脏被推向健侧，横膈下移。

四、诊断及鉴别诊断

（一）诊断

根据典型症状及体征临床诊断不难，再结合 X 线检查即可明确诊断，新生儿气胸有时诊断困难，用透光法可查出患侧透光度增加以协助诊断。

（二）鉴别诊断

气胸应与肺大疱、大叶性肺气肿、先天性含气肺囊肿或横膈疝相鉴别。

1. 支气管哮喘和阻塞性肺气肿

有气急和呼吸困难，体征亦与自发性气胸相似，但肺气肿呼吸困难是长期缓慢加重的，支气管哮喘病人有多年哮喘反复发作史。当哮喘和肺气肿病人呼吸困难突然加重且有胸痛，应考虑并发气胸的可能，X 线检查可以做出鉴别。

2. 急性心肌梗死

病人亦有急起胸痛、胸闷、甚至呼吸困难、休克等临床表现，但常有高血压、动脉粥样硬化、冠心病史。体征、心电图和 X 线胸透有助于诊断。

3. 肺栓塞

肺栓塞有胸痛、呼吸困难和发绀等酷似自发性气胸的临床表现，但病人往往有咯血和低热，并常有下肢或盆腔栓塞性静脉炎、骨折、严重心脏病、心房纤颤等病史，或发生在长期卧床的老年患者。体检和 X 线检查有助于鉴别。

4. 肺大疱

位于肺周边部位的肺大疱有时在 X 线下被误为气胸。肺大疱可因先天发育形成，也可因支气管内活瓣阻塞而形成张力性囊腔或巨型空腔，起病缓慢，气急不剧烈，从不同角度做胸部透视，可见肺大疱或支气管源囊肿为圆形或卵圆形透光区，在大疱的边缘看不到发线状气胸线，疱内有细小的条纹理，为肺小叶或血管的残遗物。肺大疱向周围膨胀，将肺压向肺尖区、肋膈角和心膈角，而气胸则呈胸外侧的透光带，其中无肺纹可见。肺大疱内压力与大气压相仿，抽气后，大疱容积无显著改变。

五、治疗

（一）治疗

小容积的气胸，如气胸占胸腔容积不到 20%，不治疗经过 1~2 个月空气即自行吸收。大容积的气胸可吸纯氧 1~2h 造成胸膜腔及血液的氧梯度差增大，有利于气胸吸收。气胸量较大引起呼吸困难时，应行胸腔穿刺抽气急救，然后采用闭式引流。对于张力性气胸如果一般闭式引流仍不能奏效，则可施行胸腔连续吸引法引流。当有支气管胸膜瘘存在时，吸出空气不宜太勤，以便瘘管早日愈合。对于胸膜疾病在保守治疗失败后，无手术条件者，如复发性气胸，行胸腔镜介入治疗是有效而实用的方法。该方法较为安全，病人能够耐受。

（二）预后

预后依病因、有否支气管胸膜瘘及是否张力性气胸而异。限于局部的气胸，空气能逐渐吸收。大量的气胸如能诊断及时，正确治疗一般皆可治愈，唯张力性气胸属危重急症，处理不当可致死亡。有支气管胸膜瘘时气胸或持续日久或合并脓胸，预后较差。

六、预防及护理

（一）预防

气胸多为继发，应积极治疗原发性疾病，如葡萄球菌性小儿肺炎常见并发症为脓胸、气胸、脓气胸，应积极预防，在人工通气 CPAP 时，应注意预防本病的发生。婴幼儿应尽可能避免接触呼吸道感染的病人，流行季节不到公共场所去，小儿患病要做到早诊早治，做好儿童的计划免疫，特别是麻疹活疫苗和百白破混合制剂的注射，以减少继发肺炎的发生，积极提倡母奶喂养，合理预防佝偻病，营养不良等，提倡户外活动、多晒太阳，培养良好的饮食及卫生习惯，小儿衣着不过厚或过薄，婴儿不要包裹过紧，平时居室内要每天定时开窗换气，加强早产儿及体弱儿（包括先天性心脏病患儿）的保健和护理。

（二）护理

1. 多进高蛋白饮食，不挑食、不偏食。

2. 痊愈后，一个月内避免剧烈运动，避免抬举重物，避免屏气。

3. 保持大便通畅。

4. 预防呼吸道感染，避免剧烈咳嗽。

第七节　溺水

淹溺又称为溺水，是指包括水在内的各种液体淹没面部及上呼吸道，导致人体因呼吸功能丧失所窒息而引起机体缺氧和二氧化碳潴留。淹溺的严重后果在于即使生命得以复苏，但所神经系统损害常足以使患儿丧失正常生活能力，国外资料显示，在急诊室接受心肺复苏并存活的淹溺患儿中有 60%～100% 存在严重脑损害。淹溺的分类大多根据淹溺时间及缺氧程度，淹溺液体性质（淡水、海水、污水等），出现并发症等情况而划分。淹溺（near drowning）一般指发生淹溺后存活 24 h 以上；溺死（drowning）指因淹溺窒息于 24 h 内死亡。继发性溺死（secondary drowning）是指淹溺后短期内死于并发症的患者；在溺水后初期病情不重，但以后病情恶化，最终导致死亡。浸渍综合征（immersion syndrome）是指在跌入冰水时突然死亡，目前认为其发生与迷走神经过度兴奋导致心跳停止。

一、病因及发病机制

（一）发病原因

淹溺病人中，大多为淡水淹溺，包括池塘、江河、游泳池，甚至浴池，国外报道游泳池淹溺比率可占淡水淹溺病人的 50%，淹溺好发时间通常为夏季，小孩可因不熟水性或不慎由浮水板上跌入水中溺水。在湖泊，江河及沿海溺水者则以学龄期等年长儿较多，这些儿童发生淹溺，通常存在一些意外因素，如游泳中头颈部严重受伤，潜水中发生减压病，低温性痉挛或心律失常，水中受虐待、惊厥、中毒等。

淹溺亦可发生在家中，如因照看不慎，年幼儿跌入浴池内；年长儿则可因浴中癫痫发作，或因被虐待而淹溺，另一些患儿因玩耍时头探入水缸中不能自拔导致溺水；或在池中因身体被池中排水口吸住或头发被缠住而发生溺水。

此外，体温过低和体能耗竭也是水性良好的游泳者发生淹溺的重要原因，游泳时的过度通气，照相闪光灯刺激，水淹性癫痫（water immersion epilepsy）和劳累均会诱发癫痫发作，癫痫患儿游泳时的溺水发生率是正常儿童的 4～5 倍，即使使用抗癫痫药也不能达到完全保护作用。

航船意外引起溺水的原因多为船只倾覆后遇险者不会游泳、寒冷、体能耗竭和缺乏救护支援和救生用品，另一些则与救生船再次颠覆有关，如救生艇很小而人员超载，小艇缺乏驱动力等，使救生船随风漂泊，无法快速脱离险境，或再遇风浪而倾覆。

（二）发病机制

当发生淹溺时，淹溺者可出现两种反应：挣扎和反射性心跳呼吸骤停，年幼儿可表现入水后反射性屏气，直接沉入水里而不出现挣扎，在被救起后才恢复自主呼吸，部分游泳者头面部在接触冷水后，由于迷走神经过度兴奋，反射性地出现心动过缓或骤停而发生淹溺，有人称该现象为"潜水反射"，大部分淹溺者在淹溺时发生挣扎和呼吸运动，随着挣扎和缺氧，大量水被吞入胃内，吞水同时亦可有部分水被吸入气道，吸入肺的液体通常很少，大多数溺水者吸入气道内的水量低于 20mL/kg，淹溺后随着缺氧，溺者意识很快丧失。如未及时遇救，随即会出现心跳停止，淹溺后气道内无吸入液体称为"干溺"，干溺者占淹溺总数的 7%～10%，有人推测干溺者在溺水时上呼吸道亦有水进入，但由于刺激了咽喉产生了咳嗽及吞咽反射，反射性地引起喉痉挛，声门关闭和窒息，窒息的结果导致低氧血症和意识丧失，最终因严重缺氧而心脏停止跳动。

低温对淹溺者的危害亦很大，是导致淹溺死亡的重要原因之一。人体在水中的热量丧失速度是空气的 33 倍，小儿则因体表面积较大，皮下脂肪少，较成人更易发生低体温，水温过低引起体温下降，低体温则可引起游泳动作失常，肌肉痉挛强直，感觉麻木以及屏气能力下降，当中枢温度＜32℃时，可导致心律失常低血压，甚至心跳停止，Titanic 船沉没时，虽然救生衣充足，但救生艇很少，2201 名旅客中，2/3 人在摄氏零度的海水中 2h 内全部死亡，而仅有进入救生艇的旅客得以存活。

溺水的原发损害部位为肺脏，肺气体交换障碍所致的低氧血症是包括脑损伤在内的继发性损害的主要原因，在淹溺后初期一般无明显体液和水电解质代谢紊乱，动物实验证实吸入 20mL/kg 水不会导致持续水电解质紊乱，而气道内滴入 1～3mL/kg 淡水或海水则足以使动物血氧饱和度下降。

因海水与淡水成分不同，所致淹溺并大量吸入后的病理生理亦存在差异，海水的渗透压约为血清的 14 倍，高渗盐水吸入肺泡内的结果导致毛细血管内血浆渗入肺泡内而发生肺泡性肺水肿，血浆丧失造成有效循环血量减少及血液浓缩，同时，海水中浓度较高的电解质钠、氯、镁等弥散进入血液后导致高渗和高钠血症，淡水渗透压低于血浆和体液，当大量低渗水顺渗透压梯度向肺间质及毛细血管方向移行，则引起间质性肺水肿，血管内低渗性溶血和低钠血症。

淡水与海水导致低氧血症的机制略有不同，淡水可使肺表面活性物质失活和肺泡萎陷，并引起肺泡基底膜损害、肺泡炎症、蛋白渗出、肺泡透明膜形成、肺广泛水肿伴局部出血，海水淹溺则可使肺血管内液体向肺泡转移，使肺表面活性物质被稀释和冲洗流失，引起肺泡萎陷。动物兔实验中发现淹溺后肺血管内皮和肺泡壁的线粒体形态异常，液体吸入还可引起肺内血液分流，肺顺应性下降，通气血流比值失调和支气管痉挛，这些变化均可加重低氧血症。

二、临床表现

淹溺的临床表现集中在肺部和中枢神经系统的缺氧损害，部分病例在淹溺经复苏后 2～6h 才出现严重症状，并可有生命体征改变。

临床症状与淹溺时间，吸水量及是否及时抢救有关，个体间病情程度差异很大，轻者可无明显异常体征，重者需进行心肺复苏，溺水 1～2min 即可有神志模糊、呼吸不规则、血压下降和心跳缓慢；并可有呛咳、呕吐或因反射性喉痉挛而窒息死亡，亦可因呕吐物吸入呼吸道而窒息，溺水 3～4min 以上者常出现昏迷、惊厥、颜面青紫、水肿、血性液体经口鼻涌出、四肢冰冷、血压下降、肺部有 Up 音、心律失常或呼吸、心跳停止，淹溺挣扎时吞入大量液体者可出现腹胀，部分患者还可在淹溺时发生脑外伤，骨折等。淹溺后发生的低氧血症、酸中毒、血流低灌注，可影响全身各个脏器。

三、检查

最重要的化验是血气分析，由此可直接了解患者体内酸碱平衡状态，如需经常复查血气，可安置一动脉插管；或辅以脉搏氧饱和度监测，必需的化验检查还包括全血常规、红细胞比容、血电解质、血糖（低温可引起低血糖或高血糖）、血渗透压、肝肾功能、诊断 DIC 的各项指标（包括凝血酶原时间、部分凝血活酶时间、血小板计数、血浆纤维蛋白原、纤维蛋白降解产物）、尿常规等，对于特殊病例还可给予其他相应化验检查。

X 线胸片检查用于了解病人是否存在吸入性肺炎和气胸，观察气管插管，胃管和中心静脉导管的安放位置，对怀疑存在骨折，颈椎或头颅外伤者，可给予骨骼摄片。

四、诊断及鉴别诊断

（一）诊断

1. 病史

应先仔细了解相关病史，如溺水时间、地点、是否沉入水底、获救时意识、自主呼吸和发绀及水温和水的性质（淡水、海水、脏水）等情况，以及对心肺复苏抢救的反应等，结合体格检查，确定淹溺的性质和程度，同时注意鉴别是否有外伤、惊厥、中毒、过度疲劳等异常因素。

2. 体格检查

应详细，在抢救期间应重点观察下列项目：

（1）中心体温及发绀情况。

（2）是否存在自主心跳呼吸、呼吸急促、三凹征及喘鸣。

（3）意识状态情况、瞳孔对光反应，是否有去大脑体位及痛觉反应。

（4）是否有颈部受伤和其他脏器损伤。

淹溺经复苏后可考虑做相应实验室和辅助检查，以了解病情程度和并发症情况。

3. 颅内压监测

有利于了解脑水肿状态和指导治疗，持续颅内压高于 20mmHg 提示脑损伤严重，而颅内压低于 20mmHg，脑灌注压高于 50mmHg 提示预后较好。

（二）鉴别诊断

意外伤害的种类繁多，根据病史和表现，确诊溺水容易，但须鉴别是单纯性溺水，还是溺水前合并其他疾患，如癫痫（确定是否为癫痫应详细询问患者本人及其亲属或同事等目击者，尽可能获取详细而完整的发作史，这是准确诊断癫痫的关键）。脑电图检查是诊断癫痫发作和癫痫的最重要的手段；并且有助于癫痫发作和癫痫的分类。临床怀疑癫痫的病例均应进行脑电图检查。需要注意的是，一般常规脑电图的异常率很低，约为 10%～30%。而规范化脑电图，由于其适当延长描图时间，保证各种诱发试验，特别是睡眠诱发，必要时加做蝶骨电极描记，因此明显提高了癫痫放电的检出率，可使阳性率提高至 80% 左右，并使癫痫诊断的准确率明显提高。

五、并发症

部分患儿可继发出现吸入性肺炎、呼吸衰竭、ARDS、缺血缺氧性脑病、溶血、心律失常、休克、急性肾功能衰竭及 DIC 等，其中溶血、外伤引起的血红蛋白尿和肌红蛋白尿可诱发急性肾功能衰竭；显著水、电解质紊乱多见于特殊液体（如海水）淹溺，或液体大量吞入等。

六、治疗

（一）入院前现场急救

由于病人的预后直接与复苏的时间和效率有关，救护者须首先搜寻和找到淹溺者，将其救上岸，对心跳呼吸停止者在现场进行心肺复苏。有报道入院前干预者预后较好，有效的入院前复苏可使 32% 心搏骤停患者恢复。淹溺 9min 以上和复苏时间超过 25min 者提示预后不良。除已明确死亡 1h 以上者，其余均应进行心肺复苏，并设法通知救护站。

无复苏经验者可电话求助救护站，在电话指导下进行复苏。怀疑颈部损伤者，可将其头部放正，并使颈部制动。对于已昏迷者可按常规进行心肺复苏，首先保持气道通畅，然后给予呼吸和心脏复苏。可边行倒水边行人工呼吸。倒水可用双手抱住小儿腹部方法，使其腰背向上，头脚下垂，使水自呼吸道自然流出，抢救者同时将淹溺者的两手臂不断抖动促使积水外流。如气道存在梗阻可采用提颏压腭（颈椎损伤者忌）方法。如仍无效应考虑存在异物梗阻，可采用 HeimLich 法按压腹部。心肺复苏或气管插管中病人出现呕吐可压迫环状软骨（Sellick 法）防止异物误吸入气道内。复苏时人工呼吸和心脏按压应同时进行。如获救援，应尽可能及早给予以下处理：吸氧；对低体温者擦干皮肤，以干衣包裹和取暖，并注意心律失常；及早放置周围静脉通路，对低血压者给予输液 20mL/kg；所有淹溺者在得到初步处理后，均应送医院做进一步观察和治疗。如转运路途较远时，在下列情况下应予气管插管：

1. 患儿昏迷，为保护气道防止误吸。

2. 经一般处理不能维持气道通畅。

3. 转运路途和时间较长，需保证稳定的开放气道。

4. 低体温者。

（二）医院内处理

1. 病人安置

不论病人存在轻度发绀，还是伴有呼吸急促、呼吸窘迫、两肺喘鸣及循环不良、心动过速、意识障碍等，均应送观察室进行监护。收治 ICU 指征为：体温低于 32℃、昏迷、持续内环境紊乱、需气管插管或 CPAIP、心血管功能不稳定、症状体征急剧恶化。如本处无 ICU 监护条件，应考虑转院治疗。文献报道淹溺者中 5% 患者在数小时后可再次出现病情恶化（称为 secondary drowning），淡水淹溺的发作时间约为 4h，海水淹溺约为 36h。因此，在初步抢救成功后 4～6h，应常规巡视病人，及时了解病情变化。

2. 呼吸支持

对入院时存在呼吸急促者均给予鼻导管或面罩吸氧。如无改善，可采用鼻塞或面罩式 CPAP 法及提高吸入氧浓度。CPAP 开始的压力可设定在 5cmH$_2$O 左右，以后可增加 2～5cmH$_2$O，直至脉搏氧饱和度满意为止。对于自主呼吸较弱或呼吸停止、呼吸费力、不能稳定维持气道开放、需气道保护预防误吸、神经系统状况严重及存在低氧血症和二氧化碳潴留者均应考虑给予气管插管和机械通气。通气效果可结合临床表现和血气分析进行判定。

对支气管痉挛者可采用支气管舒张剂，如沙丁胺醇（舒喘灵）溶液雾化吸入。亦有报道采用肺表面活性物质进行治疗。但目前尚无证据表明应用肾上腺皮质激素和应用抗生素与呼吸复苏成功率之间存在相关关系。

3．纠正低血压、维持心功能

淹溺后引起休克特点为低心脏收缩力，高循环阻力和肺血管阻力；其原因为心脏存在缺血缺氧病变、体内酸中毒、中枢神经严重损伤、低体温、外伤性失血或血液分布异常以及颈椎损伤等。对于低血压者可给予生理盐水或林格液 10～20mL/kg，1～2 次，并以 10mL/（kg/h）速度维持。观察血压和循环情况。如休克持续存在，可考虑放置中心静脉导管和肺动脉导管进行压力监测，指导补液。如补充血容量数小时后血压仍较低，则应给予升血压药物（如多巴胺）维持，并可给予多巴酚丁胺 5～20μg/（kg/min）静脉维持增强心肌收缩功能。对出现心律失常者应注意鉴别和及时纠正。

4．处理低温

低体温可影响病人对复苏治疗的反应。当患者体温低于 32℃时，应尽快给予复温治疗，使其体温回升至 32℃以上。但对于脑死亡者，由于脑内体温调节功能丧失，复温治疗效果通常很差。

5．缓解脑水肿

淹溺后产生严重神经系统损伤的发生率可达 40%以上，目前在淹溺抢救方面特别强调注意脑复苏和维持正常颅内压。有资料显示颅内压增高与病死率有关。当病人颅内压超过 20mmHg、脑灌注压低于 50mmHg 时，大多数病人最终导致死亡。对有颅内高压症状者可选用呋塞米 1mg/kg 静注以及甘露醇 0.5g/kg 静滴 30min，每 3～4h 输注 1 次，治疗中注意用药后的症状反跳现象。积极控制惊厥亦有利于防止脑水肿和脑损害的进一步加重，对出现抽搐者可选用地西泮 0.3mg/kg，静注，或苯妥英钠 10～20mg/kg 缓慢静注。

6．其他治疗

酌情选用抗生素、纠正水电解质和酸碱平衡紊乱，积极治疗淹溺并发症（如溶血、急性肾功能衰竭等）。腹胀者放置胃管抽吸或持续胃肠吸引减压和监测胃内容物，防止反流后误吸。病情较重及尿潴留者应放置导尿管监测尿量；对于污水、氨水等淹溺时，应用清水冲洗和保护五官、清理呼吸道污物。

（三）预后

病人的预后很大程度上取决于神经系统缺氧后的受损程度。文献报道存在下列一些因素提示预后不良：年龄低于 3 岁，淹溺时间超过 5min，心肺复苏开始时间超过 10min；出现惊厥、瞳孔扩大固定、昏迷、去大脑强直；非低温状态仍需持续心肺复苏；Glasgow 评分低于 5 分；pH < 7.10；血糖 > 10mmol/L。

第五章　少见的呼吸系统综合征

第一节　睡眠呼吸暂停（障碍）综合征

睡眠呼吸暂停或睡眠呼吸障碍是指睡眠过程中出现的呼吸障碍，包括睡眠呼吸暂停综合征、低通气综合征、上气道阻力综合征、慢性肺部及神经肌肉疾患引起的有关的睡眠呼吸障碍等。睡眠呼吸暂停是指睡眠中口、鼻气流停止 10s 以上（儿童 6s 或以上），分为中枢性（central sleep apnea，CSA）、阻塞性（obstructive sleep apnea，OSA）和混合性三类，其中以阻塞性最常见，占 90%。中枢性呼吸暂停指口鼻气流停止，不伴有呼吸运动；阻塞性呼吸暂停指口鼻气流停止，但存在呼吸运动；混合性呼吸暂停指阻塞性呼吸暂停伴随中枢性呼吸暂停。以下主要介绍阻塞性睡眠呼吸暂停，多因耳鼻咽喉部慢性病变所引起，典型的临床表现为睡眠紊乱和噪性呼吸，肋软骨向内移动的非常规呼吸，伴有呼吸暂停。儿童阻塞性睡眠呼吸暂停综合征（OSAS）是指每小时睡眠中，阻塞性睡眠呼吸暂停次数 ≥ 1 次，伴有 $SaO_2 < 92\%$。患儿生长发育迟缓，智能障碍及心理行为异常，严重者有心肺功能不全。

一、病因及发病机制

（一）病因

OSA 病因包括解剖因素、先天性疾病及其他因素。多数儿童 OSA 是由于腺样体和扁桃体肥大引起的，它们是引起儿童 OSA 的最常见病因。婴儿 OSA 中，阻塞部位 52% 在上腭，48% 在舌后。

（二）发病机制

儿童 OSAS 是由于鼻部、鼻咽、口咽疾病或颌骨发育异常，加上晚间睡眠时舌根后坠造成上呼吸道狭窄引起。

由于上气道解剖上的狭窄和呼吸调控功能失调，使上气道开放的力量主要是咽扩张肌的张力，包括颏舌肌、咽腭肌和舌腭肌。睡眠时，尤其在快速眼动睡眠（REM）期，咽扩张肌张力明显降低，加上咽腔本身的狭窄，使其容易闭合，发生 OSA。

OSA 的主要病理生理变化是睡眠期间反复出现呼吸暂停，导致低氧血症和高碳酸血症，可引起神经调节功能失衡，儿茶酚胺、肾素－血管紧张素、内皮素分泌增加，内分泌功能紊乱、血流动力学改变、微循环异常等，引起组织器官缺血缺氧，导致多器官功能损害，特别是对心、肺、脑损害。可引起高血压、肺动脉高压、夜间心律失常、心力衰竭等。脑功能损害可以表现为白天乏力、困倦、记忆力下降、甚至智力低下等。

二、临床表现

儿童睡眠呼吸暂停主要临床表现：以活动增多为主要表现，同时伴有语言缺陷、食欲降低和吞咽困难、经常出现非特异性行为困难，如不正常的害羞、发育延迟、反叛和攻击行为等。小儿 OSAS 的重要特征是有一系列临床综合征的表现。

（一）夜间症状

夜间最显著的症状是打鼾。几乎所有 OSAS 的小儿均有打鼾，并且大多数鼾声响亮。但严重的 OSAS 可以无打鼾或睡眠时仅有高音调的咕哝声。上呼吸道感染时鼾声加剧。在 OSAS 的小儿中以 OSAS 或与睡眠相关的肺通气不足为主，小儿表现为两种主要形式的打鼾：连续的打鼾和间断的打鼾。间断性打鼾中有安静期相隔，这种安静期通常被响亮的喘息声或哼声所终止。

几乎所有 OSAS 的小儿均有呼吸费力的表现。睡眠气道阻塞的小儿食管压力范围为 $-4.90\sim-6.87\text{kPa}$。阻塞性呼吸时呼吸费力表现为肋间、胸骨、胸骨上和锁骨上的内陷，肋缘外展，可察觉辅助呼吸肌的活动，另外还可以见到吸气反常性胸廓内收。但在新生儿、婴儿和较大儿童的 REM 睡眠中出现吸气反常性胸廓内收是正常的。

OSAS 的呼吸暂停发作呈周期性，且可自行中止，发作时鼾声突然停止，吸气用力，但口鼻无气流进入呼吸道，持续时间长者，可有发绀和心率减慢，鼾声再度出现表示发作停止，呼吸恢复，出现响亮喷气声，觉醒和姿势改变。

大多数 OSAS 小儿没有明显的阻塞症状。中至重度的 OSAS 患儿，阻塞发作的频率平均为 20 次 /h，阻塞性和混合性呼吸暂停的持续时间平均为 17.3s。

小儿 OSAS 对睡眠的影响与成人不同的是，OSAS 患儿有正常数量的睡眠，睡眠中有持续部分气道阻塞的小儿并未显示睡眠的片段化。但 OSAS 的小儿常有夜间睡眠不安或在床上翻来覆去。OSAS 小儿的睡眠姿势异常，通常是颈过伸，可表现为颈部过度伸展、头从枕头上滑落或坐起（通常是肥胖儿）。50 例 OSAS 小儿中 96% 睡眠时有大量出汗。

遗尿是小儿 OSAS 的常见表现，有多项研究提示在有上呼吸道阻塞和夜间遗尿的儿童中，经上呼吸道手术后，3/4 患者的遗尿明显好转。

（二）白天症状

OSAS 儿童早晨觉醒时的症状包括张口呼吸，晨起头痛、口干、定向力障碍、迷茫和易激惹；学龄儿童则表现为上课精力不集中、白日梦、乏力、学习成绩下降。有 8%～62% 的儿童还有白天过度嗜睡症状。在儿童 OSAS 中白天行为问题比较常见，主要表现为在校表现不良、多动、智力低下、情绪问题、害羞或退缩性行为、进攻性行为和学习问题。

OSAS 的小儿中许多有发育迟缓。目前已经明确成人 OSAS 可使注意力、记忆力、警觉性和运动技能受损，但对小儿白天认知能力影响的研究不多。大多数 OSAS 小儿有肥大的扁桃体和增殖体，绝大部分表现为用口呼吸，有的还伴有进食、吞咽困难和口臭，并表现出一定程度的语言障碍。

（三）伴随症状

低氧血症通常发生于许多 OSAS 小儿中，有些严重 OSAS 的小儿 SaO_2 可降至 50% 以下，连续部分阻塞患儿的 SaO_2 在阻塞开始时就下降并保持较长时间的低水平。高碳酸血症也是小儿 OSAS 的特征，有一半的高碳酸血症（终末潮气 $CO_2 > 6.0kPa$）是与 OSAS 或持续部分阻塞有关。体重低下见于大部分阻塞性肺通气不良的小儿中。此外，睡眠中发生气道阻塞小儿易发生胃食管反流、突然觉醒、大哭、尖叫等症状。另有研究发现，OSAS 儿童会出现一些行为紊乱，如冲动、违拗或异常的害羞和社交退缩。

（四）体征

体征包括呼吸困难、鼻扇、肋间和锁骨上凹陷，吸气时胸腹矛盾运动；夜间出汗（局限于颈背部，特别是婴幼儿）。家长注意到患儿夜间不愿盖被，出现呼吸停止继而喘息，典型睡眠姿势俯卧位头转向一侧，颈部过度伸展伴张口膝屈曲至胸。有颅面特征提示睡眠呼吸障碍存在，如三角下颌、下颌平面过陡、下颌骨后移、长脸、高硬腭和（或）长软腭。

三、检查

（一）实验室检查

监测血氧饱和度、潮气末二氧化碳分压，有低动脉血氧饱和度，高碳酸血症和红细胞增多。气流减少 30% 以上或血氧饱和度下降 4% 以上，为通气不足；呼吸暂停 >10s 伴血氧饱和度下降 4%，可考虑本病。

（二）其他辅助检查

1. 多导睡眠图（polysomnography，PSG）

多导睡眠图被认为是诊断睡眠呼吸障碍的金标准。Marcus 等指出，1 岁以上儿童阻塞性睡眠呼吸暂停的诊断标准为：每小时睡眠中阻塞性睡眠呼吸暂停次数≥1 次，伴有 $SaO_2 < 92\%$。潮气末二氧化碳分压（End-tidal PCO_2，$PETCO_2$）被认为在婴幼儿睡眠呼吸障碍的诊断中至关重要，儿童 $PETCO_2 > 53mmHg$，或 60% 以上的睡眠时间中 $PETCO_2 > 45mmHg$ 为异常。

全夜多导睡眠图应夜间连续监测 6～7h 以上，包括脑电图、眼动电图、下颌肌电图、腿动图和心电图，同时应监测血氧饱和度、潮气末二氧化碳分压、胸腹壁运动、口鼻气流、血压、鼾声、食管 pH 值或压力等。美国胸科协会推荐多导睡眠图用于以下情况：

（1）鉴别良性或原发性打鼾（不伴有呼吸暂停、低通气或心血管、中枢神经系统表现，很少需要治疗的打鼾）。

（2）评价儿童（特别是打鼾儿童）睡眠结构紊乱、白天睡眠过多、肺心病、生长困难、不能解释的红细胞增多。

（3）睡眠期间显著的气流阻塞。

（4）确定阻塞性呼吸是否需要外科治疗或是否需要监测。

（5）喉软骨软化病人睡眠时症状恶化或生长困难或伴有肺心病。

（6）肥胖病人出现不能解释的高碳酸血症、长期打鼾、白天高度嗜睡等。

（7）镰形细胞贫血病人出现 OSA 表现。

（8）既往被诊断为 OSA，而有持续打鼾或其他相关症状。

（9）持续正压通气时参数的设定。

（10）监测肥胖 OSA 病人治疗后体重下降是否引起 OSA 严重程度的改善。

（11）重症 OSA 病人治疗后随诊。

（12）多次小睡潜伏时间试验（multiple sleep latency test，MSLT）前。

2. 自动持续气道正压系统

自动持续气道正压系统有诊断和治疗两个模式。诊断时不监测脑电图、眼动电图、肌电图、心电图，仅监测胸腹呼吸运动、经鼻气流和血氧饱和度，可同步监测显示呼吸暂停、鼾声、上气道阻力。

3. 静电荷敏感床

静电荷敏感床方法是在标准泡沫床垫下面设置一静电负荷层及运动传感器，患者睡在床上，只需一个血氧饱和度监测仪而不贴任何电极，其原始运动信号被前置放大和频率滤过后分别进入下面 3 个导联，并根据呼吸阻力增加的模式将 OSA 患者分为 4 种周期性呼吸，目前这种方法主要用于初筛阻塞性和中枢性睡眠呼吸暂停，及伴有上气道阻力增高的重症打鼾。

4. 其他检查

有鼻咽侧位相 X 线、CT 及 MRI 检查，鼻咽镜检查等；有助于了解上气道的结构，显示狭窄和阻塞部位及程度。多次睡眠潜伏期试验（multiple sleep latency test，MSLT）有助于对白天嗜睡程度的判断及发作性睡病的鉴别。50% 的肥胖者、52% 的甲状腺功能减退症，42.6% 的肢端肥大症可能合并有 OSAS，因此在诊断睡眠呼吸暂停综合征的同时，还应注意全身其他疾病的诊断。

四、诊断及鉴别诊断

（一）诊断

小儿 OSA 的诊断应结合临床表现、体检及实验室检查结果，病史应特别注意睡眠方面的情况，如睡眠的环境、时间、姿势、深睡状态、憋醒、打鼾、喘息等，体检时应注意颅面部结构、舌、软硬腭的位置，悬雍垂的大小、长度、腺样体和扁桃体肥大程度，颈部有无肿大淋巴结，肿瘤及全面的神经系统检查，处理的建议是依据病程，症状的严重度和解剖，结构，生理异常及其严重度而定的。

1990 年睡眠障碍国际分类（ISCD）对 OSAS 的诊断标准不能用于儿童，其原因主要是小儿 OSAS 没有白天过度嗜睡，且每小时阻塞发作的次数与 OSAS 的严重度不成正比，因此小儿 OSAS 的诊断标准修改如下。

1. 儿童 OSAS 的诊断标准

（1）照管者主诉小儿睡眠时有呼吸声响，和不恰当的白天嗜睡或行为问题。

（2）睡眠时完全或部分气道阻塞发作。

（3）伴随症状包括：①生长障碍。②突然觉醒。③胃食管反流。④鼻咽分泌物吸入。⑤低氧血症。⑥高碳酸血症。⑦行为紊乱。

（4）多导睡眠图的检测结果：①阻塞性肺通气不良。②每小时一个或更多的阻塞性呼吸暂停，通常伴以下一个或更多的表现。a. 动脉氧饱和度低于 90%～92%。b. 与上呼吸道阻塞有关的睡眠觉醒。c. 多次睡眠潜伏期测试显示该年龄的睡眠潜伏期异常。

（5）通常伴有其他的疾病，如增殖体和扁桃体肥大。

（6）可有其他睡眠障碍的表现，如发作性睡病。

2. 分度

小儿 OSAS 按其严重度分成三度。

（二）鉴别诊断

阻塞性睡眠呼吸暂停应与中枢性睡眠呼吸暂停鉴别，中枢性睡眠呼吸暂停可见于多种疾患：

1. 神经系统病变

如脊髓前侧切断术，血管栓塞或变性病变引起的双侧后侧脊髓的病变，脑脊髓的异常，如枕骨大孔发育畸形、脊髓灰质炎、外侧延髓综合征、自主神经功能异常，如家族性自主神经异常、胰岛素相关的糖尿病、Shy-Drager 综合征、脑炎、脑干肿瘤；

2. 肌肉病变如膈肌病变、肌强直性营养不良肌病等；

3. 某些肥胖者、充血性心力衰竭等。

五、治疗

轻中度患者睡眠时带口腔矫治器或舌托，具有简单、温和及费用低廉等优点，有效率约 70%，带后可使下颌前移和（或）舌前移，使上气道扩大，使狭窄处间隙增大，防止舌下陷，不同程度缓解 OSAS，以预防并发症的发生。但部分病人明显感到不适应。

建议侧卧或半坐卧位。采取侧卧位睡眠。采取侧卧睡眠，可以防止咽部组织和舌后坠堵塞气道。它还可以减轻腹部、胸部、颈部的额外重量造成的气道压力。

建议减肥，制订减肥计划，请营养师制定减肥饮食，适当增加体力活动和减少摄入量。减掉一些体重会有助于呼吸。而减至理想的体重可能治愈打鼾和睡眠呼吸暂停综合征。定期锻炼，锻炼可以帮助你减轻体重，增强肌肉并使得肺功能更好。

（一）内科治疗

1. 一般治疗

一般治疗包括改变饮食、睡眠习惯，晚餐不宜过饱，宜侧卧位入睡，避免服用镇静药物等，肥胖病人应减肥，减肥可增加咽部的横截面积，从而减少夜间呼吸暂停和减轻低氧血症的出现概率。

2. 药物治疗

由过敏性鼻炎致鼻腔狭窄阻塞导致的 OSAS，采用鼻吸糖皮质激素、口服第二代抗组胺药及鼻内缩血管药物等治疗，可减轻打鼾、改善气道阻塞。其他药物包括碳酸酐酶抑制药（如乙酰唑胺）、雌激素（如甲羟孕酮）、抗抑郁药（如普罗替林）、茶碱类药物等，但目前尚未取得确切统一的临床效果。另有报告指出尼古丁可以增强气管稳定性，但对睡眠结构并无明显的改善；抗高血压药物可以减少呼吸暂停的频率。而对于睡眠质量和白天嗜睡状况是否有改善并没有报道。

3. 经鼻持续气道内正压治疗（n-CPAP）（适用成人或部分儿童）

可消除夜间打鼾、改善睡眠结构、改善夜间呼吸暂停和低通气、纠正夜间低氧血症从而改善白天症状。扁桃体和腺样体肥大引起的 OSAS 患儿不适用该方法。可在家长期治疗。入睡时，将面罩戴好并将机器打开，后者送出一个柔和的稳定的正压气流通过鼻腔进入咽部，气流的压力强制性地使咽部的软组织不会塌陷，从而保持气道通畅。一般情况下，这个保持气道通畅的气流压力用厘米水柱（cmH_2O），其大小是经过睡眠呼吸监测后由医生决定的。用于 UPPP 术前或术后，增加手术安全性，提高手术疗效。另有报告指出 UPPP 术后疗效不佳的 OSAS 患者使用智能型 CPAP 治疗，仍有效，且不影响治疗效果。

4. 氧疗

有研究指示吸氧可有效缓解患儿的夜间低氧血症，降低阻塞性呼吸暂停指数及减少微觉醒次数。但也有研究认为可延长 OSAS 病人的呼吸暂停时间。该疗法尚在进一步研究当中。

（二）外科治疗（适用扁桃体、腺样体肥大）

扁桃体、腺样体切除术是所致儿童 OSAS 的首选治疗方法。根据不同原因所采用的其他手术治疗方法包括鼻手术（鼻息肉摘除术、鼻中隔矫正术、鼻甲切除术等）、悬雍垂软腭咽成形术、等离子低温射频消融术、下颌骨前移或上下颌骨移术等。

1. 双水平气道正压通气（BiPAP）

双水平气道正压通气是治疗儿童阻塞性睡眠呼吸暂停的有效方法，可降低睡眠呼吸暂停综合征患儿的呼吸暂停指数，提高最低动脉血氧饱和度。

2. 悬雍垂 - 软腭 - 咽成形术（UPPP）

去除悬雍垂和部分软腭以及扁桃体。该手术解决由于咽部结构阻塞气道而导致的打鼾通常比较成功。由于 OSAS 发病机制复杂，上呼吸道阻塞部位不同，如不正确选择手术适应证疗效较差。

3. 激光辅助悬雍 – 腭成形术（LAUP）

用激光去除部分或者全部的悬雍垂以及部分的软腭。可治疗打鼾并可在某种程度上治疗轻度的睡眠呼吸暂停综合征。

4. 气管切开术

在患有严重的、危及生命的睡眠呼吸暂停，或其他治疗均告失败情况下进行。在颈部的呼吸通路（气管）做一开口，此开口白天加以遮盖，夜间敞开，并允许空气进出肺部而无须通过阻塞的咽部气道。

5. 其他手术

如鼻手术去除鼻息肉或矫正偏曲的鼻中隔；下腭手术使下腭及舌前突，扩大气道。

（三）其他治疗

减肥可以使呼吸道的通气范围扩大，从而可以治愈部分 OSA。但药物减肥效果并不明显，奥利司他（orlistat）可以防止脂肪的吸收，但也有副作用，包括腹泻、对脂溶性维生素的吸收障碍等。西布曲明可以增强去甲肾上腺素和 5- 羟色胺对 α- 和 β1- 肾上腺素能受体的作用，使人有饱食感，从而产生与奥利司他相近的减肥效果。但此类药物有可能会引起高血压，所以对于 OSA 病人应慎用。

甲状腺功能低下常被认为是 OSA 的诱发因素之一。用甲状腺素治疗可以改善 OSA，但不是对所有人都适用。

（四）预后

OSAS 是一组有潜在危险的睡眠呼吸障碍疾病，易并发心律失常、高血压甚至呼吸衰竭或猝死。有人估计全世界每天有 3000 人死于本病。据报道未治疗的患者，5 年病死率为 11%～13%，呼吸暂停指数 > 20 者，8 年死亡率为 37%，而呼吸暂停指数 < 20 者，死亡率仅 4%。从 OSAS 患者出现早期症状到形成严重心、肺、脑并发症，甚至最后死亡是一个漫长的过程。此有效治疗可以提高患者的生活质量，延长生命。

第二节　肺出血 – 肾炎综合征

肺出血 – 肾炎综合征又称 Goodpasture 综合征、肺 – 肾综合征等，本病在临床上以快速进展性肾炎和突发性肺出血为特征，同时合并尿毒症和呼吸功能衰竭为特征的一组病征。

一、病因

（一）感染（30%）

呼吸道感染，特别与流感病毒感染是本病最常见的诱因，最近研究发现获得性免疫缺陷病患者感染卡氏肺囊虫肺炎（Pneumocystis Carinii Pneumonia）后，机体易产生抗 GBM 抗体，Calderon 等报道 4 例 HIV 感染者中 3 例抗Ⅳ型胶原 α3 链抗体（抗 GBM 抗体）阳性，提示卡氏肺囊虫肺炎时肺泡损害可以诱发肺出血 – 肾炎综合征。

（二）羟化物（20%）

接触汽油蒸汽，羟化物，松节油及吸入各种碳氢化合物。

（三）吸入可卡因（20%）

长期吸烟的患者在吸用可卡因 3 周以后发生了肺出血 – 肾炎综合征。

二、发病机制

由于某些病因使机体同时产生了抗肺泡、肾小球基底膜抗体，并由此攻击了肾小球与肺，发生Ⅱ型变态反应，至于同时向肺泡和肾小球发生免疫复合物沉积并激活补体（Ⅲ型变态反应）的发病机理，尚无确切的解释。

1962 年，Steblay 等人证实，肺出血 – 肾炎综合征的肾小球基底膜（GBM）损害是由抗 GBM 抗体介导，遂后大量的研究工作集中于分离和研究 GBM 组分，寻找抗体针对的相应抗原及表明抗原的分子结构与特征。近年来，随着分子生物学及生物化学的飞速发展，人们在新发现的胶原Ⅳ的 α3（Ⅳ）链中，证实 α3（Ⅳ）链的 NC1 结构域是 Goodpasture 自身抗原，又称 Goodpasture 抗原，继而克隆了该抗原基因 CO14A3，定位于第二条染色体 q35～37 区域。

应用间接免疫荧光和免疫电镜技术证实，Goodpasture 抗原不仅见于 GBM，也分布于肾小管基膜（TBM），肺泡毛细血管基膜（ABM）及其他组织基膜（如脉络膜、角膜、晶体、视网膜血管基底膜等处），但具有致病作用的 Goodpasture 抗原主要分布于 GBM、TBM 和 ABM，抗原的隐匿性造成其暴露过程的可逆性，体外可通过 6mol 盐酸胍或 pH 3 的强酸条件暴露 α3NC1 结构域，但体内抗原是如何暴露并产生免疫应答损伤 GBM 尚未完全明了。

目前推测，在生理条件下 Goodpasture 抗原隐匿在胶原Ⅳ α3NC1 结构域中，各种诱发因素（毒素、病毒感染、细菌感染、肿瘤、免疫遗传因素）及内毒素等均可激活上皮、内皮及系膜细胞增殖，并释放炎性介质（IL-1、RDS、前列腺素、中性蛋白酶等），GBM 等在细胞酶作用下，胶原 IV 高级结构解离，暴露 Goodpasture 抗原决定簇，刺激机体产生抗体，导致免疫损伤，由于在全身毛细血管内皮层中唯有肾小球毛细血管的内皮层有窗孔，使得抗体可以与 GBM 抗原直接接触而致病，而 ABM 只有当受到某些外界因素（如感染、吸烟、吸入汽油或有机溶剂）影响后，破坏其完整性使基底膜抗原暴露后肺部方出现病症，此即为何肾脏最易受累且受累程度与抗体滴度相一致，而肺部受累程度与抗体滴度不一致的缘故。

本病患者 HLA-DR2 等抗原频率明显增高（达 89%，正常对照仅 32%），应用基因 DNA 限制性片段长度多态性分析还显示本病与 HLA-DR4，HLA-DQβ 链基因 DQWLb 和 DQW3 相关，表明 HLA 二类抗原相关的淋巴细胞在本病起一定作用，有实验发现，如果仅给受试动物抗 GBM 抗体虽可产生 GBM 线条状沉着，但不发病，只有同时输入患病动物 T 细胞后受试动物才发病，如此证实 T 细胞在本病发病机制中起重要作用，近年的研究也发现，某些细胞因子如肿瘤坏死因子，IL-1 可以加重本病的发展。

肺部病变表现为肺丰满胀大，表面有较多出血斑，光镜下可见肺泡腔内有大量红细胞及很多含有含铁血黄素的巨噬细胞，肺泡壁呈局灶性增厚、纤维化、肺泡细胞肥大，电镜下可见肺泡基底膜增厚及断裂，内皮下有电子致密物呈斑点样沉积，而内皮细胞正常，免疫荧光检查可见毛细血管壁有 IgG，C3 呈连续或不连续线样沉积。

肾脏病变可见到双肾柔软呈灰白色，表面有多数小出血斑点，光镜下多数呈新月体性肾炎的病变特征，但内皮及系膜细胞增生一般不重，可见毛细血管纤维素样坏死，晚期肾小球纤维化，肾间质可见炎症细胞浸润及间质小动脉炎、肾小管变性、萎缩和坏死，电镜下可见球囊下皮细胞增生、形成新月体、系膜基质增生、基底膜断裂、肾小球毛细血管壁一般无致密物沉积，偶见内皮下有电子致密物呈斑点样沉积，免疫荧光检查可见 IgG（100%），C3（60%～70%）沿肾小球毛细血管壁呈线状沉积，部分患者远曲小管基底膜上抗体 IgG 阳性。

既往认为本病征主要是由基底膜（GBM）抗体解导引起，免疫荧光检查示 IgG 沿肾小球基底膜呈线条状沉积，此症仅一部分可确诊为肺出血-肾炎综合征，另一部分患者临床酷似肺出血-肾炎综合征，但其免疫荧光则示 IgG 沿 GMB 呈颗粒状沉积，血中抗 GBM 抗体阴性，实际此部分病例系免疫复合物性肾炎（ICGN），自身免疫机理在本病起重要作用，表现为 ICGN 者，是由于免疫复合物沉积于肾小球及肺泡的相应部位而引起，临床上肺部病变出现于肾病变之前，肾功能多急速恶化，可于数周至数月内死亡。

三、临床表现

（一）年龄

儿童到老年均可发病，多见于 16～30 岁（75%～95.4%），无种族差异，小儿病例较为多见，男性明显多于女性，为 3∶1～10∶1。

一般表现：常有疲乏、无力、体重下降等一般性衰竭症状，绝大多数病人有贫血，表现面色苍白、眩晕、气促等。

（二）起病可能和感染有关

尤其是病毒感染，Wilson 报道 32 例，44% 有先驱上呼吸道感染，17% 有类流感症状，病毒感染或其他因素，如何使机体产生对肺及小球基底膜的共同抗体尚不清楚。

（三）肺部

肺部表现：约 2/3 病人肺出血于肾炎之前，由咯血到出现肾病变的时间长短不一，数天至数年不等，平均 3 个月左右，临床上以咯血为最早症状，血痰者占 82%～86%，一般为间断小量咯血、色鲜红，少数病例可出现大量甚或致命的肺出血，患者多伴气促及咳嗽症状，有时有胸痛及发热，10%～30% 患者以上呼吸道感染症状为起始症状，肺脏叩诊呈浊音，听诊可闻湿性啰音、起病急、发热、咳嗽、咳痰、咯血、呼吸困难，甚至发生呼吸功能衰竭，咯血的程度可由血痰到较大量的咯血。

（四）肾脏

蛋白尿在起病早期多不明显，但病程中始终存在，甚或出现肾病综合征的所见，以血尿为主要表现者占 80%～90%，镜下血尿及管型均可见到，出现肉眼血尿，肾功能阻碍发展迅速，约 81% 病例于 1 年内发展为肾功能衰竭，平均约 3 个半月即须透析维持肾功能，血尿素氮升高，血清补体下降较多见，此外尚有尿少，头痛，高血压，水肿等。

（五）其他

抗基底膜抗体结合于脉络膜、眼、耳，偶可出现相应表现，据统计约 10% 病人可有眼底异常改变，苍白、肝脾肿大、心脏扩大、皮肤紫癜、便血、白细胞升高以中性多核白细胞最明显，本病征的贫血和肺部表现极似肺含铁血黄素沉着症。

四、检查

（一）实验室检查

1. 尿液检查

镜下可见血尿，红细胞管型、颗粒管型、白细胞增多，多数为中等量尿蛋白，少数可见大量蛋白尿。

2. 痰液检查

痰液显微镜检查可见具有含铁血黄素的巨噬细胞和血性痰。

3. 血液检查

若肺内出血严重或持续时间长，可能有较严重的小细胞，低色素性贫血，Coomb 试验阴性，半数患者白细胞超过 $10 \times 10^9/L$。

4. 血液生化

早期 BUN、Scr、Ccr 正常，但随病情进展而 BUN 和 Scr 进行性增高，Ccr 进行性减少，肾功能严重减退者 GFR < 5mL/min。

5. 特异性检查

在病程早期，用间接免疫荧光法和放射免疫法测定血中循环抗基膜抗体，血清抗 GBM 抗体多呈阳性，间接免疫荧光法的敏感性为 80%，放射免疫法测定的敏感性大于 95%，两者特异性可达 99%，有条件可通过免疫印迹和 ELISA 方法测定抗 NC1 抗体，特异性地诊断肺出血 - 肾炎综合征。

（二）辅助检查

1. 影像学检查

肺部 X 线显示弥散性点状浸润阴影，从肺门向外周散射，肺尖常清晰，肺部浸润是肺部病变的特征，肺部 X 线改变早期与肺水肿相似，咯血停止后短期内可被吸收。

2. 电镜检查

（1）肺部典型病变：肺泡出血，含铁血黄素沉积和纤维化，电镜见肺泡壁毛细血管基底膜变性，断裂和灶性增生，可见电子致密物沉积，免疫荧光检查可见 IgG 和 C 呈线状沉积。

（2）肾脏典型病变：一是弥漫性肾小球受损，肾脏常增大并有大量新月体形成，新月体呈周围型（毛细血管外增生性肾炎），可伴毛细血管坏死，GBM 有 IgG 呈线样沉积；二是严重的肾小球萎缩出现弥漫性肾小球纤维化及间质纤维化，电镜检查可见肾小球基底膜变性断裂，皱缩或弥漫性增厚。

3. 光镜检查

光镜检查可见局灶性或弥漫性坏死，肾小球有抗肾小球基底膜抗体沉着，上皮细胞增生形成新月体占 50% 以上。

4. 免疫荧光检查

免疫荧光检查可见沿肾小球基底膜内皮有线状沉积物（主要为 IgG、IgA、IgM、C3 和纤维蛋白原），若沉积物为高低不平颗粒样，则是其他疾病引起的肺肾综合征。

五、诊断及鉴别

（一）诊断

1976 年 Teichman 提出的诊断条件为：①反复咯血；②血尿，管型尿等肾小球肾炎样改变；③小细胞，低色素性贫血，用铁剂治疗有效；④肺内有吸收迅速地游走性斑点状浸润影；⑤痰中可发现有含铁血黄素的巨噬细胞，即可诊断；⑥用直接免疫荧光法或放射免疫，反复检查血液可证明有抗肾小球基底膜抗体；⑦肾脏或肺活检，于肾小球或肺泡囊基底膜有免疫球蛋白沉着，且呈线状排列。诊断依据有以下几点。

1. 临床特点

发病急，大多以呼吸道感染征象首先出现，且有进行性加重的趋势，先有咯血，很快出现肾炎改变，并出现肾功能衰竭表现，亦可以轻重不等的肾小球肾炎起病，而肺部异常症状则可在病程较晚阶段才显示出来。

2. 实验室检查

白细胞增多、蛋白尿、尿沉渣有红白细胞管型，痰中除有红细胞外，可见含有"含铁血黄素"的上皮细胞。

3. 辅助检查

X 线检查，肾脏等组织的病理检查，有助于确诊。

（二）鉴别诊断

本病征须与特发性含铁血黄素沉着症、结节性动脉周围炎、类似的血管炎、系统性红斑狼疮、弥漫性血管内凝血、风湿性肺炎、肺出血及肾炎伴发于免疫复合物疾病等鉴别。

1. 特发性肺含铁血黄素沉着症

特发性肺含铁血黄素沉着症的咯血性质，痰中含铁血黄素细胞化验及肺部 X 线表现与肺出血 – 肾综合征极相似，当 Goodpasture 病肺受累在先，肾炎表现不明显时，二者应鉴别，该症多见于 16 岁以下青少年，病情进展缓慢，无肾炎症状，预后好，肺及肾活检有助鉴别，血清抗基底膜抗体检查也有助鉴别。

2. 原发或继发性系统性血管炎

肺肾同时受累 3 种类型的急进性肾炎中，除抗 GBM 抗体阳性型外，免疫复合物介导型（多见于 SLE）和小血管炎肾炎型（韦格纳肉芽肿和显微型多动脉炎）均可伴咯血，狼疮性肾炎多见于年长儿和青年，女性多见，一般有皮肤、关节病损及全身多系统损害，血清免疫学和肾活检可助鉴别。小血管炎性肾炎患者全身症状（乏力、低热、食欲缺乏、体重下降等）明显，血抗中性粒细胞质抗体阳性，韦格纳肉芽肿病人肺部可有浸润灶，显微型多动脉炎肺部呈间质性炎症。

3. 肾炎伴咯血

各种急、慢性肾小球肾炎由于严重循环充血、心功能不全或伴肺炎，肺栓塞时，均可出现咯血，应与本病鉴别。临床表现、肺 X 线特征、肾穿刺活检有核素肺扫描等均有助鉴别。

4. 其他

在弥漫性血管内凝血时也有过肺出血 – 肾炎综合征样表现的报告，结合原发病临床实验室检查所见，鉴别一般不难，结节性动脉炎时呼吸道症状可先于其他系统征象，也可同时并发肾炎；过敏性紫癜偶见肺出血症状，对此均需注意鉴别。

六、治疗

治疗的目的是尽可能控制肺出血和肾小球肾炎，持久地抑制抗 GBM 抗体的形成。

（一）药物治疗

肾上腺皮质激素和免疫抑制剂。肾上腺皮质激素和免疫抑制剂两者联合应用，能有效地抑制抗基膜抗体形成，可迅速减轻肺出血的严重性和控制威胁生命的大咯血。一般可选用甲泼尼龙（甲基强的松龙）冲击治疗，静脉滴注 1.0～1.5g/d，于数小时内滴完（不得少于 15min），3 次为一疗程，可以重复 2～3 个疗程，在强化治疗 2 个月后逐渐减少剂量，并维持治疗至少 3～6 个月。本疗法尚可防止血浆置换后反馈性抗 GBM 抗体合成亢进，如同时加用免疫抑制剂方法为环磷酰胺（Cytoxan，CTX）2～3mg/（kg/d），或硫唑嘌呤（Imuran）1mg/（kg/d）疗效更佳。亦可一开始既口服泼尼松（强的松）（prednison），1～1.5mg/（kg/d），再加用免疫抑制剂。病情控制后，停用免疫抑制剂，泼尼松（强的松）缓慢减至维持量 5～15mg/d 继续口服治疗，全疗程 0.5～1 年。

（二）血浆置换与免疫吸附疗法

血浆置换或免疫吸附可去除抗 GBM 抗体。积极的血浆置换治疗，联合应用免疫抑制剂和中等剂量的皮质激素疗法，可有效地制止肺出血和改善肾功能。置换血浆

2～4L/d，血浆置换的持续时间和频度可根据循环抗基膜抗体的水平而定，一般每天或隔天1次，病情稳定可延至每周2～3次，结合口服泼尼松（强的松）60mg/d和使用大剂量细胞毒药物（主要是环磷酰胺）。一般情况下，血浆置换配以免疫抑制治疗必须持续至循环抗体水平显著下降或阴转（通常约7～14d），在以后的数周到数月内逐渐撤除免疫抑制治疗。经以上治疗80%的患者有肾功能的改善。

血浆置换与免疫吸附疗法只有在疾病的早期，新月体处在细胞型或细胞纤维型，病人尚未进入不可逆性终末期肾衰竭时，才有治疗价值。对于急进性发病的患者在尚未发生少尿、$Scr < 530 \mu mol/L$之前进行血浆置换，疗效较佳；而已进入终末期肾脏病期、$Scr > 530 \mu mol/L$或需要透析治疗维持生命者，疗效欠佳。

（三）肾切除

确诊为本病的患者，如肾活检证明为不可逆性损害，大剂量激素冲击疗法和血浆置换术难以控制肺出血，可考虑做双侧肾切除，以透析治疗替代肾功能，在治疗过程中有加重肺出血的危险者不宜采用抗凝和抗聚集治疗，另外应加强支持疗法和防止继发感染。

（四）透析疗法

已发生肾功能衰竭时，必须做透析疗法。

（五）肾脏替代治疗

对于常规治疗无效或治疗较迟而进入终末期肾脏病，以血液透析或腹透维持生命的患者，如病情稳定，血中循环抗基膜抗体降低至测不出，可考虑肾移植治疗。

本病在肾移植后的复发率为10%～30%。未经免疫抑制治疗的同卵双生兄妹之间肾移植，在发病后不久做肾移植或血清抗GBM抗体滴度较高的情况下接受肾移植，复发的可能性较高。当移植延迟至数月血清抗GBM抗体滴度下降或阴转后，或在使用免疫治疗后，临床复发率可下降至10%以下。复发可发生于数月甚至数年之后，在抗GBM抗体不升高的情况下也可复发。相反，血清学改变复发不一定伴有临床症状的复发。Daly等报道10例患者进行了尸体肾移植，7例功能肾脏维持达8.2年。

（六）激素治疗

早期应用泼尼松，剂量为1～2mg/（kg/d），Qd口服。激素可迅速控制肺出血，但不能恢复肾功能。激素能对抗炎症，使单核细胞、淋巴细胞及抗体的生成减少，从而保护肺脏。肾脏病变较轻者激素反应良好；晚期肾功能严重不全，激素无效。

第三节　小儿慢性咳嗽

咳嗽是一种重要的防御机制，在正常人也可发生，能清除气道的分泌物和异物，阻止呼吸道感染的扩散。但咳嗽也是呼吸系统疾病常见的临床症状，是最常见的疾病主诉。在呼吸科门诊约有 30% 的患者由于原因不明的慢性咳嗽而就诊。频繁剧烈的咳嗽会严重影响患儿的学习和生活，并可能引起多个器官系统的并发症，因此咳嗽的诊治，尤其是慢性咳嗽的诊治越来越受到高度重视。

一、定义

儿童反复持续咳嗽≥4 周称为慢性咳嗽。

二、病因

慢性咳嗽是儿童常见症状之一，由于一些检查在幼小儿童很难进行，因而诊断并不十分容易，通过询问病史、仔细全面查体，有助于诊断疾病。如果能对引起儿童慢性咳嗽常见疾病及其临床表现有所了解，那么根据症状、体征及必要实验室检查，就容易对病因做出判断，以使防治更加有效。临床资料显示，儿童慢性咳嗽的病因有以下 10 类。

（一）鼻后滴注综合征

鼻后滴注综合征是由于上呼吸道感染，如感冒、鼻炎、鼻窦炎等形成的鼻腔分泌物经后鼻道流入咽后壁，刺激咽后部所引起的反射性咳嗽。临床特点是慢性咳嗽、伴或不伴咳痰，咳嗽以夜间和清晨为重。同时，患儿有鼻塞，感到似乎有东西滴入咽后壁，需要经常清嗓。抓住鼻部炎症病史及上述特征性表现，结合咽部检查，若发现口咽部有黏液或脓性分泌物有助于诊断。治疗关键是控制炎症、消除鼻部病变，咳嗽症状可随之消失。

（二）变异性咳嗽

变异性咳嗽是一种以干咳为唯一症状的支气管哮喘特殊类型。临床特点是慢性咳嗽，少痰或无痰，昼夜均有咳嗽，运动时、感冒时、吸入冷空气后咳嗽加重，肺功能检查可发现可逆性气道阻塞，支气管激发试验阳性具有诊断意义。治疗原则同典型的支气管哮喘，糖皮质激素和沙丁胺醇气雾剂吸入治疗效果良好。

（三）过敏性咳嗽

过敏性咳嗽是一种特发性过敏性疾病。临床特点为干咳、不伴喘息及呼吸困难，气道反应性正常，胸部 X 线检查亦正常，不会发展成为哮喘，但可有其他过敏性疾病伴随。治疗以糖皮质激素和抗过敏药为主，无须使用支气管控制剂。

（四）嗜酸性粒细胞支气管炎

嗜酸性粒细胞支气管炎是一种以不伴哮喘、无气道反应性增高，给予支气管扩张剂无效，而给予糖皮质激素有效的慢性咳嗽疾病。临床特点是干咳、伴或不伴咳痰、不伴喘息、痰及血中的嗜酸性粒细胞增高。治疗原则同过敏性咳嗽。

（五）胃食管反流

胃食管反流是由于胃内容物频繁逆流入食管，刺激咽喉部而引起干咳，伴有反复性喘息、阵发性呼吸困难等气道高反应性症状。同时，患者还伴有反酸、呃逆、呕吐、胃灼热等消化道症状。诊断依靠出现喘息，先有或同时伴有反酸、胃灼热，并将二者之间联系起来，结合 24 h 食管 pH 监测阳性及试验性抗酸治疗有效。治疗关键是抗反流，随着反流减少其咳嗽症状减轻，无须特别服用抗哮喘药物。

（六）气管、支气管异物

4 岁以下儿童，尤其是男孩好动、好奇、贪吃，故而容易引起误吸而引起支气管异物。一般可查出异物吸入及突发性呛咳史，随后有慢性咳嗽表现，肺部听诊可发现一侧肺部呼吸音减低，胸透可见纵隔摆动现象，纤维支气管镜检查发现有气道异物是诊断的重要依据。治疗关键是取出气道异物。

（七）肺结核

儿童是肺结核的高发对象，如果儿童罹患支气管内膜结核，可引起慢性咳嗽。临床表现为慢性咳嗽，伴有低热、盗汗、消瘦等结核中毒症状，肺部 X 线、痰菌检查及纤维支气管镜检查是诊断的重要依据。抗结核化疗是治疗的关键。

（八）感染性咳嗽

感染性咳嗽是在呼吸道病毒或衣原体、支原体感染以后所致的一种慢性咳嗽。感染性咳嗽主要见于 5 岁以下儿童，发生率为 5%～8%，并非少见。临床特点是在咳嗽发生前有上呼吸道感染症状，如发热、咽痛、流涕等，而在这些症状消失后，咳嗽仍然持续，可长达 4 周以上。治疗关键是服用止咳祛痰剂，配合糖皮质激素效果增强。

（九）心因性咳嗽

心因性咳嗽又称精神性咳嗽或习惯性咳嗽，主要见于学龄期儿童，发生在上呼吸道感染之后，其特点是在玩耍及睡眠时咳嗽减轻或消失，而在安静时说咳就咳，咳嗽声音响亮、刺耳，在精神不愉快或受到家长训斥时其咳嗽往往加重。在排除其他咳嗽病因后，予以心理支持及疏导可使症状缓解。

（十）慢性支气管炎

在儿童中少见，但如果儿童有支气管扩张，则表现为慢性支气管炎的病例增高。临床特点是慢性，伴有痰多或呈现脓性痰，肺部 X 线可见肺纹理增粗及紊乱，治疗关键主要是抗感染、止咳、祛痰及平喘。

三、发病机制

上呼吸道病毒感染后使黏膜损伤、受累暴露、鼻咽部分泌物即可刺激鼻黏膜和黏膜下腺体的胆碱能神经末梢咳嗽受体，使三叉神经激动，通过咳嗽中枢形成咳嗽反射引发咳嗽。一次上感黏膜损伤的修复需要 3～7 周，因此咳嗽可持续数周。冬春季人群聚集小儿易反复上感，此时，咳嗽也可反复或持续数月不好转。另外鼻、鼻窦的慢性炎症刺激咽、喉部丰富的 C 神经受体（非髓鞘神经纤维），通过迷走神经，刺激咳嗽中枢，引起胸外气道高反应，使病儿出现干咳、音哑、鼻塞等症状。婴幼儿被动吸烟和长期接触室内过敏原所致的干咳即与此作用有关。

四、临床表现

（一）咳嗽变异性哮喘（CVA）

临床诊断通常依据儿童哮喘防治常规。最新资料表明，CVA 是哮喘病的一个临床亚型，不同于典型哮喘之处是只具干咳而无哮鸣，病人具有咳嗽反射更敏感的特性，而哮喘与正常人的咳嗽反射敏感性无区别。所以抗哮喘药物 Zafirlukast 可抑制 CVA 的咳嗽反射使减轻症状，但对哮喘病人的咳嗽反射无抑制作用。这说明咳嗽和支气管痉挛属于两个不同的神经控制。CVA 与典型哮喘的相同之处是激醋甲胆碱发试验阳性，存在轻度气道高反应性，但较哮喘病人吸入醋甲胆碱引起的反应为低。因此仅凭气道高反应性不足以诊断 CVA，支气管扩张治疗有效是重要的诊断依据。

（二）过敏性咳嗽（Atopic Cough）

以往我们常将 CVA 和过敏性咳嗽相混淆，认为 AC 即为 CVA。近年有作者撰文阐述二者之间的异同，证明二者实为两个不同的独立性疾病。AC 最早由 Fujimura 于1992 年首先描述，在日本小儿慢性咳嗽病因中较为多见。病人以干咳为主，无上感史，接触某些刺激原特别是被动吸烟容易诱发其咳嗽。受体敏感性增强，但并不存在气道高反应性，醋甲胆碱激发试验阴性。这种咳嗽敏感性增强不是直接与支气管张力有关，而是反应不同的气道炎症。因此支气管扩张剂治疗无效，抗 H_1 药治疗有效。以上几点与 CVA 不同可作鉴别。临床我们也遇到有些病人咳嗽特点符合 CVA，但给予支气管扩张剂治疗无效，或支气管激发试验阴性，这样的病人当属过敏性咳嗽。应用抗过敏药如抗 H_1 治疗有效。

由于 atopic cough、CVA、asthma 三者都对激素治疗有效，因此有作者将三者统认为是 asthmatic（哮喘的），但是 Fujimura 等认为三者有不同临床表现。而且咳嗽敏感性，支气管张力和支气管反应性三者是独立存在的，过敏性咳嗽不会发展成典型的哮喘，而 63 例儿童 CVA 病人，三年后随访约 6% 出现哮鸣。由上所见三者的关系需进一步研究。

（三）上感后慢性咳嗽

多见于 <5 岁学龄前儿童，有上感史，于上感其他症状消退后干咳持续数周甚至数月。与病毒感染、支原体和衣原体、细菌感染所致鼻炎、咽炎、鼻咽炎有关，由于病毒感染等可诱发暂时性气道高反应性，病儿虽非哮喘但可伴有哮鸣及可逆性气道阻塞，并常有细胞或体液免疫低下。近有文献报告约 18% 的慢性干咳找不出病因，被称为特发性持续性咳嗽（idiopathic persistent cough），多种治疗无效。认为这可能是病人存在着临床上呼吸道病毒感染引起的咳嗽。北京儿童医院有人用纤支镜灌洗液鉴别两者，发现 CVA 主要是嗜酸粒，而病毒感染后变态反应增高是中性粒。病毒感染后的持续气道高反应性有学者认为它与哮喘有区别，主张用顺尔宁。顺尔宁对哮喘（尤其是运动后喘息）和过敏都有很好的治疗作用，而且副作用小。

（四）鼻后滴漏综合征

发病率占慢性咳嗽的 41%，造成鼻后滴漏综合征的原因有急慢性鼻炎、鼻窦炎、变态反应性鼻炎、鼻息肉及药物性鼻炎等。当鼻腔、鼻窦出现炎症性疾病时，鼻和鼻窦分泌物后流滴入咽喉部或呼吸道，刺激此处咳嗽感受器，产生咳嗽。小儿慢性鼻、副鼻窦炎多原发于过敏性鼻炎或上呼吸道感染后的急性鼻窦炎，使鼻、鼻窦口堵塞有利于上呼吸道内细菌生长繁殖，反过来又促使炎症发展。本病慢性过程多为细菌混合感染，化脓性窦腔炎等。

临床特点有：①慢性咳嗽伴或不伴咯痰，咳嗽以夜间和清晨为重。②经常鼻塞、流涕，先为清涕，单纯鼻炎也有流黄鼻涕，并不代表有细菌感染，是由脱落细胞和炎细胞构成。如鼻涕为黄绿色带有血性时代表鼻窦有细菌感染。③咽干、有异物感、咽后壁黏液附着感。④少数病儿单以头痛、头晕为主诉。⑤更少的病儿以长期低热为主诉，检查上颌窦区有压疼，鼻开口处有黄白色分泌物流出，伴哮喘者单用抗哮喘药治疗无效，在鼻炎初期反复检查鼻分泌物内 EOS ≥ 10%，提示为过敏性鼻炎，但无 EOS 也不能排除过敏性鼻炎。鼻窦炎可使病情复杂化，最易致反复、迁延性咳嗽。不系统、不规则、不彻底治疗是慢性炎症性咳嗽不可忽视的原因。

（五）胃食管反流（GER）

有人认为占慢性咳嗽的 10～40%，其病理尚不十分清楚，病儿的消化道症状多不明显容易被忽略，而以咽、喉、支气管症状为主要表现。主要症状为干咳，夜咳为重，是由于胃食道反流物（酸性）引起喉、气管后壁酸性炎症、溃疡、肉芽肿形成慢性炎症。形成反射性支气管痉挛性咳嗽（reflex bronchospasm comghing）（迷走神经反射），伴有干咳、嗓子疼、咽干、音哑等症状。胃检测 pH 酸碱度仍然是最简单、敏感和特异的诊断胃食道反流的方法。

（六）嗜酸粒细胞性支气管炎（EB）

本病概念含义较广，实为病理诊断。于 1989 年由 Gibsou 首先报告，不伴哮喘的 EB 是近年报道较多的慢性咳嗽原因之一。病人表现慢性咳嗽或晨咳少许黏痰，痰液中成人 EOS > 2.5%，儿童 < 2.5%，醋甲胆碱激发试验阴性，无可逆性气道阻塞的证据，激素治疗有效。成人慢性支气管炎病人较多，痰液采取较儿童容易，因此报道较多。最近有报告 EB 占成人慢性咳嗽的 15.1%，居第二位。有作者认为 EB 与 AC 在发病机制上有重叠，临床难以区分。因此 EB 与 AC 以及 CVA 三者关系有待进一步探讨。

（七）精神性咳嗽（psychogenic cough）

精神性咳嗽为慢性干咳，无任何病因，有关这方面的材料文献很少，有人将此种咳嗽称为习惯性抽搐样咳嗽（habit ticlike cough），其咳嗽的特点是音响大似鹅叫，父母及其他人越注意咳越频，夜眠时或注意其他事物时则一声不咳，这种病人大多为年龄 > 5 岁，聪敏伶俐的孩子，常伴有躯体方面其他症状。同学、老师、家长等因其频咳而不安，特别是家长常因其咳嗽到许多医院找医生看病，反而加重其咳嗽并形成恶性循环。

综上所述，慢性咳嗽的临床诊断主要依靠病史、症状、体征及辅助检查的阳性发现。病因诊断必须在针对某种病因进行特异性检查及治疗后，咳嗽症状消失或明显减轻方能确定，因为成人各种症状的阳性预计值也仅在 55% 左右。

五、检查

（一）病史与体格检查

详细询问病史，尽可能寻出引起慢性咳嗽的病因包括物理、化学、生物的原因等，这对病因诊断具有重要作用。注意咳嗽的性质，如犬吠样、雁鸣样、断续性或阵发性等，注意咳嗽的加重因素及其伴随症状。慢性咳嗽伴痰者，应注意有无支气管扩张以及潜在的基础疾病如囊性纤维变和免疫缺陷病等。体格检查肺部及心脏，有无甲床发绀、杵状指等。注意评估患儿的生长发育情况、呼吸频率、胸廓有无畸形等。

（二）辅助检查

1. 影像学检查

慢性咳嗽患儿应常规做胸部 X 线检查，依据胸部 X 线片有无异常，决定下一步的诊断性治疗或检查。如果胸部 X 线片仍不能明确诊断或病情复杂的患儿，可以行胸部 CT 检查以明确诊断。对怀疑腺样体肥大 / 肿大的患儿，可以摄头颈部侧位片，了解腺样体增大的情况。鼻窦部 CT 片若显示鼻窦黏膜增厚 4mm 以上、或窦腔内有气液平面、或模糊不透明，则是鼻窦炎的特征性改变。考虑到放射线对儿童可能的损害，鼻窦部 CT 不宜列为常规检查，而对其结果的解释尤其在 1 岁以下小儿也需慎重，因为儿童鼻窦发育尚不完善（上颌窦、筛窦出生时虽存在但很小，额窦、蝶窦 5～6 岁才出现）、骨结构不清晰，单凭影像学容易造成鼻窦炎的过多诊断。

2. 肺功能

5 岁以上患儿应常规行肺通气功能检查，并可根据第 1s 用力呼气量进一步做支气管舒张试验或支气管激发试验，以助咳嗽变异性哮喘、非哮喘性嗜酸性粒细胞性支气管炎和过敏性咳嗽的诊断与鉴别诊断。

3. 鼻咽喉镜检查

对怀疑有鼻炎、鼻窦炎、鼻息肉、腺样体肥大 / 肿大的患儿，可以做鼻咽喉内窥镜检查明确诊断。

4. 支气管镜检查

对怀疑气道发育畸形、气道异物（包括气道内生异物、痰栓）等引起的慢性咳嗽可以做支气管镜检查及灌洗。

5. 诱导痰或支气管肺泡灌洗液细胞学检查和病原微生物分离培养

可以明确或提示呼吸道感染病原，也可根据嗜酸性粒细胞百分率明确非哮喘性嗜酸性粒细胞性支气管炎的诊断。

6. 血清总 IgE、特异性 IgE 和皮肤点刺试验

对怀疑与过敏相关的慢性咳嗽、了解患儿有无特应性体质等有一定参考价值。

7. 24 h 食管下端 pH 监测

24 h 食管下端 pH 监测是确诊胃食管反流性咳嗽的金标准。对怀疑胃食管反流性咳嗽患儿，应进行此项检查。

8. 呼出气一氧化氮（NO）测定

NO 的升高与嗜酸粒细胞相关性气道炎症有关，测定 NO 可作为辅助诊断咳嗽变异性哮喘、嗜酸粒细胞性气道炎的非侵入性检查方法。

9. 咳嗽感受器敏感性检测

怀疑咳嗽变异性哮喘时可行此项检测。

六、诊断

儿童咳嗽与成人不同，儿童的咳嗽特点有助诊断。以下几点是常见的特点和诊断：

1. 间断性干咳——衣原体感染。

2. 吠样咳——上呼吸道阻塞（如 croup、气管发育不良、习惯些咳嗽）。

3. 阵发性痉咳伴吼声——百日咳和副百日咳。

4. 雁鸣样咳——心因性咳嗽。

5. 金属样咳——气管压缩（血管环、纵隔肿块等）。

儿童慢性咳嗽的诊断思路：完整正确的病史采集与体格检查。然后根据病史选择相关检查：先常见病后少见病；先简单后复杂；先无创后有创。无法检查者可先进行诊断性治疗。根据治疗反应确定病因，无效者选择进一步检查。病史的提示作用有：①季节性发作——过敏性、反应性气道疾病。②喂养时发生——食道支气管瘘、GER。③运动后加重——反应性气道疾病、气管或心脏压迫。④睡前加重，睡眠时消失 – 心因性。④晨起加重伴脓痰——PNDs。⑤个人或家族史——反应性气道疾病。⑥药物治疗反应——支气管舒张剂 / 抗炎药有效提示反应性气道疾病。

儿童干咳与湿咳的经验性干预：ACCP 指南认为，儿童干咳可使用针对哮喘的 ICS 进行经验性治疗；湿咳使用针对迁延性细菌性支气管炎的抗生素进行经验性治疗。我国指南指出：儿童慢性咳嗽如伴有痰，应以祛痰为原则，不能单纯止咳，以免疾病加重。

七、治疗

（一）病因治疗

儿童咳嗽首先应仔细查明病因，尽可能针对病因采取特异性的治疗方法，如对细菌性呼吸道感染采取敏感的抗生素治疗，对气道变应性炎症进行吸入糖皮质激素治疗等。

（二）诊断性治疗

对于有些儿童咳嗽可能需要通过诊断性治疗才能得出疾病的诊断，诊断性治疗方案制定必须基于引起咳嗽的可能病因，但诊断性治疗的时间应有限定。一般用支气管扩张剂进行诊断性治疗的时间不应超过 2 周，有人建议儿童用吸入糖皮质激素进行诊断性治疗的时限为 2～4 周，如症状控制不理想应重新进行评价。有些病人可能需要使用多种不同的诊断性治疗方案。由于许多儿童咳嗽可以自然缓解，因此有时很难单依据治疗后的症状改善而确定疾病的诊断。

（三）对症治疗

对咳嗽的症状治疗主要是止咳祛痰。因此正确选择镇咳药物十分重要。

1. 镇咳药物

（1）依赖性中枢镇咳药：为吗啡类生物碱及其衍生物，镇咳作用明显。如可待因（codeine）和福尔可定（Pholcodine）。因具有成瘾性，仅在其他镇咳药物治疗无效时短暂使用，儿童患者中尽量避免使用。

（2）非依赖性中枢镇咳药：多为人工合成的镇咳药，如右美沙芬、喷托维林等，由于安全有效，因此临床应用十分广泛。右美沙芬为目前应用最多的非依赖型中枢镇咳药之一，它作用于中枢及外周的 Sigma 受体，镇咳作用与可待因相似或较强，但无镇痛或催眠作用，治疗量对呼吸中枢无抑制作用，不产生依赖性和耐受性。

（3）外周性镇咳药：苯丙哌林、莫吉司坦、那可丁等。

2. 抗组胺药

常用的咳嗽治疗药物，主要应用 H_1 受体拮抗剂，其共分两代。第一代又称为镇静性抗组胺药，包括苯海拉明、氯苯那敏、去氯羟嗪、异丙嗪（非那根）等。药理作用为：以其对细胞上组胺受体位点的可逆性竞争作用而阻止组胺作用于靶细胞，以达到防止一系列生理反应的发生。

儿童对大多数第一代抗组胺药的耐受性相当良好，临床上多使用含有这类药物成分的复方制剂治疗儿童咳嗽。但 WHO 和美国 FDA 发出警告：异丙嗪（非那根）不推荐用于儿童，禁用于0～2岁幼儿。儿童对第一代抗组胺药的耐受性良好，但受体特异性差，故引致明显的镇静和抗胆碱作用。尽管如此，以氯苯那敏为代表的第一代药物仍有不可替代的治疗价值，还常应用于术前镇静和心理治疗等。

3. 感冒药物

临床常用的感冒药物虽然配方不尽相同，成分不外乎中枢性镇咳药、第一代抗组胺药物、减充血剂和退热药物，应该结合患儿具体情况症状特点针对性用药。第一代抗组胺药物和减充血剂可以在缓解症状的同时，减少鼻液后流引起的咳嗽，可应用于感冒咳嗽和感染后咳嗽。

第四节　特发性肺含铁血黄素沉着症

特发性肺含铁血黄素沉着症（idiopathic pulmonary hemosiderosis）是一种肺泡内反复出血，致肺间质内铁质积聚，终而造成进行性肺纤维化；是一组肺泡毛细血管出血性疾病，多见于儿童。临床以缺铁性贫血、咳嗽、咯血及进行性气促为主的疾病。

一、病因及发病机制

（一）发病原因

病因末完全明了。

1. 特发性肺含铁血黄素沉着症

可分为4个亚型：①单纯型。②与牛奶过敏共同发病。③与心肌炎或胰腺炎共同发病。④与出血性肾小球肾炎共同发病（Goodpasture综合征）。

2. 继发性肺含铁血黄素沉着症

多继发于下述病理情况：①各种原因所致左心房高压的后果。②胶原性血管病的并发症（如结节性动脉周围炎）。③化学药物过敏（如含磷的杀虫剂）。④食物过敏（如麦胶蛋白）。

此处以特发性单纯型为中心进行阐述。

（二）发病机制

发病机制仍在探索之中，从实验室研究中已知至少有以下三种完全不同的情况，提示发病机制可能属多元性。

1. 未发现病变与任何免疫机制有关。

2. 抗肺内解剖结构的抗体，在 Goodpasture 综合征的肺泡基膜有类似肾小球基膜毛细血管的病变，如免疫球蛋白 G（IgG）线样沉着，免疫荧光检查亦见补体沉着于肺和肾的毛细血管基膜上，上述抗基膜抗体可在 90% Goodpasture 综合征病人的血清中出现。

3. 可能与可溶性免疫复合物有关，已证实弥散性肺出血可并发于免疫复合物肾炎和系统性红斑性狼疮，在电镜下均可见有蛋白样坏死物沉积在毛细血管基膜，且和免疫复合物成分的沉积是一致的，临床研究方面也有不少报道，但都无系统性结论：由于少数病儿确定与鲜牛奶过敏有关，故对因过敏而致病十分重视，但大部分这种病儿却无牛奶过敏，自身免疫虽可能解释一些 Goodpasture 综合征，但只有很少数病人有此联合病理过程，且此征在儿童又很少见，婴幼儿更无此种发病，曾报告本病和异常免疫有关，如有些病儿的血清和分泌物中 IgA 减低，反之成人患者却有相反结果的报道，有人疑及与病毒感染相关。

因冷凝抗体滴定度可能增高，然而病毒培养则全部呈阴性结果，遗传因素亦可能有关：文献曾报道有两对同胞患儿，且其中一对的祖母有咯血及缺铁性贫血史，希腊曾报道 26 例患儿，其中 13 例的家族住在有近亲通婚习俗的地区，这都意味着有遗传的可能，亦有人报告此病为一种先天性肺毛细血管功能脆弱缺陷，中毒也曾被疑及：有报道磷性杀虫剂曾致 30 例儿童肺出血，在实验研究中，小鼠注入咪唑（imidazole）类化学剂后产生肺出血，继之有广泛性肺含铁血黄素沉积。

二、临床表现

发病情况可分两种，以暴发性起病多见，突出的是反复咳嗽，气促等急性呼吸道症状伴咯血或呕血；另一类型则仅以贫血伴嗜睡、衰弱而来诊，据我院早期 65 例统计：来院时的症状有面色苍白（95.2%）、乏力（79.5%）、咳喘（66.7%）、咯血或呕血（42.9%）、低热（33.5%）、腹痛（12.7%）、鼻出血（6.4%），而体征方面则有肝脾肿大（39.7%）、心率增快（27%）、肺部啰音（25.4%）、黄疸（4.8%）、杵状指（1.6%）和关节肿大（1.6%）。

（一）急性出血期

发病突然，常见发作时面色苍白伴乏力和体重下降、咳嗽、低热、咳嗽时痰中带血丝或暗红色小血块，偶可见大量吐血及腹痛，亦可见呼吸急促、发绀、心悸及脉搏加速，肺部体征不尽相同，可无阳性体，亦可闻呼吸音减弱或呈支气管呼吸音，少数可闻干、湿性啰音或喘鸣音；严重病例可出现心衰。

（二）慢性反复发作期

急性期过后大部分病儿可能进入此期，症状为反复发作，常有肺内异物刺激所致的慢性咳嗽、胸痛、低热、哮喘等；咯出物有少量较新鲜的血丝或陈旧小血块。

（三）静止期或后遗症期

静止期指肺内出血已停止，无明显临床症状，后遗症期指由于反复出血已形成较广泛的肺间质纤维化，临床表现为有多年发作的病史及不同程度的肺功能不全，小支气管出现不同程度的狭窄扭曲，反复发作多年的儿童尚有通气功能障碍；可见肝、脾肿大，杵状指趾及心电图异常变化，X线胸片显示纹理增多而粗糙，可有小囊样透亮区或纤维化，并可有肺不张、肺气肿、支气管扩张或肺心病等，本病于来诊时可见3个特点，即：

1. 咯血、呕血或幼儿胃液中有陈血。

2. 慢性难治性低色素小细胞性贫血。

3. 肺片有广泛性急或慢性浸润。

这些特点可先后出现，其严重程度亦可不成比例，甚至有些幼儿仅以贫血一种征象来诊，此病虽较少，但并不罕见，北京儿童医院自加深对此病的认识后，发现病例较多，因此漏诊及误诊是有可能的，故应注意下述几项临床特点：

（1）反复性贫血伴有呼吸道症状：凡患儿有反复性缺铁性贫血伴有呼吸道刺激性症状如咳嗽、少量咯血等，即应提高对本病的警惕，由于婴幼儿可将肺部出血吞入胃内，然后吐出或甚至不吐出，亦无咳嗽；故对原因不明的幼儿吐血或反复贫血均须拍X线胸片与本病鉴别。

（2）肺片示云絮状影或弥散性点状影：如肺片显示云絮状影或弥散性点状影，以肺炎不能完满解释时，亦应高度疑及本症。

（3）找含铁血黄素巨噬细胞：在急性期应查痰，寻找含铁血黄素巨噬细胞作为诊断的依据。年幼儿不会吐痰，则可抽取胃液寻找，其阳性率亦高，可达95%，但有时须耐心反复多次寻找始获阳性结果。查痰或胃液时应作普鲁士蓝反应染色法，涂片检查阴性而又酷似本病者，曾有人主张采用肺穿刺取活体组织检查，建议做支气管肺泡液体冲洗以采取标本，但有严重出血、气胸或肺炎等危险，故北京儿童医院对初步阴性结果者进行反复检查，而从不需做上述两项特殊操作。

（4）定期做肺功能测定：对慢性反复发作的患儿应定期做肺功能测定，结合肺片结果随诊病程的进展，本病严重时最大通气量及时间肺活量减低，肺纤维化者可有弥散功能损害及低氧血症。根据临床表现，实验室检查结果及 X 线胸片显示的异常阴影，能做出正确诊断，但亦有病例其临床与 X 线表现不甚明显，有时临床缺乏咯血表现，而贫血却甚显著，故遇有长期贫血患儿时，在排除常见原因后，应警惕有患本症的可能。

三、检查方法

关键为在痰内或幼儿胃液内找到有含铁血黄素巨噬细胞，其他方面有：

1. 血象

急性期显示不同程度的小细胞低色素性贫血，北京儿童医院患儿入院时有重度贫血者（血红蛋白 30～60g/L）约占 1/3，中度贫血者（血红蛋白 60～90g/L）占 45%，末梢血片中网织红细胞增加，最高可达 23%，超过 3% 的占 70%，嗜酸性粒细胞在部分病例中可见增加，超过 3% 者约占 1/3，血小板正常，血沉多增快。

2. 痰液（或支气管灌洗液）或胃液检查

痰液或胃液检查含铁血黄素细胞阳性，阳性率达 95% 左右是确诊本病的主要方法，可疑者应多次查找。

3. 其他检查

急性发作期血清胆红素可见增加，直接 Coombs 试验、冷凝集试验、噬异凝集试验可偶呈阳性，大便潜血多为阳性，肺内虽堆积大量铁质，但由于禁锢于巨噬细胞中，不能利用于造血，故血清铁浓度仍呈低水平，有不同程度的肺功能不全表现，血沉增快，血 T 细胞亚类检测异常，CD3 降低，CD4/CD8 倒置。

4. X 线

急性起病的 X 线肺片可见肺野中有边缘不清、密度浓淡不一的云絮状阴影，病灶可自米粒大小至小片融合，多涉及双侧，一般右侧较多；亦可呈透光度一致性减低的毛玻璃样改变，肺尖多不受累，且在追踪观察中可见片絮状阴影于 2～4d 内即可消散，但亦可在短期重现，肺纹理增多、粗乱。慢性反复发作期，表现为肺弥散性颗粒影或细网点状影，严重者有肺间质纤维化改变、肺气肿、肺不张支气管扩张肺心病征，约半数病例可见肺门增大，2/3 病例由于淋巴回流受阻可见右侧叶间膜增厚，胸片中还可见 2/3 病例有心脏的扩大，慢性反复发作期 X 线肺片呈现两侧肺纹理粗重，纹理可见境界不清的细网状，网粒状或粟粒状阴影，多为双侧，较多见于两肺的中野内带，肺尖及肋膈角区很少受累，亦可同时并存新鲜出血灶，此种典型 X 线所见多显示其病程已久，一般在 6～12 个月，此期病程甚至可达 10 年以上。

5. B超：肝、脾肿大。

6. 心电图：心电图有异常变化。

7. 肺组织活检：见含铁血黄素颗粒的吞噬细胞，可确诊。

四、诊断鉴别

鉴别诊断方面，对这类咯血、发热、呼吸窘迫和贫血的病人都应注意鉴别肺炎、败血症、肺结核、支气管扩张、Gaucher病、组织细胞增生症X、肺内肿物和Wegner肉芽肿，如合并有尿血者，则胶原性血管病、血液病等均应考虑，出现贫血及网织红细胞增高者，应与缺铁性贫血及溶血性贫血相鉴别。

五、治疗

仔细寻找可能致病的原因或诱因，如对牛奶过敏、对食物或化学物质过敏，合并心肌炎、肾炎等仍属首要。症状治疗大致有以下几方面。

（一）急性发作期

由于大量肺出血，患儿出现呼吸困难及血红蛋白急剧下降时应卧床休息，间歇正压供氧，严重贫血者可少量多次输新鲜血。肾上腺皮质激素在急性期控制症状的疗效已较肯定，为目前最常用的疗法，可用氢化可的松 $5\sim10mg/$（kg/d）静滴（重症患者除静滴液体外，不宜给口服食物或药物），危重期过后，可口服泼尼松（强的松）$2mg/$(kg/d)，症状完全缓解（2～3周）后上述剂量渐减至最低维持量，以能控制症状为标准，维持时间一般为3～6个月。症状较重，X线病变未静止及减药过程中有反复的病人，疗程应延长至1年，甚或2年。停药过早易出现复发。但长期用药亦非良策，故停药应缓慢而慎重，并继续严密观察。激素治疗无效者可试用其他免疫抑制药物，如硫唑嘌呤（azathioprine），从 $1.2\sim2mg/$（kg/d）增加到 $3\sim5mg/$（kg/d），常与肾上腺皮质激素合用，继续用药至临床及实验室所见已大致正常后,适量维持约1年。亦可试用环磷酰胺、胸腺素、苯丁酸氮芥（瘤可宁）、氯喹或活血化瘀中药（三棱、莪术），疗效尚待长期观察。对发病年龄较小的婴儿以及并发变态反应性疾病如湿疹、喘息性支气管炎的患儿，应考虑并有牛奶或其他食物过敏的可能，最好停用牛奶及其制品2～3个月，代以豆浆等代乳品，有时可获良好效果。对重型 Goodpasture 综合征或个别单纯型重患，亦可考虑用部分置换血浆疗法，以期改变病人免疫状态。如药物无效，又有明显溶血反应、脾功能亢进或血小板减少者，少数病例可考虑脾切除术。

也有文献认为常规脾切除术有较好疗效，北京儿童医院经长期观察结果并不支持此种建议，因曾见术后数月内又出现急性发作者，脾切除术还可导致进一步出血倾向及免疫功能低下，以致死于肺出血或合并感染，故应慎重考虑其适应证。

（二）慢性反复发作期的治疗

除用小量肾上腺皮质激素做维持治疗外，可试用中药（活血化瘀及促进免疫功能的方剂）及祛铁药物。可用去铁胺（又称去铁敏，deferoxamine，desferrioxamine）每天1.6g，分3次肌注，可使24h尿的铁排出量显著增加，缺铁性贫血也有改善的可能。北京儿童医院用除铁灵（desferal）20～40mg/(kg/d)，静滴10～12h，取得较好效果。但国外文献对此类药物则评价不一。

（三）静止期的治疗

病变静止时或症状大部消失后，应重视日常肺功能锻炼，并注意生活护理。

（四）预后

北京儿童医院近期追踪到的172例中，死亡62例（占36%），多于发病后2年内死亡，以20世纪70年代以前的病例居多。一般多死于反复性肺部大量出血或呼吸衰竭。存活112例（64%），其中一例现已19岁的病人，曾先后住院12次，至今仍口服地塞米松0.25mg，1周2次维持，留有桶状胸杵状指等。存活超过5年者有72例（占存活者的64.2%），其中停药3年以上者有31例，生活已同正常儿童。决定预后的关键在于尽早控制急性发作，减少复发次数。应寻找每个患者的肾上腺皮质激素最小有效量，减少激素并发症，并找出合适的停药时机，切不可草率停药，方能减轻肺纤维化过程。Goodpasture综合征患者病死率较其他的特发性患儿为高，死因可能为肾功能衰竭或肺内大出血。从北京儿童医院大宗病例的长期观察看来，此病虽无特效疗法，但预后仍较有希望。如能加强随诊、减少呼吸道并发症，避免一切可能致敏的食物和环境，则疗效还会更好。

第六章　小儿呼吸系统疾病常用药物

第一节　抗感染药物

儿童抗感染药安全用药：　感染性疾病是儿科最常见的疾病之一，治疗的关键是针对病原菌选用敏感的抗生素并合理应用。抗感染药物系指具有杀灭或抑制各种病原微生物的作用，可以口服、肌内注射、静脉注射等全身应用的各种抗生素以及其他化学合成药。

一、用药措施

（一）一定要严格按照适应证

如小儿最常见的疾病急性上呼吸道感染，即"感冒"，90%以上是病毒引起，治疗主要是抗病毒及对症处理，一般不需用抗生素。抗病毒可选用利巴韦林口服3～5d，该药不主张静脉点滴，以免引起血液系统疾病等副作用。还可酌情选用一些具有疏风解表、清热解毒作用的中成药。如感冒冲剂、小儿清热解毒口服液、双黄连、咽扁冲剂、清开灵冲剂等。如果患儿病情较重，继发有细菌感染，则需要在医生指导下运用抗生素治疗。此外，小儿另一常见病腹泻，有些需要抗感染治疗，还有相当一部分是不需用抗菌药的。至于孩子属于哪种腹泻，是否需抗感染治疗，要化验大便，经医生检查后才能最后诊断，千万不能随便买点抗生素给孩子服用。

（二）远离四大类抗感染药

儿童处于生长发育的特殊时期，机体的免疫力低下，易患呼吸道感染等疾病。孩子病了，有的家长习惯自己选药为孩子治疗。但专家提醒家长，由于儿童各脏器的发育尚不完善，对药物的毒副作用较敏感，故应慎用或禁用下列四大类抗感染药。

1. 氨基糖苷类

氨基糖苷类药包括庆大霉素、阿米卡星、链霉素等。卫计委已明确规定6岁以下的儿童禁止使用这类药品。这类药品具有较强的耳毒性和肾毒性，故儿童使用这类药后，可发生耳聋或肾功能衰竭等病症。

2. 大环内酯类

大环内酯类药包括红霉素、罗红霉素、阿奇霉素等。这类药对肝脏有较大的毒性作用。儿童长时间或大剂量使用大环内酯类药，可发生肝功能衰竭等病症，严重者可危及生命。

3. 酰胺醇类

酰胺醇类药包括氯霉素、甲砜霉素等。这类药的毒性较大，目前临床已经很少应用。儿童使用酰胺醇类药后，可出现再生障碍性贫血、灰婴综合征等病症。

4. 喹诺酮类

喹诺酮类药包括诺氟沙星（氟哌酸）、环丙沙星（环丙氟哌酸）、氧氟沙星（氟嗪酸）、左氧氟沙星、洛美沙星、氟罗沙星（多氟哌酸）等。这类药可使儿童的骨关节发生病变。故喹诺酮类药具有影响儿童生长发育的副作用。

（三）选药要得当

对感染性疾病患儿使用抗感染药物是明智的选择，但选用药物必须得当才能起到预期疗效。在应用抗生素方面正确的做法应当是在病原学诊断后及时调整治疗方案，选用窄谱、低毒的药物来完成治疗。如需联合应用，应以疗效好、副作用小为原则，为防止累积毒性作用，严禁联合使用对同一器官均有毒性的抗生素，如头孢唑啉与阿米卡星都具有较重的肾毒作用，应尽量避免联合使用。

（四）根据药物特点

合理的应用不仅要从病原菌的敏感性考虑，还应从药物药效等特征、药代动力学、药物稳定性等多方面考虑。

从病原菌的敏感性考虑；儿科常用抗菌药物大致有 β 内酰胺类抗生素、氨基糖苷类抗生素、大环内酯类抗生素及喹诺酮类，常用抗病毒药物有利巴韦林、阿昔洛韦、更昔洛韦，抗真菌药物有克霉唑、咪康唑、酮康唑等，此外还有抗结核药物、抗寄生虫药物等。

1. 就抗生素而言

儿科常用抗菌药物在 β 内酰胺类中最常用的如各种青霉素与头孢菌素类，单环菌素类如氨曲南（君刻单）与碳青烯类如美罗配能在儿科应用较少。与 β 内酰胺酶抑制剂组成的复合抗生素如阿莫西林克拉维酸（安美汀）、替卡西林 / 克拉维酸钾（复方替卡西林）与头孢哌酮钠 / 舒巴坦钠（舒普深）在重症儿科感染性疾病中也可应用。对不同种类的青霉素以及不同的头孢菌素抗菌谱各不相同。

（1）如有作用于革兰阳性、革兰阴性球菌的青霉素、青霉素 V，有耐青霉素酶的苯唑西林、氯唑西林，但对敏感细菌作用不及青霉素的作用强。有广谱的氨苄西林、阿莫西林，对革兰阳性球菌的作用不及青霉素，但对革兰阴性杆菌有较强的抗菌作用。可用于革兰阴性菌（除铜绿假单胞菌外）所致各种感染。所以应根据不同的敏感细菌选择青霉素类抗生素。

（2）对头孢菌素类也分一、二、三、四代，第一代头孢菌素对革兰阳性菌作用较强，对铜绿假单胞菌和厌氧菌耐药，对β内酰胺酶易致耐药，对肾脏具有一定毒性，特别是头孢噻啶。儿科临床应用广泛头孢氨苄、头孢唑啉、头孢拉定，第二代头孢菌素特点对革兰阳性菌和多数肠杆菌科细菌相同抗菌活性，但对铜绿假单胞菌耐药居多，对各种β内酰胺酶较稳定，肾毒性小。儿科常用头孢克洛、头孢呋辛，组织渗透性高，可渗透入脑脊液。小儿化脓性脑膜炎为首选药物。此外头孢呋辛酯（新菌灵）儿童适合口服制剂，可作为头孢呋辛（西力欣）序贯用药。第三代头孢菌素1980年以后才陆续合成。其特点对革兰阳性菌虽具有相当抗菌活性，但较第一代为弱，但对革兰阴性某些菌（包括肠杆菌和绿脓杆菌）均有较强抗菌作用，优于第一、二代，能渗入炎性脑脊液中，可治疗敏感菌所致中枢神经系统感染，对β内酰胺酶高度稳定。肾毒性低，儿科在重症感染时常选用三代头孢菌素，特别选用长效制剂头孢曲松钠，Qd/次减少静脉穿刺的痛苦。第四代广谱头孢菌素如头孢吡肟在儿科重症感染疾病中也已有应用。

（3）氨基糖苷类抗生素抗菌谱广，抗菌活性强，对大多数 G^+、G^- 菌以及结核菌有效。

（4）大环内酯类抗生素抗菌谱较窄，主要作用于 G^+、G^- 球菌，但对支原体、衣原体及军团菌有效，临床上应用亦为广泛。

（5）喹诺酮类抗菌谱广，抗菌活性强，在目前来讲对多种耐药菌株有抗菌活性。至于该类药物对儿童关节软骨的影响，虽有基础研究的资料，但缺乏临床证据。儿童不是喹诺酮类所致关节毒性的唯一受害者，成人亦不幸免。正确掌握适应证、剂量、疗程，防止滥用才会安全。

2. 从药效动力学的因素考虑

药物的剂量、剂型、给药途径与用药方案等均可影响药效，选择合理的剂量、给药途径以及用药方案以达到最佳疗效。抗生素按其杀菌活性及持续效应可分三类：

（1）浓度依赖性杀菌并具有抗菌后效应特性。如氨基糖苷类、喹诺酮类，浓度愈高，杀菌率与杀菌范围相应增加，该类药物具有抗菌后效应，阻止细菌的继续生长，在使用时可延长间隔时间，这对儿童又是一大优点。

（2）时间依赖性和极短后效应者，如β-内酰胺类抗生素，它们对大多数细菌只有极小的浓度依赖性杀菌，再高的血浓度并不能更多、更快地杀灭细菌，这类抗生素又缺乏后效应，抗菌浓度随时间下降而抗菌作用减弱。所以必须缩短用药间隔时间，每 8 h 甚至每 6 h 用药一次或持续静脉滴注。

（3）时间依赖性又有后效应者，如大环内酯类及万古霉素。

因此对于不同的药效动力学的药物应选用不同的用药方案。

3．从药代动力学因素考虑

不同药物，不同个体，药物吸收、分布、代谢和排泄并不相同，临床上考虑药代动力学，根据半衰期长短给以不同的间隔期用药以达到持续的超过 MIC 的血药浓度，如青霉素的半衰期为 1/2~1 h，再大剂量经过 6 个半减期即 6 h 亦将在体内基本清除，细菌又开始生长，因此保持有效血药浓度必须每 4~6 h 用药一次，为用药方便一日仅给药 1~2 次，势必影响疗效。

4．药物的稳定性

配制后抗生素其活性受温度、日光及溶液酸碱性等影响，所以临床上抗生素持续点滴来维持血浓度并不可取。如青霉素冲配后可产生青霉素烯酸和青霉素噻唑蛋白，较之新鲜冲配的活性减弱而过敏反应可能性却增加 8 倍以上。

（五）个体化用药

在选择药物及用药剂量的时候，一般不宜将成人服用的药物直接给小儿服用，如按成人给药方式给药就很容易发生蓄积中毒，所以要考虑儿童用药剂量；同时要考虑小儿的个体特点，如年龄的大小、身体的强弱、疾病的轻重、肝功能的好坏和以前用过什么药及有无过敏史等采用儿童个体化用药，还要注意小儿既往用药时对药物的耐受能力等，以便做到合理用药，获得理想的治疗效果。

然而随着人类基因组计划的完成和后基因组时代的到来，单纯从年龄、性别和健康状况等角度出发进行所谓的"个体化用药"已远远不够。大量的生物医学研究成果表明，绝大部分的药物反应个体差异是由遗传因素造成的，也就是说患者的药物代谢基因类型决定着药物反应的个体差异。

真正意义上的个体化用药是利用先进的分子生物学技术（包括 DNA 芯片技术）对不同个体的药物相关 DNA（药物代谢酶、转运体和受体基因）进行解读，DNA 不同，机体对特定药物的代谢能力不同，从而直接关系到药物的疗效和毒副作用的强弱。

研究发现，引起人体对抗感染药反应差异部分原因就在于特定 DNA 变异。若这些药在体内代谢较慢，代谢产物不易排出体外，容易积聚而引起副作用，如头晕、兴奋、失眠、心悸、腹痛、恶心，严重者则引起肝脏损伤；所以临床医生可以根据病人 DNA 型资料实施给药方案，并"量体裁衣"式地对病人合理用药，如每个儿童适合服用哪种抗感染药物或者服用这些药物的适合剂量，以提高药物疗效，降低药物毒副反应，同时减轻患儿的痛苦和经济负担，为孩子撑起安全用药的保护伞，让他们在灿烂阳光下健康成长。

二、不良事件

我国药品不良反应/事件报告中最常见的药物是抗感染药，2009 年此类药物的报告数量仍然占首位，达到了化学药品的 55.2%。药品不良反应/事件发生最多的剂型为注射剂占 59%，口服制剂占 37%，其他制剂占 4%。

小儿易患感染性疾病，常用抗感染药物是抗生素类或磺胺类药物，即所谓的"消炎药"。当前抗感染药物的滥用现象较为突出，对非感染性疾病如肠痉挛、单纯性腹泻以及一般感冒、发热患儿不究其原因就首先使用抗生素。但需要指出的是抗生素容易引起肠道菌群失调，使微生态紊乱，甚至引起真菌或耐药菌感染，部分抗生素还可能引起肝肾损害，影响血液系统。同时，有报道，我国 7 岁以下儿童因为不合理使用抗生素而造成耳聋的多达 30 万例，占总体聋哑儿童比例的 30%～40%，而一些发达国家仅有 0.9%。儿科抗感染药物的使用现状值得关注。

第二节　止咳化痰药物

小儿咳嗽给家长带来无尽的烦恼，治疗咳嗽的药物铺天盖地，可就是难止孩子的咳嗽，影响孩子和父母的休息，有的咳嗽把吃进的饭菜都吐了出来，爸爸妈妈的心让孩子的咳声揪得紧紧的，药疗、食疗、理疗、雾化治疗，偏方用了一个又一个，可哪一个也不灵验，久治不愈的小儿咳嗽困扰着爸爸妈妈。父母们最关心的，最需要解决的是如何止咳。

孩子为什么咳嗽？小儿咳嗽是一种症状，是一种保护性反射动作，通过咳嗽把呼吸道中的"垃圾"清理出来，咳嗽同时往往伴有咯痰，痰就是"垃圾"。那么说来，咳嗽是好事，就不要止咳治疗了，并非如此，当呼吸道中没有"垃圾"，只是有充血、水肿，或由于长期咳嗽刺激，使咳嗽中枢持久处于高度兴奋状态，这时的咳嗽就不是具有保护作用的反射动作，就应该积极止咳，即使是保护性的，如果咳嗽剧烈，影响睡眠和进食，也需要治疗，止咳治疗也包括祛痰、化痰，减轻呼吸道黏膜水肿，恢复气管内膜纤毛作用等。因此，止咳治疗不是简单的服用止咳药。首先要分析咳嗽的原发因素。针对病因治疗，才会收到好的效果。

一、针对病因治疗咳嗽

由各种病毒、细菌及其他微生物感染引起的呼吸道感染，如果感染局限在环状软骨以上（咽部以上），就是上呼吸道感染，如果感染发展至环状软骨以下（咽部以下），就是下呼吸道感染，就是气管、支气管、毛细支气管、肺泡、肺间质感染，如果用大树做形象比喻，把大树倒过来，树根以上是上呼吸道，树根以下是下呼吸道，树干是气管，树枝是支气管，树叶梗是毛细支气管，树叶是肺泡，树叶间隙就相当于是肺间质。整个呼吸道都可遭受各种外来因素侵袭而发生病理变化，这些外来因素，并不单纯是病毒、细菌，还可以是各种微生物，也可以是各种理化因素、环境因素等，或者是由于病毒、细菌和各种因素导致呼吸道黏膜发生的病变，不能随着病毒、细菌和各种微生物的消亡而改善，导致呼吸道黏膜自身功能的损伤，就形成了经久不愈的咳嗽。因此，这就是即使使用很高级的抗生素也难以治疗咳嗽的症结，必须改善呼吸道黏膜本身的功能，才能根治咳嗽。

二、咳嗽解剖分类

引起咳嗽的疾病，按解剖部位，呼吸道从上至下依次为：额窦炎、鼻窦炎、鼻炎、咽炎、喉炎、气管炎、支气管炎、毛细支气管炎、肺炎。按疾病谱分：有百日咳、百日咳综合征、感冒、流感、上感、过敏性咳嗽、支气管哮喘、心性咳嗽，还可按咳嗽类型分为外周性咳嗽、中枢性咳嗽，按照中医理论可分为：湿热咳嗽、寒喘咳嗽、发热咳嗽、伤风咳嗽等。要针对这些疾病加以治疗，咳嗽治疗是辅佐治疗，不能把止咳治疗的砝码重重加在止咳药上。额窦炎、鼻窦炎、鼻炎、咽炎，都是比较难治的疾病，属于耳鼻科范畴，而小儿看病大都在小儿内科门诊，容易误诊，家长要想到看一下耳鼻科医生，及时祛除引起咳嗽的病因，即使是气管炎、肺炎引起的咳嗽，也不一定都有活动感染，对于经久不愈的咳嗽，不要长期使用抗生素，更没有必要长期使用抗病毒药物。没有细菌和病毒感染，还长期使用抗生素只能增加药物的副作用，白细胞下降、菌群失调、胃功能受损、小儿食欲下降，利少弊多，是不可取的。这时的治疗，应该把重点放在对呼吸道黏膜的保护、修复、功能的恢复等上，如服用维生素 AD 胶丸，有利于内膜的修复，多喝水，室内空气湿度适宜，使纤毛运动功能改善，痰液变稀薄，有利于排出，空气新鲜，减少室内灰尘，减少理化因素刺激，帮助呼吸道内膜功能的恢复。

三、过敏性咳嗽症状

过敏性咳嗽是机体对抗原性或非抗原性刺激引起的一种持续性炎性反应，患儿常出现持续性或反复发作的剧烈咳嗽。如不及时诊断和积极治疗这种咳嗽，大约有42.9%患儿可出现哮喘症状，甚至发展为支气管哮喘。如何鉴别小儿过敏性咳嗽呢？过敏性咳嗽可发生于任何年龄的小儿，咳嗽反复或持续发作一个月以上。发病并不限于冬春二季，以夜间和早晨发作较多见，运动或哭闹时咳嗽加重。大部分孩子的咳嗽为刺激性咳嗽，有痰液。往往有家族或个人过敏史。大多数患儿在婴儿期有婴儿湿疹和过敏性鼻炎病史。用抗生素和止咳药物治疗无效。如何治疗过敏性咳嗽：沙丁胺醇和酮替酚是比较有效的药物，一般在服用2～5d咳嗽症状可消失，也有的患儿需要连续服药后半个月到一个月内咳嗽才能消失。酮替酚最好维持治疗半年，沙丁胺醇在咳嗽症状消失后维持治疗半个月。小儿过敏性咳嗽是常见病，又称"咳嗽变异性哮喘"，但是，至今尚未引起医生和家长的足够重视。误诊率高达95%。有许多患儿因为慢性或反复地咳嗽被当作上呼吸道感染或支气管炎，长期以来一直治"咳嗽"，都大量使用抗生素和止咳药，既延误了病情，又造成了抗生素的滥用和耐药性的上升等。联合用几种止咳药物也不见咳嗽明显好转。对这样的长期咳嗽，如用一般抗生素和止咳药物不能使症状缓解，并且除了其他器质性疾病，家长应想到孩子可能患了过敏性咳嗽，若能做到早发现和适当地抗过敏治疗，将有助于降低患儿呼吸道黏膜的敏感性，这样可预防发展成为哮喘。反之，若一味地治标，将使病情发展，最终可能发展成为哮喘，严重地影响孩子的身心健康。

四、止咳祛痰药的选择

小儿一般不适合使用中枢性镇咳药，如可待因、喷托维林、咳美芬等，婴幼儿的呼吸系统发育尚不成熟，咳嗽反射较差，气道管腔狭窄，血管丰富，纤毛运动较差，痰液不易排出，如果一咳嗽，便给予较强的止咳药，咳嗽虽暂时得以停止，但气管黏膜上的纤毛上皮细胞的运痰功能和支气管平滑肌的收缩蠕动功能受到了抑制，痰液不能顺利排出，大量痰液蓄积在气管和支气管内，影响呼吸功能。联邦止咳露中含有可待因，要注意服用剂量和时间，一般较剧烈的刺激性干咳可选用这类止咳药。但要在治疗原发病的基础上使用。小儿咳嗽适合选用兼有祛痰、化痰作用的止咳药，糖浆优于片剂，糖浆服用后附着在咽部黏膜上，减弱了对黏膜的刺激作用，本身就可达镇咳目的，服用时不要用水稀释，也不要用水送服。

按中医理论，把咳嗽分为热咳、寒咳、伤风咳嗽和内伤咳嗽，选用中药止咳糖浆时，因药性不同，也有寒、热、温、凉之分，须对症服用。消咳喘药性偏热，不能用于小儿的发热咳嗽、痰黄带血者。另外，百日咳糖浆药性偏温，用于伤风感冒引起的咳嗽比较适宜，如果是风热感冒引起的咳嗽，则不可服用。虚证咳嗽多为慢性咳嗽，且咳嗽无力，并伴虚弱多汗，四肢发凉，此时宜用桂龙咳喘丸、固肾咳喘丸等。

五、儿童止咳化痰药物

（一）常用的止咳药有以下数种

1. 蛇胆川贝液

蛇胆川贝液具有祛风镇咳、除痰散结之功效，主治风热咳嗽、咳嗽多痰等症，对于风寒引起的咳嗽、咯白稀痰、夜重日轻者切勿使用。

2. 复方枇杷膏

复方枇杷膏具有清肺、止咳、化痰之功效，适用于风热咳嗽、咽喉干燥、咳嗽不爽等证。鲜竹沥药性偏寒，有清热润肺、化痰止咳作用，适用于燥咳及痰黄带血者，风寒咳嗽则不宜服用。

3. 伤风止咳糖浆

伤风止咳糖浆也叫异丙嗪糖浆，以止咳为主，兼顾化痰，并有镇静作用，适用于夜间咳嗽多痰、影响睡眠及由于过敏引起的支气管炎等病，小儿要掌握好剂量。

4. 川贝枇杷糖浆

川贝枇杷糖浆由川贝母、杏仁、桔梗、枇杷叶等中药原料制成，有止咳祛痰作用。适用于伤风感冒、支气管炎、肺炎以及胸膜炎等咳嗽，没有不良反应。

5. 半夏露

半夏露具有爽口润喉、止咳化痰之功效，适用于各种急性、慢性支气管炎、肺炎引起的痰多咳嗽、痰液黏稠不易咳出者。

6. 麻杏止咳糖浆

麻杏止咳糖浆由麻蓼、杏仁等中药为主组成，不仅能止咳，还有平喘作用，适用于儿童咳嗽气喘等症。

7. 复方百部止咳糖浆

复方百部止咳糖浆由百部、桔梗、杏仁、麦冬、知母、陈皮、桑白皮等中药组成，适用于肺热、咳嗽痰多而黏稠的患儿，对久治不愈的百日咳也有效。

8. 贝母止咳糖浆

贝母止咳糖浆由川贝母、桑皮、陈皮等中药组成，具有清热散结、润肺化痰的功效，对咳嗽日久的小儿最适宜。

以上药物用量都可参照说明书的用量服用，不同年龄、不同剂量，不能统一规定，一般每日可服 3～5 次。

因为小孩子本身免疫能力的特点，常常会有咳嗽等小毛病。家长心烦意乱之际，常会病急乱投医，更希望孩子的病一吃药就好。其实，咳嗽是有多种原因和表现的，下面就谈谈家长对小儿咳嗽应注意的一些问题。

咳嗽是人体的一种保护性反射，是由于呼吸道受到异物刺激，或炎症或其他原因引起的分泌物（就是常说的痰）增多，引起咳嗽，将痰排出体外。

小孩子感冒、气管炎、肺炎，早期就有咳嗽表现，多是干咳、刺激性咳嗽。早期控制不好，或者疾病本身就不轻，第二、三天会出现咳嗽加重，此时应尽快到医院找医生检查。如果是感冒还好一些，如果是气管炎或是肺炎等就必须进行正规治疗。一般来说，咳嗽发展到后期基本是有痰音的，此时如果没有其他特殊情况，离疾病痊愈的时间就不远了。

作为家长，要特别注意有一种情况，声音沙哑，咳嗽的声音有如狗叫的"吼吼"声，这是一种声带水肿后出现的特殊咳嗽声音，千万不能大意，要早期治疗处理。

作为家长，很担心孩子是否会咳坏肺，这种担心是不必要的。咳嗽是一种保护性、反射性反应。但如果咳嗽较费力、频繁，可导致胸肌疼痛，或是胸膜腔内压升高引起晕厥就危险了，在此种情况下，医生会建议先止咳，防止上述情况出现。否则一般情况下止咳是不赞成的。

咳嗽的治疗一般是祛痰、止咳，除按原因治疗外，祛痰是使痰液变稀，降低黏稠度，或加速呼吸道纤毛运动，使痰易于咳出。一般有局部吸入及药物口服治疗。作为家长，除在医生指导下进行药物治疗外，还应辅助治疗，效果会更好。例如拍背（空心拍背），特别是新生儿，拍背治疗辅助咳嗽排痰，必要时可用洗干净的手抠喉帮助取黏痰。

第三节　平喘药物

治疗儿童平喘的药物可分为控制药物和缓解药物两大类。平喘控制药物通过抗炎作用达到控制哮喘的目的，需要每日用药并长期使用，主要包括吸入和全身用糖皮质激素、白三烯调节剂、长效 β2 受体激动剂、缓释茶碱及抗 IgE 抗体等。缓解药物按需使用，用于快速解除支气管痉挛、缓解症状，常用的药物有：短效吸入 β2 受体激动剂、吸入抗胆碱能药物、短效茶碱及短效口服 β2 受体激动剂等。

儿童对许多哮喘药物（如糖皮质激素、β2 受体激动剂、茶碱）的代谢快于成人，年幼儿童对药物的代谢快于年长儿。吸入治疗时进入肺内的药物量与年龄密切相关，年龄越小，吸入的药量越少。

一、用药方法

哮喘的治疗药物可通过吸入、口服或肠道外（静脉、皮下、肌肉注射、透皮）给药，其中吸入给药是哮喘治疗最重要的方法。吸入药物直接作用于气道黏膜，局部作用强，而全身不良反应少。几乎所有儿童均可以通过教育正确使用吸入治疗。儿童哮喘吸入治疗时要注意吸入装置的选择。

二、长期控制药物

（一）吸入性糖皮质激素（ICS）

ICS 是哮喘长期控制的首选药物，可有效控制哮喘症状、改善生命质量、改善肺功能、减轻气道炎症和气道高反应性、减少哮喘发作、降低哮喘死亡率。但目前认为 ICS 并不能根治哮喘。ICS 对间歇性、病毒诱发性喘息的疗效仍有争论。ICS 通常需要长期、规范使用才能起预防作用，一般在用药1~2周后症状和肺功能有所改善。主要药物有丙酸倍氯米松、布地奈德和丙酸氟替卡松，表 6-3-1 列出了不同吸入激素的儿童估计等效每日量。每日吸入 100~200μg 布地奈德或其他等效 ICS 可使大多数患儿的哮喘得到控制。少数患儿可能需每日 400μg 或更高剂量布地奈德或其他等效 ICS 才能完全控制哮喘。但大多数 5 岁以下患儿每日吸入 400μg 布地奈德或其他等效 ICS 已接近最大治疗效能。ICS 的局部不良反应包括声音嘶哑、咽部不适和口腔念珠菌感染。可通过吸药后清水漱口、加用储雾罐或选用干粉吸入剂等方法减少其发生率。长期研究未显示低剂量吸入激素治疗对儿童生长发育、骨质代谢、下丘脑－垂体－肾上腺轴有明显的抑制作用。

表 6-3-1 儿童常用 ICS 的估计等效每日剂量

药物种类（年龄）	低剂量（μg）		中剂量（μg）		高剂量（μg）	
	＞5 岁	≤5 岁	＞5 岁	≤5 岁	＞5 岁	≤5 岁
丙酸倍氯米松	200～500	100～200	～1000	～400	＞1000	＞400
布地奈德	200～600	100～200	～1000	～400	＞1000	＞400
丙酸氟替卡松	100～250	100～200	～500	～500	＞500	＞500
布地奈德悬液	250～500	0	～1000	0	＞1000	0

（二）白三烯调节剂

白三烯调节剂可分为白三烯受体阻滞剂（LTRA，如孟鲁司特、扎鲁司特）和白三烯合成酶（5-脂氧化酶）抑制剂。白三烯调节剂是一类新的非激素类抗炎药，能抑制气道平滑肌中的白三烯活性，并预防和抑制白三烯导致的血管通透性增加、气道嗜酸性粒细胞浸润和支气管痉挛。目前应用于儿童临床的主要为 LTRA，可单独应用于轻度持续哮喘的治疗，尤其适用于无法应用或不愿使用 ICS、或伴过敏性鼻炎的患儿。但单独应用的疗效不如 ICS。LTRA 可部分预防运动诱发性支气管痉挛。与 ICS 联合治疗中重度持续哮喘患儿，可以减少糖皮质激素的剂量，并提高 ICS 的疗效。此外，有证据表明 LTRA 可减少 2～5 岁间歇性哮喘患儿的病毒诱发性喘息发作。该药耐受性好，副作用少，服用方便。目前临床常用的制剂为孟鲁司特片：①≥15 岁，10mg，Qd；② 6～14 岁，5mg，Qd；③ 2～5 岁，4mg，Qd。孟鲁司特颗粒剂（4mg）可用于 1 岁以上儿童。

（三）长效 β2 受体激动剂（LABA）

长效 β2 受体激动剂包括沙美特罗和福莫特罗。LABA 目前主要用于经中等剂量吸入糖皮质激素仍无法完全控制的≥5 岁儿童哮喘的联合治疗。由于福莫特罗起效迅速，可以按需用于急性哮喘发作的治疗。ICS 与 LABA 联合应用具有协同抗炎和平喘作用，可获得相当于（或优于）加倍 ICS 剂量时的疗效，并可增加患儿的依从性、减少较大剂量 ICS 的不良反应，尤其适用于中重度哮喘息患儿的长期治疗。鉴于临床有效性和安全性的考虑，不应单独使用 LABA。目前有限的资料显示了 5 岁以下儿童使用 LABA 的安全性与有效性。

（四）茶碱

茶碱可与糖皮质激素联合用于中重度哮喘的长期控制，有助于哮喘控制、减少激素剂量，尤其适用于预防夜间哮喘发作和夜间咳嗽。控制治疗时茶碱的有效血药浓度在 $28\sim55\mu mol/L$（$5\sim10mg/L$）。最好用缓释（或控释）茶碱，以维持昼夜的稳定血液浓度。但茶碱的疗效不如低剂量 ICS，而且副作用较多，如厌食、恶心、呕吐、头痛及轻度中枢神经系统功能紊乱、心血管反应（心律失常、血压下降）。也可出现发热、肝病、心力衰竭，过量时可引起抽搐、昏迷甚至死亡。合并用大环内酯类抗生素、西咪替丁及喹诺酮药时会增加其不良反应，与酮替芬合用时可以增加清除率，缩短其半衰期，应尽量避免同时使用或调整用量。

（五）长效口服 β2 受体激动剂

长效口服 β2 受体激动剂包括沙丁胺醇控释片、特布他林控释片、盐酸丙卡特罗、班布特罗等。可明显减轻哮喘的夜间症状。但由于其潜在的心血管、神经肌肉系统等不良反应，一般不主张长期使用。口服 β2 受体激动剂对运动诱发性支气管痉挛几乎无预防作用。盐酸丙卡特罗：口服 $15\sim30min$ 起效，维持 $8\sim10h$，还具有一定抗过敏作用。①≤6 岁：$1.25\mu g/kg$，每日 $1\sim2$ 次；②>6 岁：$25\mu g$ 或 5mL，每 12h 用 1 次。班布特罗是特布他林的前体药物，口服吸收后经血浆胆碱酯酶水解、氧化，逐步代谢为活性物质特布他林，口服作用持久，半衰期约 13h，有片剂及糖浆，适用于 2 岁以上儿童。$2\sim5$ 岁：5mg 或 5mL；>5 岁：10mg 或 10m1，Qd，睡前服用。

（六）全身用糖皮质激素

长期口服糖皮质激素仅适用于重症未控制的哮喘患者，尤其是糖皮质激素依赖型哮喘。为减少其不良反应，可采用隔日清晨顿服。但因长期口服糖皮质激素副作用大，尤其是正在生长发育的儿童，应选择最低有效剂量，并尽量避免长期使用。

（七）抗 IgE 抗体（Omalizumab）

对 IgE 介导的过敏性哮喘具有较好的效果。但由于价格昂贵，仅适用于血清 IgE 明显升高、吸入糖皮质激素无法控制的 12 岁以上重度持续性过敏性哮喘患儿。

（八）抗过敏药物

口服抗组胺药物，如西替利嗪、氯雷他定、酮替芬等对哮喘的治疗作用有限，但对具有明显特应症体质者，如伴变应性鼻炎和湿疹等患儿的过敏症状的控制，可以有助于哮喘的控制。

（九）变应原特异性免疫治疗（SIT）

SIT可以预防对其他变应原的致敏。对于已证明对变应原致敏的哮喘患者，在无法避免接触变应原和药物治疗症状控制不良时，可以考虑针对变应原的特异性免疫治疗，如皮下注射或舌下含服尘螨变应原提取物，治疗尘螨过敏性哮喘。一般不主张多种变应原同时脱敏治疗。皮下注射的临床疗效在停止特异性免疫治疗后可持续6～12年甚至更长时间，但是5岁以下儿童SIT的有效性尚未确立。应在良好环境控制和药物治疗的基础上，才考虑对确定变应原致敏的哮喘儿童进行SIT。要特别注意可能出现的严重不良反应，包括急性全身过敏反应（过敏性休克）和哮喘严重发作。

三、缓解药物

（一）短效β2受体激动剂（SABA）

SABA是目前最有效、临床应用最广泛的速效支气管舒张剂，尤其是吸入型β2受体激动剂广泛用于哮喘急性症状的缓解治疗，适用于任何年龄的儿童。其主要通过兴奋气道平滑肌和肥大细胞表面的β2受体，舒张气道平滑肌，减少肥大细胞和嗜碱粒细胞脱颗粒，阻止炎症介质释放，降低微血管通透性，增加上皮细胞纤毛功能，缓解喘息症状。常用的SABA有沙丁胺醇和特布他林。可吸入给药或口服、静脉或透皮给药。

1. 吸入给药

最常使用，包括气雾剂、干粉剂和雾化溶液，直接作用于支气管平滑肌，平喘作用快，通常数分钟内起效，疗效可维持4～6h，是缓解哮喘急性症状的首选药物，适用于所有儿童哮喘。也可作为运动性哮喘的预防药物，后者作用持续0.5～2h。全身不良反应（如心悸、骨骼肌震颤、心律失常、低血钾）较轻。SABA应按需使用，沙丁胺醇每次吸入100～200μg；特布他林每次吸入250～500μg。不宜长期单一使用，若1d用量超过4次或每月用量≥1支气雾剂时应在医师指导下使用或调整治疗方案。严重哮喘发作时可以在第1h内每20min一次吸入SABA溶液或第1h连续雾化吸入，然后根据病情每1～4h吸入1次。

2. 口服或静脉给药

常用的口服剂有沙丁胺醇、特布他林片等，常在口服15～30min后起效，维持4～6h，一般用于轻、中度持续发作的患儿，尤其是无法吸入的年幼儿童，每日3～4次，心悸和骨骼肌震颤现象较吸入多见。对持续雾化吸入无效或无法雾化吸入的严重哮喘发作者可考虑静脉注射 β2 受体激动剂：沙丁胺醇 15μg/kg 缓慢静脉注射持续 10min 以上，危重者可静脉维持滴注 1～2μg/(kg·min)[（≤5μg/（kg·min）]。应特别注意心血管系统不良反应，如心动过速、QT 间隔延长、心律失常、高血压或低血压及低血钾等。

长期应用 SABA（包括吸入和口服）可造成 β2 受体功能下调，药物疗效下降，停药一段时间后可以恢复。

（二）全身型糖皮质激素

哮喘急性发作时病情较重，吸入高剂量激素疗效不佳或近期有口服激素病史的患儿早期加用口服或静脉糖皮质激素可以防止病情恶化、减少住院、降低病死率。短期口服泼尼松 1～7d，每日 1～2mg/kg（总量不超过 40mg），分 2～3 次。对严重哮喘发作应及早静脉给药，常用药物有甲泼尼松龙 1～2mg/kg，或琥珀酸氢化可的松 5～10mg/kg，可每 4～8h 使用 1 次，一般短期应用，2～5d 内停药。全身用糖皮质激素如连续使用 10d 以上者，不宜骤然停药，应减量维持，以免复发。短期使用糖皮质激素副作用较少。儿童哮喘急性发作时使用大剂量激素冲击疗法并不能提高临床有效性，但可增加与激素治疗相关的不良反应的危险性，故不推荐在哮喘治疗中使用激素冲击疗法。地塞米松为长效糖皮质激素，对内源性皮质醇分泌的抑制作用较强，而且药物进入体内需经肝脏代谢成活性产物才能产生临床效应，起效时间慢，不宜作为首选药物。

（三）吸入抗胆碱能药物

吸入型抗胆碱能药物，如异丙溴托铵，可阻断节后迷走神经传出支，通过降低迷走神经张力而舒张支气管，其作用比 β2 受体激动剂弱，起效也较慢，但长期使用不易产生耐药，不良反应少，可引起口腔干燥与苦味。常与 β2 受体激动剂合用，使支气管舒张作用增强并持久，某些哮喘患儿应用较大剂量 β2 受体激动剂不良反应明显，可换用此药，尤其适用于夜间哮喘及痰多患儿，剂量为每次 250～500μg，用药间隔同 β2 受体激动剂。

（四）茶碱

茶碱具有舒张气道平滑肌、强心、利尿、扩张冠状动脉、兴奋呼吸中枢和呼吸肌等作用，可作为哮喘缓解药物。但由于"治疗窗"较窄，毒性反应相对较大，一般不作为首选用药，适用于对最大剂量支气管扩张药物和糖皮质激素治疗无反应重度哮喘。一般先给负荷量 4～6mg/kg（≤250mg），加 30～50ml 液体，于 20～30min 缓慢静脉滴入，继续用维持量07~1.0 mg/（kg/min）输液泵维持；或每6~8 h以4~6 mg/kg静脉滴注。若24 h内用过氨茶碱者，首剂剂量减半。用氨茶碱负荷量后30~60 min测血药浓度，茶碱平喘的有效血药浓度为55~110 μmol/L（10~20 mg/L），若 < 55 μmol/L，应追加1次氨茶碱，剂量根据1 mg/kg提高血药浓度20 μmol/L计算。若血药浓度 > 110 μmol/L，应暂时停用氨茶碱，4~6 h后复查血药浓度。使用时特别注意不良反应，有条件者应在ECG监测下使用。

四、注意事项

小儿使用平喘药要注意什么？药物是治疗哮喘常用的方法，临床上，大多数小儿哮喘患者都采用药物进行治疗，效果良好，但是如果用药不当，很容易加重病情，给健康带来伤害。平喘药的类别很多，除了以上所说的还经常用异丙肾上腺素、麻黄素、沙丁胺醇等，在使用平喘药时要注意下面几点：

首先，导致哮喘的原因许多，过敏、慢性支气管炎、心脏病、肺气肿都可导致哮喘症状发生，所以一定要依据不一样的病因选择合适的平喘药，不可盲目乱用。

其次，哮喘患者不宜单独使用平喘药，如哮喘伴有咳嗽、咳痰，要同时使用止咳祛痰药，如属炎症原因的哮喘还要和抗感染药联用，若是过敏原因导致的哮喘则要联用抗过敏药。

再次，平喘药不仅类别多，其剂型也多，有口服、注射剂、喷雾剂、栓剂等，一定要依据患者的病况、年龄等因素区别选用。

最后，使用平喘药治疗哮喘副反应比较多，在应用时要加以注意，特别是同时患有其他慢性病的病人选用时，更应该注意禁忌证，如异丙肾上腺素会引起心律失常，患有心脏病的病人要慎用。

第四节　呼吸循环衰竭相关药物

一、小儿呼吸循环衰竭药物

（一）呼吸兴奋剂药物

对于中枢性急性呼吸衰竭，可以使用尼可刹米（可拉明）、盐酸洛贝林（山梗菜碱）等药物兴奋呼吸中枢，但疗效不持久，使用时必须确定气道通畅，新生儿一般不用。尼可刹米（可拉明）肌内、皮下或静注，小于 6 个月 75mg/ 次，1～3 岁 125mg/ 次，4～7 岁 175mg/ 次。盐酸洛贝林皮下或肌内 1～3mg/ 次，静注 0.3～3mg/ 次，必要时候隔 30min 可重复使用。

（二）降低颅内压药物

遇有脑水肿时，原则上采用"边脱边补"的方式，控制出入液量，达到轻度脱水程度。常用药为甘露醇，静脉推注，间隔 4～6 h 重复应用。一般用药后 20min 颅内压开始下降。或采用甘露醇 – 甘油 / 氯化钠交替应用，间隔 4～6 h，直至症状缓解可逐渐停药。利尿药多采用呋塞米，肌内或静脉注射，新生儿应间隔 12～24 h。主要不良反应为脱水、低血压、低血钠、低血钾、低血氯、低血钙等。已经存在水、盐电解质紊乱者应注意及时纠正。

（三）纠正酸中毒药物

1. 呼吸性酸中毒

呼吸衰竭时的主要代谢失平衡是呼吸性酸中毒。一般应保持气道通畅，兴奋呼吸，必要时采用机械通气方式，降低组织和循环血中的二氧化碳。

2. 代谢性酸中毒

采用碱性药物，如碳酸氢钠，通过中和体内固定酸，提高血浆 HCO_3^-，纠正酸中毒。静脉滴注或缓慢推注时，可以将 5% 碳酸氢钠用乳酸 – 林格液或葡萄糖生理盐水稀释为 1.4% 浓度，以降低碱性液对静脉血管的刺激。如果补充碱性液过快，或没有及时改善通气和外周循环，可能产生代谢性碱中毒，可以导致昏迷和心跳停止。在出现代谢性碱中毒时，可以迅速适当降低通气量。产生呼吸性酸中毒时，可补充生理盐水，或给予口服氯化铵、静注或口服氯化钾纠正。

（四）强心药和血管活性药物

在持续低氧血症并发心力衰竭时可以使用洋地黄制剂、利尿药、血管张力调节制剂等。常用药物有：①毛花苷 C 和地高辛。②多巴胺和多巴酚丁胺。③酚妥拉明。④一氧化氮（NO）吸入。

（五）利尿药药物

在呼吸衰竭伴急性肺水肿、急性心力衰竭时。可以应用呋塞米促进肺液吸收、减轻心脏负荷。

第五节　免疫调节药物

小儿呼吸道疾病作为小儿的常见病，对儿童的生长、发育产生很大不良影响，严重的甚至会导致小儿死亡。针对不同病因、不同体质和个性特征的小儿，治疗方法上都有所不同。总体上讲，细菌性的小儿呼吸道疾病一般可以通过口服抗生素、静脉点滴来治疗；而病毒性的小儿呼吸道疾病则可以用抗病毒制剂结合中药治疗，效果较好。

很多家长最怕过夏天，因为夏天孩子经常生病，特别是呼吸道感染。有些孩子一个夏天就会得这病好几次。

反复呼吸道感染是儿科常见病，发病率约为20%，夏天天气热，孩子喜欢待在家里，减少了户外锻炼，导致抵抗力下降。再加上天气闷热潮湿，经常使用空调，空气流通减少，细菌滋生增多。这种环境下，孩子很容易患上呼吸道感染疾病。据统计，现在儿童医院的门诊，90%都是上呼吸道感染，发烧、咳嗽等等。孩子是家庭的宝贝儿，看着自己的宝宝经常发烧、咳嗽不止，当父母的哪会不揪心。

反复呼吸道感染是儿科常见病，对儿童危害极大。如果得不到及时治疗，往往会发展为慢性感染，如慢性咽炎、慢性鼻炎、鼻窦炎及慢性气管炎等，且易引起严重的并发症，如肺炎、心功能衰竭，甚至营养不良，严重影响儿童的健康成长。

引起儿童反复呼吸道感染的原因虽多，而免疫功能低下是主要原因。现代免疫学认为，机体主要由一系列细胞因子的生物功能来完成免疫功能的动态平衡与协调，全球第四大通用名药企业阿特维斯生产的"卡曼舒"正是通过诱导细胞因子的产生来达到调整机体免疫系统的功能。

一、卡曼舒（药物）

临床研究表明"卡曼舒"治疗反复呼吸道感染总有效率高达95%。服药后，呼吸道感染次数明显减少，症状减轻，病程缩短。大量的临床资料报道，卡曼舒疗效确切，是该产品具有长久生命力的原因。儿童处在生长发育期，用药安全最为重要。一些同类产品，服用后多会产生不良反应，不利于孩子的身体健康。卡曼舒无临床禁忌证，服用后无明显不良反应，偶有在服用初期大便次数增多，坚持服用几天后大便会恢复正常。相对成人药品，儿童用药要专门设计，适应儿童特点。"卡曼舒"独特的香橙口味，服药顺从性强，倍受儿童、家长喜爱。另外，瓶装方便服用和保管，这都是为了呵护儿童的健康。花费也是家长们要考虑的事情，和动辄几十元一盒的产品相比，卡曼舒可谓是价格适宜，综合考虑药品的疗效，"卡曼舒"性价比很高。

二、全面均衡适量营养

维生素 A 能促进糖蛋白的合成，细胞膜表面的蛋白主要是糖蛋白，免疫球蛋白也是糖蛋白。维生素 A 摄入不足，呼吸道上皮细胞缺乏抵抗力，常常容易患病。维生素 C 缺乏时，白细胞内维生素 C 含量减少，白细胞的战斗力减弱，人体易患病。除此之外，微量元素锌、硒，维生素 B_1、B_2 等多种元素都与人体非特异性免疫功能有关。所以，除了做到一日三餐全面均衡适量外，还可以补充金施尔康多维元素片等。可以注射丙种球蛋白。

第六节　呼吸系统相关中成药

中成药具有疗效好、服用方便、副作用少的优点，深受病儿欢迎。现介绍几种常用的小儿止咳化痰平喘药物。

一、小儿常用止咳化痰平喘药物

（一）小儿止嗽金丹

1. 处方组成：苦杏仁（炒）、胆南星、紫苏子、焦槟榔、桔梗、玄参、麦冬、桑白皮、川贝、瓜蒌仁、知母、竹叶等。

2. 功用：清热润肺、止嗽化痰。

3. 主治：发热、咳嗽痰黄、口干舌燥、腹胀便秘。

4. 用量：每次 1/2～1 丸，Bid。

（二）小儿化痰止咳冲剂

1. 处方组成：桑白皮流浸膏、桔梗流浸膏、盐酸麻黄碱、吐根酊、枸橼酸等。

2. 功用：祛痰镇咳。

3. 主治：小儿咳嗽，痰多。

4. 用量：每次 1/2～1 袋，Tid。

（三）蛇胆陈皮散

1. 处方组成：陈皮、蛇胆汁。

2．功用：理气化痰，调中健胃。

3．主治：咳嗽、痰多、呕逆。

4．用量：每次 1/3～1/2 支，Bid。

（四）蛇胆川贝散

1．处方组成：川贝、蛇胆汁。

2．功用：清肺、止咳、祛痰。

3．主治：肺热咳嗽、痰多。

4．用量：每次 1/3～1/2 支，Bid。

（五）祛痰灵

1．处方组成：竹沥、桔梗等。

2．功用：清肺、化痰、止咳。

3．主治：咳嗽、吐黄痰、量多。

4．用量：每次 5～10mL，Tid。

（六）鲜竹沥口服液

1．处方组成：鲜竹沥等。

2．功用：清热化痰。

3．主治：用于肺炎咳嗽痰多、气喘胸闷、痰涎壅盛、小儿痰热惊风。

4．用量：每次 10～15mL，1 日 2～3 次。

（七）复方甘草片

1．处方组成：甘草等。

2．功用：祛痰、镇咳。

3．主治：急性支气管炎引起的咳嗽、多痰。

4．用量：每次 1～2 片，Tid。

（八）急支糖浆

1．处方组成：金荞麦、四季青、鱼腥草、前胡等。

2．功用：清热宣肺、止咳化痰。

3．主治：急性支气管炎、感冒后咳嗽、夜间阵发性咳嗽、慢性支气管炎急性发作、咯痰不爽引起其他呼吸系统疾病。

4．用量：每次 5～10mL，Tid。

（九）射麻口服液

1. 处方组成：射干、麻黄、杏仁、生石膏等。

2. 功用：清热宣肺利咽、止咳化痰。

3. 主治：肺炎咳嗽、痰多、咽痒咳嗽等。

4. 用量：每次 5～10mL，Bid。

（十）儿童清肺口服液

1. 成分：麻黄、苦杏仁（去皮炒）、石膏、甘草、桑白皮（蜜炙）、瓜蒌皮、黄芩、板蓝根、法半夏、浙贝母、橘红、紫苏子（炒）、葶苈子、紫苏叶、细辛、薄荷、枇杷叶（蜜炙）、白前、前胡、石菖蒲、天花粉、青礞石（煅）。

2. 性状：本品为棕红色液体；气凉香、味甜、微苦。

3. 功能主治：清肺、化痰、止咳。用于面赤身热、咳嗽、痰多、咽痛。

（十一）小儿肺热咳喘口服液

1. 成分：麻黄、苦杏仁、石膏、甘草、金银花、黄芪、连翘、板蓝根、鱼腥草、知母、麦冬。

2. 性状：本品为棕红色液体，久置有少量沉淀，味苦、微甜。

3. 四大功效：清热、止咳、平喘、祛痰。

4. 功能主治：清热解毒、宣肺止咳、化痰平喘。用于感冒、支气管炎、喘息性支气管炎、支气管肺炎。

5. 适应证：消热解毒，宣肺化痰。儿童感冒、发烧、反复咳嗽，用于热邪犯于肺卫所致发热汗出、微恶风寒、咳嗽、痰黄或兼喘息、口干而渴等症。

（十二）小儿咳喘灵口服液

1. 成分：麻黄、石膏、苦杏仁、瓜蒌、板蓝根、金银花、甘草。

2. 适应证：宣肺、清热，止咳、祛痰。用于上呼吸道感染引起的咳嗽。

（十三）小儿消积止咳口服液

1. 成分：山楂（炒）、槟榔、枳实、枇杷叶（蜜炙）、瓜蒌、莱菔子（炒）、葶苈子（炒）、桔梗、连翘、蝉蜕。

2. 适应证：清热理肺、消积止咳。用于小儿食积咳嗽属痰热证，症见：咳嗽，夜重、喉间痰鸣、腹胀、口臭等。

二、小儿常用感冒药物

（一）感冒清热颗粒

功能与主治：疏风散寒、解表清热。用于风寒感冒、头痛发热、恶寒身痛、鼻流清涕、咳嗽咽干。通常用于：扁桃体炎、咽炎、风寒感冒、流行性感冒、急性上呼吸道感染、感冒、偏头痛、小儿感冒、老年人流行性感冒、小儿流行性感冒。

感冒清热颗粒既能清热，又能散寒，其主要成分为：荆芥穗、薄荷、防风、柴胡、紫苏叶、葛根、桔梗、苦杏仁、白芷、苦地丁、芦根等。方子里面白芷、防风、荆芥穗、紫苏叶等祛风散寒，薄荷、苦地丁、芦根等解表清热，一般风寒感冒第二天用感冒清热颗粒能迅速把寒邪散掉，孩子身体马上就温暖了。

（二）小儿柴桂退热口服液

如果孩子是单纯的发热，只要扁桃体没肿起来，不是嗓子疼、咽喉肿痛，就可以用小儿柴桂退热口服液。小儿柴桂退热口服液有清热的药，也有散寒的药。其中桂枝、柴胡是散寒的，黄芩是清热的，白芍是滋阴的，这是张仲景的一个方子——柴胡桂枝汤，也就是柴胡汤、小柴胡汤和桂枝汤合起来的。这个方子对小儿感冒所致顽固性发热退烧效果特别好。

（三）藿香正气水

藿香正气水由水煮及酒浸制而成，对呕吐、头痛等上焦感冒症状的人效果比较明显。藿香正气水内含少量酒精的成分，起效主要在上焦。孩子服用时可先将药水倒在杯中，再冲入约30mL的热水趁热饮服，10min后再饮1杯热水。服后要避风，让孩子身体微微出汗。另外，服药时要忌食生冷、荤腥、油腻、酸辣等食物。

（四）藿香正气丸

严格来讲，藿香正气丸与藿香正气水是同一种药的不同剂型，但二者之间所适用的人群存在差异。藿香正气水对呕吐、头痛等上焦感冒症状的人效果比较明显，起效主要在上焦。藿香正气丸对于腹泻、腹痛等胃肠型感冒症状的人效果较好，起效主要在中、下焦。

参考文献

[1]侯利. 儿科呼吸系统疾病临床诊断与治疗[M]. 天津科学技术出版社,2013.

[2]陈大鹏. 儿童呼吸治疗学[M]. 学苑出版社,2014.

[3]陈筱菲,黄智铭. 呼吸系统疾病的检验诊断[M]. 科学技术文献出版社,2014.

[4]佚名. 实用小儿呼吸系统疾病规范化诊疗[M]. 科学技术文献出版社,2015.

[5]陈育智. 儿童支气管哮喘的诊断及治疗[M]. 人民卫生出版社,2010.

[6]鲍一笑. 儿童呼吸系统疾病(小儿内科临床诊断治疗丛书)[M]. 科技文献出版社,2008.

[7]吕坤聚. 现代呼吸系统危重症学[M]. 世界图书出版广东有限公司,2012.

[8]吴元重. 吴元重儿科临床治验[M]. 安徽科学技术出版社,2011.

[9]白冲,李强. 呼吸内镜培训教程[M]. 上海世界图书出版公司,2015.

[10]于勇,董梅. 检验与临床诊断. 呼吸病分册[M]. 人民军医出版社,2011.

[11]严琴琴. 儿科学教学纲要[M]. 世界图书出版西安有限公司,2011.

[12]甘卫华,于宝生. 儿科临床处方手册[M]. 江苏科学技术出版社,2014.

[13]蔡维艳. 儿科疾病临床诊疗学[M]. 世界图书出版广东有限公司,2012.

[14]沃池. 诊断试验临床解读. 医学实验室手册[M]. 人民军医出版社,2011.

[15]曲政海,林荣军,孙向红. 儿童支气管哮喘[M]. 人民军医出版社,2014.

[16]徐国成,韩秋生,霍琨. 系统解剖学彩色图谱[M]. 湖北科学技术出版社,2015.

[17]中华医学会儿科学分会呼吸学组《中华儿科杂志》编辑委员会. 儿童支气管哮喘诊断与防治指南[J]. 第一届上海市医学会儿科区县年会,2012.

[18]中华医学会儿科学分会呼吸学组. 儿童支气管哮喘诊断与防治指南(2016年版)[J]. 中华儿科杂志,2016,54(3):167–181.

[19]李峥. 小儿呼吸衰竭的诊治[J]. 中国临床医生杂志,2012,40(7):23–26.

[20]刘颖丽. 持续气道正压给氧治疗小儿呼吸衰竭疗效观察[J]. 中国实用医药,2010,05(31):69–70.

[21]师翠云. 小儿支气管肺炎的临床诊治新进展[J]. 中国医药导报,2013,10(8):24–25.

[22]贾占文. 小儿大叶性肺炎106例临床特点分析[J]. 中国中西医结合儿科学,2012,04(2):147–149.

[23]那静. 小儿肺脓肿的临床治疗[J]. 中外健康文摘,2011,08(1):168–169.

[24]BrookI,林源震. 小儿肺脓肿的细菌学与治疗[J]. 国际儿科学杂志,1980(3).

[25]宋瑞娟,宋瑞华,宋婷婷等. 小儿心肺复苏30例临床分析[J]. 长治医学院学报,2013,27(1):48–51.

[26]胡坚.呼吸机辅助通气治疗小儿急性肺损伤[J].黑龙江医药科学,2016,39(2):125-126.

[27]洪一鸣.急诊小儿心肺复苏的特点及预后分析[J].中外医疗,2011,30(36):131.

[28]朱绿绮.小儿心肺复苏C-A-B[J].健康向导,2011,17(4):29.

[29]刘婕.小儿呼吸骤停与心肺复苏的探讨[J].中外健康文摘,2010,7(11):61-62.

[30]洪建国.中国儿童支气管哮喘防治指南修订要点的探讨[J].临床儿科杂志,2014,32(2):101-103.

[31]张蓉,柯虹.小儿哮喘持续状态的临床观察和护理体会[J].当代医学,2013(30):128-129.

[32]安淑华,李金英,赵清娟等.常规肺通气功能检测在儿童支气管哮喘诊疗中的作用[J].中华实用儿科临床杂志,2011,26(4):257-259.

[33]侯润馨.学龄前儿童生长发育情况分析[J].中国妇幼保健,2012,27(30):4768-4769.

[34]李晓丹.儿科呼吸系统疾病病因及护理[J].医学信息,2013,26(30):288.

[35]柳国胜,聂川,谌崇峰.新生儿呼吸生理特点[J].中国新生儿科杂志,2013,28(5):289-291.

[36]杨爱连.小儿呼吸系统解剖生理特点与临床意义[J].山西医药杂志月刊,2009,38(2):71-72.

[37]孙丽芳.儿科呼吸系统疾病的临床护理探析[J].健康导报:医学版,2015(7):135.

[38]易安宝.儿科呼吸系统疾病临床研究[J].中外健康文摘,2014(19):576-577.

[39]张璐,刘张.小儿呼吸系统感染的用药选择与输液时机[J].中国实用乡村医生杂志,2017,24(11).

[40]周子安,周大海.小儿呼吸系统病概述[J].自我药疗,2011(11):83-84.

[41]蒋红英.小儿雾化吸入的护理[J].内蒙古中医药,2013,32(34):151-152.

[42]李林瑞.小儿呼吸系统感染后肺炎支原体抗体检测的作用[J].临床医学工程,2014,21(12):1611-1612.

[43]严金利.小儿呼吸系统感染的临床治疗分析[J].中外女性健康,2014(11):186.

[44]周令.肺功能检测在小儿呼吸系统疾病诊治中的应用[J].临床研究,2018(1):193-194.

[45]卢建忠.小儿呼吸系统疾病的诊治进展[J].中国医药指南,2013(21):441-443.

[46]黄国盛,黄惠萍,廖燕,等.电子支气管镜在新生儿呼吸道疾病的临床应用研究[J].中国医学创新,2014(9):154-156.

[47]段志杰.新生儿窒息与复苏[J].中外健康文摘,2012,09(18):216-218.

[48]李秋平,封志纯.新生儿窒息复苏及并发症的防治[J].中国实用妇科与产科杂志,2010(11):875-877.

[49]中国新生儿复苏项目专家组.新生儿窒息复苏指南(2007北京修订)[J].中国儿童保健杂志,2010,10(5):219-223.

[50]姜盼.新生儿窒息与复苏的诊疗体会[J].世界最新医学信息文摘:电子版,2013(23):83-84.

[51]庞传武.新生儿呼吸窘迫综合征[J].社区医学杂志,2014,12(23):81-83.

［52］孙秀静,王丹华.新生儿呼吸窘迫综合征的管理—欧洲共识指南2010版［J］.中国新生儿科杂志,2013,28（5）:356-358.

［53］王艳,丁传刚,何敏华.新生儿感染性肺炎的诊治进展［J］.医学综述,2010,16（22）:3460-3462.

［54］吕奎林,王丽雁,廖伟等.新生儿感染性肺炎病原学检测及细菌药敏分析［J］.重庆医学,2012,41（1）:33-35.

［55］江玉凤,陈敏利,符慧玉等.新生儿感染性肺炎危险因素分析与预防措施［J］.中华医院感染学杂志,2016,26（6）:1387-1389.

［56］常立文,李文斌.关注早产儿支气管肺发育不良［J］.中国新生儿科杂志,2011,26（1）:2-4.

［57］陈超.早产儿支气管肺发育不良的病因及危险因素［J］.中国实用儿科杂志,2014,29（1）:5-7.

［58］丁悦,唐丽君,黄为民.早产儿支气管肺发育不良的诊治新进展［J］.中华实用儿科临床杂志,2012,27（2）:141-146.

［59］王洁龄,陈贻骥.新生儿肺出血［J］.儿科药学杂志,2017（7）:58-60.

［60］陈宗文,余秀兰,田秀英.机械通气治疗新生儿肺出血41例疗效分析［J］.重庆医学,2010,39（4）:459-460.

［61］陈丹,黄西林,李小萍等.高频振荡通气治疗新生儿肺出血的临床研究［J］.临床儿科杂志,2011,29（3）:212-215.

［62］陈平洋.新生儿呼吸衰竭的治疗进展［J］.中华实用儿科临床杂志,2011,26（14）:1072-1074.

［63］梁湖秀.呼吸机治疗新生儿呼吸衰竭19例临床疗效体会［J］.河北医学,2013,19（5）:752-754.

［64］李燕,潘新年,杨广林等.高频振荡通气对新生儿呼吸衰竭氧合改善的临床研究［J］.临床儿科杂志,2012,30（9）:854-856.

［65］张爱民.小儿急性上呼吸道感染的护理和健康教育［J］.黑龙江医药,2010,23（3）:466-467.

［66］王健,胡思源,李新民等.小儿双清颗粒治疗小儿急性上呼吸道感染表里俱热证304例临床观察［J］.中医杂志,2013（5）:395-397.

［67］黄曼芬.小儿急性上呼吸道感染的护理［J］.中国医药指南,2013,11（30）:564-565.

[68]王华,闫燕,程士樟.小儿毛细支气管炎的四种表型[J].中国全科医学,2011,14（8）:912–913.

[69]姚溧.小儿毛细支气管炎中医治疗进展[J].中医儿科杂志,2011,07（5）:54–57.

[70]何聪华,谢少玲,张国祥等.布地奈德联合沙丁胺醇雾化吸入治疗小儿毛细支气管炎122例[J].医药导报,2016,35（s1）:19–20.

[71]林渊液,卢君,林冬丽等.小儿毛细支气管炎抗感染治疗的探讨[J].临床和实验医学杂志,2011,10(1):33–35.

[72]周丰.小儿也防肺栓塞[J].中华养生保健,2013(3):19–20.

[73]殷菊.儿童肺栓塞与肺静脉血栓[J].中华实用儿科临床杂志,2014,29(15):1131–1135.

[74]钟稳稳,段贤伦,章鹏.31例小儿外伤性血气胸的临床治疗体会[J].安徽卫生职业技术学院学报,2017,16(3):135–136.

[75]姜小坤.小儿溺水急救[J].学前教育:家庭教育版,2011:30–31.

[76]雷小丽.小儿溺水的院外急救护理[J].中外医学研究,2012,10(7):75.

[77]吴静.小儿阻塞性睡眠呼吸暂停综合征术后麻醉苏醒期呼吸道并发症的观察和护理[J].护理实践与研究,2010,07(12):69–70.

[78]熊小茜,陈晓玲.儿童阻塞性睡眠呼吸暂停低通气综合征118例围术期护理[J].贵州医药,2013(11):1049–1051.

[79]彭万磊,于洁.儿童特发性肺含铁血黄素沉着症的治疗[J].儿科药学杂志,2016(7):48–52.

[80]张新顺,谢庆芝.儿童肺出血——肾炎综合征1例[J].滨州医学院学报,2015(4):317–318.

[81]张慧芳,潘家华,李倩等.小儿慢性咳嗽的病因分析[J].中国当代儿科杂志,2012,14(9):667–670.

[82]计明红,潘家华.小儿慢性咳嗽的诊断体会[J].临床肺科杂志,2011,16(1):29–30.

[83]杨晶.小儿特发性肺含铁血黄素沉着症在临床诊治中的护理[J].中国临床护理,2011,03(6):501–502.

[84]吴萍.小儿呼吸道感染性疾病抗感染药物应用情况分析[J].医药前沿,2012(36):48–49.

[85]党玉梅,汪友兰,张会娥.小儿静脉用药引发的药品不良反应报告及护理对策[J].中国医院用药评价与分析,2016,16(3):389–391.

[86]陈桂香.HPLC法测定小儿化痰止咳冲剂中盐酸麻黄碱的含量[J].中国当代医药,2012,19(7):55–56.

[87]邵佳佳.我国小儿化痰止咳药的研究进展[J].医药,2017(2):00166.

[88]王慧.孟鲁司特钠联合中药平喘汤治疗小儿喘息性支气管炎[J].医学信息,2016,29(10):224.

[89]魏海燕.先心病患儿合并呼衰心衰应用CPAP疗效观察[J].黑龙江医药,2012,25(4):603–605.